おことわり

● 本書で紹介しているアセスメント法、治療とケアの実際は、各執筆者が臨床例をもとに展開しています。実践によって得られた方法を普遍化すべく万全を尽くしておりますが、万一、本書の記載内容によって不測の事故等が起こった場合、著者、編者および編集協力者、出版社、製薬会社は、その責を負いかねますことをご了承ください。

● 本書で紹介した各薬剤の使用方法は、各執筆者の実践に基づく一例であり、薬剤の投与量や投与スケジュールは、すべての患者さんに適するものではありません。個々の患者さんの治療開始前には、医師・薬剤師とともに、個々の最新の添付文書および学会ガイドライン等を確認し、安全に治療を実施できるようご配慮ください。

● 本書に記載している薬剤の外観、適応および用法・用量等は、2024年2月現在のものです。薬剤の使用にあたっては、個々の薬剤の最新の添付文書を参照し、適応・用量を常にご確認ください。なお、製剤写真は、一例として低容量の規格の画像を製薬会社に提供いただき、掲載しています。

● 本書で紹介した各薬剤の使用方法には、一部、添付文書上適応外の用法・用量が含まれています。これらは、下記をはじめとする国内・海外の学会ガイドライン等の推奨に基づき、各執筆者の実臨床での使用例より解説しています。薬剤の使用にあたっては、患者さんの病態を考慮し、最新の医薬品情報も参照のうえ、慎重にご使用ください。

＊日本神経精神薬理学会, 日本臨床精神神経薬理学会 編：統合失調症薬物治療ガイドライン2022. 医学書院, 東京, 2022.
＊日本うつ病学会 編：日本うつ病学会診療ガイドライン 双極症2023. 医学書院, 東京, 2023.
＊日本神経学会 編：認知症疾患診療ガイドライン2017. 医学書院, 東京, 2017.
＊日本神経学会 監修, 「パーキンソン病診療ガイドライン」作成委員会 編：パーキンソン病診療ガイドライン2018. 医学書院, 東京, 2018.
＊日本神経学会 監修, 「てんかん診療ガイドライン」作成委員会 編：てんかん診療ガイドライン2018. 医学書院, 東京, 2018.
＊日本精神神経学会, 日本糖尿病学会, 日本肥満学会 監修, 「統合失調症に合併する肥満・糖尿病の予防ガイド」作成委員会 編：統合失調症に合併する肥満・糖尿病の予防ガイド. 新興医学出版社, 東京, 2020.
＊日本精神神経学会, 日本産科婦人科学会 監修, 「精神疾患を合併した, 或いは合併の可能性のある妊産婦の診療ガイド作成委員会」編：精神疾患を合併した, 或いは合併の可能性のある妊産婦の診療ガイド. https://journal.jspn.or.jp/jspn-proof/highlight/guide_pregnant.html（2024.2.22アクセス）.
など

は じ め に

　本書は、精神科における薬物療法の基礎を解説した１冊です。

　精神科で用いる薬剤の基本と注意点がていねいに記載されているため、若手の精神科医や看護職員のみならず、精神科を専門としない医師や多職種スタッフのみなさんはもちろん、当事者およびその家族のみなさんにも、この本を手に取っていただけたらと思います。

　現在、薬物療法は精神科治療の基本的な枠組みであり、重要なポジションを占めています。精神科医においては、それぞれの薬剤について十分な知識をもつとともに、薬剤の相互作用や副作用についての理解も求められています。そうしたなかで、精神科の薬の基本と実践、薬の作用機序や特徴、副作用がやさしくわかる本書は、有用な情報を提供している１冊になっています。

　病棟や外来などで、患者さんに接する機会の多い看護職員においても、注射剤の使用や副作用の評価などのために、多くの知識が求められています。その目的のためにも、本書を活用いただければ幸いです。

　最近、精神医療の分野においても、治療の標準化が求められています。この流れに沿って、薬物療法のガイドラインやアルゴリズムが関連学会などによって作成されています。そういったガイドラインのなかでは、標準的な治療方法が定式化されています。

　しかし、ガイドラインを使いこなすためには、「薬剤に関する基本的な知識をもっていること」が前提となります。精神科の治療や看護をこれから学ぶみなさんは、本書からそういった知識を得ていただくことができると思います。

2024年2月

岩波　明

CONTENTS

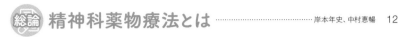

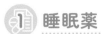

③ 抗精神病薬

④ 抗パーキンソン病薬

⑤ 抗うつ薬

6 認知症治療薬

7 気分安定薬

8 精神刺激薬・ADHD治療薬

9 抗てんかん薬（気分安定薬として解説していない薬剤）

装丁、本文デザイン：スタジオダンク
本文イラスト：秋葉あきこ
本文DTP：鈴木洋史

7

■ 編集

岩波　明　　昭和大学附属烏山病院 院長

■ 編集協力

中村　暖　　昭和大学附属烏山病院精神科 講師

眞野三奈子　昭和大学附属烏山病院 看護師長

相馬　厚　　斎藤病院 副看護部長

■ 執筆（五十音順）

池田　竜　　東邦大学医療センター大森病院メンタルヘルスセンター

石川　章　　埼玉医科大学病院薬剤部／精神科専門薬剤師

井手本啓太　千葉大学医学部附属病院精神神経科

稲田　健　　北里大学病院精神神経科 科長

井上真一郎　新見公立大学健康科学部看護学科 教授

井上雄一　　東京医科大学睡眠学講座 教授

今成英司　　福井大学医学部精神医学

岩本邦弘　　名古屋大学医学部附属病院精神科 准教授

伊豫雅臣　　千葉大学医学部附属病院精神神経科 教授

内田　直　　すなおクリニック 院長

太田晴久　　昭和大学発達障害医療研究所 所長

大坪天平　　東京女子医科大学附属足立医療センター心療・精神科 教授

沖野和麿　　昭和大学横浜市北部病院メンタルケアセンター

尾崎紀夫　　名古屋大学大学院医学系研究科精神疾患病態解明学 特任教授

小曽根基裕　久留米大学医学部神経精神医学講座 主任教授

音羽健司　　名古屋市立大学医学部附属東部医療センター精神科 診療科部長

春日飛鳥　　日下部記念病院教育部 教育課長／精神看護専門看護師

金沢徹文　　大阪医科薬科大学病院精神神経科 科長・副院長

兼子　直　　湊病院北東北てんかんセンター センター長

上村　永　　埼玉医科大学医学部精神医学

川上正憲　　淑徳大学総合福祉学部教育福祉学科 教授

神庭重信　　飯田病院顧問、日本うつ病センター 理事長

岸本年史　　秋津鴻池病院 院長、鈴鹿医療科学大学 客員教授

楠戸恵介	慶應義塾大学病院精神・神経科
久保正恵	東京都保健医療局
黒田岳志	昭和大学病院脳神経内科 講師
小坂浩隆	福井大学医学部精神医学 教授
古屋宏章	昭和大学附属烏山病院 薬剤師
近藤　毅	琉球大学病院精神科神経科 教授
坂口　文	大阪医科薬科大学病院精神神経科
鮫島大輔	東京慈恵会医科大学附属柏病院精神神経科
塩入俊樹	岐阜大学医学部附属病院精神科 科長
清水栄司	千葉大学医学部附属病院認知行動療法センター センター長
白川　治	神戸大学客員教授、湊川病院 精神科
眞銅佑之介	獨協医科大学精神神経医学講座
鈴木映二	東北医科薬科大学医学部精神科学教室 教授
鈴木洋久	昭和大学附属烏山病院精神科
鈴木正泰	日本大学医学部精神医学系精神医学分野 主任教授
住吉太幹	国立精神・神経医療研究センター病院精神科
相馬　厚	斎藤病院 副看護部長
髙塩　理	昭和大学病院附属東病院精神神経科 診療科長
田口春菜	東京都立松沢病院精神科
竹内啓善	慶應義塾大学病院精神・神経科 准教授
竹島正浩	秋田大学大学院医学系研究科精神科学講座 准教授
嵩原駿平	琉球大学病院精神科神経科 病棟医長
谷　将之	大内病院 院長
田村真樹	千葉大学大学院医学研究院認知行動生理学 特任研究員
常岡俊昭	昭和大学附属烏山病院精神科 准教授
寺尾　岳	大分大学医学部精神神経医学講座 教授、大分大学医学部附属病院 副院長
戸田重誠	昭和大学病院附属東病院精神神経科 准教授
永井　康	日本大学医学部精神医学系精神医学分野
長井友子	昭和大学江東豊洲病院精神科
中村恵暢	秋津鴻池病院薬剤部 課長／精神科薬物療法認定薬剤師
中村　暖	昭和大学附属烏山病院精神科 講師

中村善文	昭和大学附属烏山病院精神科
新里和弘	東京都立松沢病院精神科 医長
西川大曜	北里大学病院精神神経科
根本隆洋	東邦大学医療センター大森病院メンタルヘルスセンター 教授
針間博彦	東京都立松沢病院 副院長
兵頭佑規	久留米大学医学部神経精神医学講座
平井尚子	昭和大学附属烏山病院看護部／精神看護専門看護師
福田陽明	東京都立松沢病院精神科
福元進太郎	福井大学医学部精神医学
藤原和之	群馬大学医学部附属病院精神科神経科 講師
古郡規雄	獨協医科大学精神神経医学講座 主任教授
邊土名智代	東京都立松沢病院精神科
堀口　淳	島根大学名誉教授・免疫精神神経学共同研究講座 特任教授
前田　愛	昭和大学附属烏山病院看護部／精神看護専門看護師
松浦雅人	田崎病院 副院長
松永寿人	兵庫医科大学医学部精神科神経科学講座 主任教授
松本俊彦	国立精神・神経医療研究センター薬物依存症センター センター長
眞野三奈子	昭和大学附属烏山病院 看護師長
水上勝義	筑波大学人間総合科学学術院 教授
水村亮介	埼玉医科大学病院薬剤部／精神科専門薬剤師
村上秀友	昭和大学病院脳神経内科 教授
村岡寛之	北里大学病院精神神経科 講師
村田佳子	埼玉医科大学病院神経精神科・心療内科 講師
森友紀子	昭和大学医学部内科学講座脳神経内科部門
森尾保徳	国立精神・神経医療研究センター病院臨床研究・教育研修部門臨床研究支援部
山邊義彬	東京都立松沢病院精神科 医長
吉野相英	防衛医科大学校病院精神科 診療部長
吉村玲児	産業医科大学病院神経・精神科 診療科長
脇田雄介	湊病院精神科
和田周平	名古屋大学大学院医学系研究科精神医学分野、南豊田病院
渡辺雅子	新宿神経クリニック 院長

(2024 年 2 月現在)

本書の特徴

● 本書では、臨床で精神科薬物療法に使用される薬剤について、看護師が知っておきたいポイントをまとめています。注射剤や貼付剤など、注意したい事柄については「ここもおさえる！」として解説しています。

●「副作用対策」は、臨床で必須のポイントに絞ってまとめました。

分類、投与経路、剤形や規格などがパッと見てわかる

＊写真は一例

臨床で注意が必要となる代表的な副作用が調べやすい

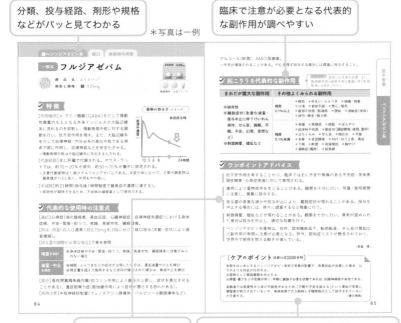

医師からのワンポイントアドバイスも充実

看護師からのアドバイスは、各薬剤に関することだけでなく、関連する「＋αの知識」も

アイコンの見かた

【投与経路について】

経口投与	静脈内投与		皮下投与	筋肉内投与	経皮投与	経粘膜投与	
経口	静注	点滴静注	皮下注	筋注	経皮	頬粘膜	舌下粘膜

【剤形について】

錠剤	口腔内崩壊錠・速溶錠		カプセル剤	粉末状製剤		内用液	舌下錠	注射剤	貼付剤
錠 糖衣錠	OD錠	ザイディス錠	カプセル	散 原末 末		液	舌下錠	注	貼付剤
CR錠				細粒 顆粒	エリキシル				

精神科薬物療法とは

- 病気とは、生理状態の異常をきたして正常な機能が果たせなくなることをいう。

- 身体疾患の場合は、検査値が正常範囲から外れており、その検査値の異常が診断や治療に役立つが、精神疾患の場合、平均からの数値のずれで異常を説明できるものは知的障害など少数である。

- 心の病気は、各個人が「本来の人格・性格・気質など、それまでの自分とどこか違う異常」である。したがって、その異常に本人が悩んで自分から診察を受けに来るか、または、本人は悩まなくても周りがその異常に気づき、診察を促されて受診することが多い。

✓ 精神疾患・心の病とは

- 精神科においては、その人の生活歴の聴取や環境の調整が重要である。
- 精神科の治療のゴールは「その異常を軽減するか治して、本来の個人を取り戻すこと」にあるが、その治療の過程で「患者自身が精神的にも成長すること」もゴールの1つとなる。治療は、患者と医療者の共同作業であり、患者の安心と納得が必要である。
- ★ 精神科の治療は、こころの病を経験することを通じて患者が個を確立するためのものとも考えられる。
- 治療の場は、外来や病棟だけではなく、生活場面も治療の場となる。心理面の援助、生活指導、住居や仕事の調整なども大切である。

✓ 精神疾患の治療方法

❶ 薬物療法

- さまざまな種類の薬剤のなかから、患者の精神症状や疾患に応じて適正な薬剤を選択し使用する。脳内の神経伝達物質の働きのバランスを整えることで、精神症状の軽減や改善をめざす。
- ★ 薬物療法は、精神科治療の3本柱の1つであり、治療を進めるうえで重要な役割を担っている。

❷ 精神療法・心理社会的治療

- 代表的なものには、支持的精神療法、認知行動療法、心理教育、作業療法、生活技能訓練（SST）などがある。

❸ 休養・環境調整

● 休養や療養のための環境を整えること（環境調整）も、重要な治療の1つである。
● ストレスの原因となる職場や家庭、学校などの人間関係や生活環境を整え、日常の生活などを調整することで、ストレスをより軽くすることをめざす。

✓ 向精神薬の作用機序 と 神経伝達物質

● 向精神薬とは、中枢神経に作用し、精神機能に影響を及ぼす薬物の総称で、抗うつ薬（主にうつ病の治療薬）、抗精神病薬（主に統合失調症の治療薬）、抗不安薬（主に神経症の治療薬）、睡眠薬（主に不眠症の治療薬）などがある。
★ 抗不安薬や睡眠薬などは、精神科以外の一般診療科でも頻繁に使われている。

❶ 薬剤の種類と関連する神経伝達物質【下図】

● 脳は1,000億個以上の神経細胞から成立しており、それぞれの細胞は、シナプスと呼ぶ部位を介して神経回路を形成し、刺激を伝達している。
● 統合失調症の幻覚・妄想に有効な抗精神病薬は、（神経細胞A）から放出されている神経伝達物質のドパミンと拮抗して（神経細胞B）の受容体に結合しドパミンの働きを阻害する。
● 抗うつ薬は、（神経細胞A）から放出された神経伝達物質（セロトニンやノルアドレナリン）が（神経細胞A）へ再吸収されることを阻害して、シナプス間隙のセロトニンやノルアドレナリンの量を増やしてその刺激伝達を増強し、抑うつや不安を改善する。
● ベンゾジアゼピン系の抗不安薬・睡眠薬は、（神経細胞B）のγアミノ酪酸（GABA）受容体に結合して、その作用を高める。

（ 神経細胞における刺激の伝達 ）

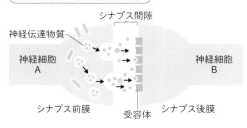

● 神経細胞Aは、線維を伸ばして次の神経細胞Bに情報を伝える
● その際に、神経細胞Aの線維末端から、それぞれの細胞に特有な神経伝達物質が細胞間隙（シナプス間隙）に放出され、それが神経細胞Bの受容体に結合して刺激が伝わる
● 結合しなかった残りの神経伝達物質は、神経細胞Aの線維末端から再吸収・貯蔵される

● 認知症治療薬は、記憶を担う神経伝達物質のアセチルコリンが、シナプス間隙で分解されることを抑制し、アセチルコリンの働きを保つことによって認知機能の低下を防ぐ。
● すべての精神科治療薬の作用が神経伝達物質で説明されるわけではないが、「薬が効く」ということは、精神的なストレスや精神療法も脳の神経伝達に変化をもたらすことになる。その治療や援助に、心理面や環境面の配慮が必要である。

✔ 精神科薬物療法の目的

❶ 精神症状の軽減・改善

● うつ病、統合失調症、不安障害などで発現する精神症状を軽減や改善するために使用される。

★ 例：抗うつ薬は、気分の安定や抑うつ感の緩和に効果がある。抗精神病薬は、幻覚や妄想の改善、興奮や易怒性の緩和を期待している。

❷ 機能の改善

● 精神疾患は、しばしば日常生活の機能にも影響を与える。
● 薬物療法によって、認知機能、社会的な関与、作業能力などの改善を促すことがある。

❸ 再発予防

● 薬物療法は、再発や症状の悪化を予防するために重要である。
● 継続的な薬物療法により精神症状の安定化が図られ、再発や再燃のリスクを減らすことができる。

❹ 治療計画の個別化

● 精神科薬物療法は、個々の患者の症状や状態・生活環境に合わせて薬剤選択がなされる。
● 適切な薬剤の選択、用法・用量の調整、副作用発現の管理などが行われ、患者に最も適した治療計画が立てられる。

✔ 治療薬の剤形の種類

● 精神科薬物療法を進めている患者の精神疾患の再発・再燃の予防には、薬物療法の継続が重要な要素となる。薬物療法の継続、つまり、患者の服薬アドヒアランスの維持・向上をめざす1つの方策として、薬剤の剤形選択がある。
● 近年、さまざまな剤形の薬剤が登場している【右表】。患者の身体機能、認知機能や疾患に対する治療意識、剤形への趣向などをふまえた剤形選択が治療継続につながる。

精神科治療薬の主な剤形	
①錠剤・カプセル剤	⑦ドライシロップ剤
②口腔内崩壊錠	⑧ゼリー剤
③徐放性経口剤	⑨貼付剤
④散剤	⑩速効性注射剤
⑤液剤	⑪持続性注射剤（LAI）
⑥舌下錠	

✔ 有害事象・副作用

● 薬物療法による期待した効果以外に発現する作用をまとめて有害事象または副作用というが、その原因には、いくつかのタイプがある【p.15表】。

精神科治療薬の副作用のタイプ

タイプ	例
❶ 薬剤の薬理作用が目的とした部位以外で作用するタイプ	●抗精神病薬による錐体外路症状 ●抗うつ薬による嘔気・嘔吐などの消化器症状
❷ 薬剤の目的とした効果が強く出すぎるタイプ	●睡眠薬による眠気の持ち越し ●抗精神病薬による過鎮静
❸ 薬剤の成分や添加物に対するアレルギー反応が起きるタイプ	●薬剤の服用による湿疹、喘鳴、嘔吐、血圧低下など
❹ その他、薬剤特有の副作用症状を示すタイプ	●悪性症候群、深部静脈血栓症、重症型薬疹、多飲水・水中毒、麻痺性イレウス　など

●治療継続を進めていくうえでは、副作用発現の早期発見が重要である。日常で接することの多い看護師の重要な役割といえる。
●副作用の早期発見のためには、使用された薬剤の起こりうる副作用について、発現する症状や発現時期をあらかじめ注意して観察することが必要となる。
★副作用は、使用開始時や用量変更となった際に発現するリスクが高まることから、特に注視する必要がある。
●特に、上記の表のうち❹に示した悪性症候群をはじめとする副作用は、いずれも生命予後にかかわる副作用で、早期発見が重要である。

✓ 精神科医療にかかわる看護師に求められること

●精神科医療は、一般診療科と異なり、インフォームド・コンセントによる患者の自己決定によらない「強制的な医療」が、精神保健福祉法によって一定程度認められている。治療において隔離や拘束を必要とする場合もある。治療奏効のためには、患者の安心と納得が大事であり、看護師の傾聴と共感により、患者に寄り添うことが重要となる。
●患者の精神面だけでなく身体面の観察を行うことも、患者を守るための看護師の重要な役割である。隔離や拘束を必要とする場合は、患者の人権に配慮し、強制的な治療について必要最低限になるように努めなければならない。
★具体的にはその必要性を検討し、他の代替手段がないか、看護師と医師だけでなくケースワーカーなどを混じえ多職種で検討し、診療録に記載する。
●精神科医療にかかわる看護師には、患者の立場に立って倫理的に行動することが求められる。

（岸本年史、中村恵暢）

15

💊 睡眠薬 知っておきたいポイント

● 睡眠薬は、不眠症などの睡眠障害の症状を緩和するために使用される薬物群で、その効果や使用方法は多岐にわたる。

● 一般的な睡眠薬には、ベンゾジアゼピン系、非ベンゾジアゼピン系、メラトニン受容体作動薬、オレキシン受容体拮抗薬の4種類があり、それぞれ異なる特性をもつ。

✔ 睡眠薬の分類と特徴

ベンゾジア ゼピン系	● 中枢神経系に鎮静作用をもたらし、抗不安作用もある ● 短期的な不眠症の治療に使用されるが、長期使用は依存性や耐性のリスクがあるため、注意が必要である	
	薬剤例	● **超短時間型**：トリアゾラム ● **短時間作用型**：リルマザホン、ロルメタゼパム、エチゾラム、ブロチゾラム ● **中間作用型**：フルニトラゼパム、ニトラゼパム ● **中・長時間作用型**：クアゼパム ● **長時間作用型**：フルラゼパム、エスタゾラム、ハロキサゾラム
非ベンゾジ アゼピン系 睡眠薬	● ベンゾジアゼピン受容体に結合するが、ベンゾジアゼピンとは異なる化学構造をもつ ● ベンゾジアゼピン系睡眠薬よりも、依存性や離脱症状のリスクが低いと考えられている	
	薬剤例	● **超短時間作用型**：ゾルピデム、ゾピクロン、エスゾピクロン
メラトニン 受容体作動 薬	● メラトニン受容体に直接作用して、自然な睡眠リズムを調整する ● 主に睡眠サイクルを正常化するために使われ、時差ボケや不規則な勤務時間の影響を軽減するのに役立つとされる	
	薬剤例	● ラメルテオン
オレキシン 受容体拮抗 薬	● オレキシンAおよびBと呼ばれる2つのペプチドを介して作用する ● オレキシン受容体1および2に対して拮抗作用を示す。これにより覚醒を調整する神経回路が抑制され、睡眠が促進されると考えられている ● 依存性や離脱症状のリスクが低いとされている	
	薬剤例	● スボレキサント、レンボレキサント

✔ 睡眠薬使用時の注意点

● 睡眠薬には多くの利点が存在するが、注意点も存在する。
★ 個々の患者によって異なる効果や副作用が現れるため、医師の適切な処方や監視が必要である。
★ 長期的な使用や乱用は健康リスクを引き起こす可能性があり、適切な使い方と定期的な再評価が求められる。

● 総じて、睡眠薬は一時的な睡眠障害や深刻な不眠症の症状緩和に一定の効果を発揮するが、その使用には慎重なアプローチが求められる。
● 患者の状態や個別のニーズに基づいて適切な薬物が選択されることが、安全かつ有益な睡眠薬の利用を促進する要因となる。

✔ 睡眠薬の選び方

● 以下の選択ポイントを考慮して、薬剤を検討する。

❶ 不眠症のタイプ

● **入眠困難**：超短時間型〜短時間型のベンゾジアゼピン系睡眠薬や非ベンゾジアゼピン系睡眠薬、オレキシン受容体拮抗薬は効果発現が早い。
● **中途覚醒や早朝覚醒**：中間型〜長時間型のベンゾジアゼピン系睡眠薬、オレキシン受容体拮抗薬は、半減期が長く、効果の作用時間が長い。
● **睡眠のリズム障害**：メラトニン受容体作動薬は睡眠サイクルを調整する。

❷ 原因の評価

● ストレスや不安が原因である場合、ベンゾジアゼピン系睡眠薬や非ベンゾジアゼピン系睡眠薬は、不安やストレスの軽減に効果的であることがある。

❸ 治療の予想される期間と依存性

● **短期間**：一時的な不眠症の場合、ベンゾジアゼピン系睡眠薬や非ベンゾジアゼピン系睡眠薬が効果的であることがある。一方でこれらの睡眠薬には依存性や耐性があるため、長期使用には適しておりません。
● **長期間**：持続的な不眠症の場合、オレキシン受容体拮抗薬やメラトニン受容体作動薬が選択されることが多い。

（沖野和麿）

看護で知っておきたいポイント

✓「睡眠障害」のタイプを知る

不眠症	●週3回以上、1か月以上続く
過眠症	●1か月以上、ほぼ毎日
睡眠・覚醒スケジュール障害	●1か月以上、ほぼ毎日
睡眠時遊行症	●寝入って最初の1/3以内の時間に歩き回る ●パラソムニアと呼ばれ、ノンレム睡眠時に起こる
睡眠時驚愕症	●寝入って最初の1/3以内の時間に大声を出す ●4〜7歳に好発し、大人まで続くことがある ●抗精神病薬、抗不安薬、睡眠薬の副作用でも起こることがある

✓「眠れない」のタイプを確認する

入眠困難	●なかなか寝つけない（眠るまで30分〜1時間かかる）
中途覚醒	●夜中に目が覚め、その後なかなか眠れない
早朝覚醒	●朝早く目が覚める
熟眠困難	●熟眠感が得られない（眠ったはずなのにぐっすり眠った満足感がない）

✓「眠れない要因」を理解する

原発性	●精神的なストレスにより寝つきが悪くなる ●社会生活に支障が生じ、「眠れないことが不安」なことによる不眠
薬原性	●治療薬の副作用による不眠 ●原因となる薬剤：カフェイン、メチルフェニデート、レボドパ、アリピプラゾール、ドネペジル、プレドニゾロン類、インターフェロン、プロプラノロールなど
身体疾患性	●呼吸器疾患（COPD、気管支喘息など）、循環器疾患（慢性心不全など）、レストレスレッグス症候群を引き起こす腎疾患、夜間頻尿、疼痛を伴う疾患、更年期障害、アレルギー疾患（アトピー性皮膚炎、花粉症など）、器質性疾患（精神疾患、認知症など）、難治性疾患（がん、AIDSなど）

✔ 睡眠薬使用時に「看護師として」注意すべきこと

❶ 依存や離脱のリスクを理解する

- 連用に注意する睡眠薬を使用している場合、中断すると離脱症状や薬物依存を生じることがある。減量・中止する際は、漸減法（1回の服用量を徐々に減量）や、隔日法（作用時間の長い薬剤に置換し服用時間を空ける）などで段階的に進めていくことを理解する。
- ベンゾジアゼピン系薬を使用している場合、長期投与になっていないか、高用量の投与になっていないか、多剤併用・類似薬が処方されていないか確認し、依存形成を防止する。

❷ 副作用に注意する

- 一過性前向性健忘（途中覚醒時の出来事を覚えていない）、眠気、ふらつきを起こすため、車の運転は控えるよう説明する。
- 睡眠薬は転倒を誘発させる原因となり得るため、催眠作用時間に留意し、就寝誘導を行う。
- 持ち越し効果（眠気、ふらつき、頭痛、脱力、倦怠感）、認知機能障害（前向性健忘、遂行能力の低下）、奇異反応（不安、興奮、緊張、攻撃性の亢進）、依存形成（焦燥感不安、不眠、心悸亢進、嘔気、けいれん、知覚異常）などには特に注意する。
- 70歳以上の高齢者、認知症、アルコール多飲のある患者はせん妄を引き起こす可能性も高い。意識レベルの変動はないか（ぼーっとしていないか）、注意力の欠如はないか（何度も同じことを聞く、話に集中できない）を観察する。
- 肝機能障害、高齢者はしばしば薬に過敏に反応することから、少量から投与を始める。

❸ 並行して睡眠衛生指導を行う

- 日中の活動や、就寝時の行動パターンに目を向けた睡眠衛生指導を行う（下表参照）。

指導例	●就寝前の行動パターンを一定にする ●アルコール、カフェイン、胃がもたれるような飲食は避ける ●就寝1〜2時間前のスマートフォンの使用を避ける　など

（眞野三奈子）

❶ベンゾジアゼピン系 　経口　 超短時間作用型

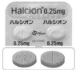

画像提供：ファイザー

一般名 トリアゾラム

商 品 名 | ハルシオン®、ハルラック®、トリアゾラム
剤形と規格 | 錠 0.125mg、0.25mg

✓ 特 徴

【作用機序】トリアゾラムはGABAA受容体－ベンゾジアゼピン受容体－Cl⁻チャネル複合体に作用してGABA神経活動を亢進させることにより、催眠鎮静作用をもたらす。

【半減期】2～4時間（投与後1時間程度で最高血中濃度に達する）。

★超短時間作用型の睡眠薬である。

【代謝経路】主に肝臓で代謝され（薬物代謝酵素CYP3A4）、約81％が尿中に排泄される。

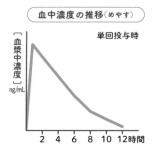

血中濃度の推移（めやす）

単回投与時

血漿中濃度 ng/mL

✓ 使用時の注意点

【適応】不眠症、麻酔前投薬。

【用法・用量（成人の不眠症）】通常、1回0.25mgを就寝前に経口投与（年齢・症状・疾患などを考慮して適宜増減）。

★高度な不眠症には0.5mgを投与できる。

★高齢者には1回0.125mg～0.25mgとする。

【投与量の調整が必要な場合】下表参照。

増量を検討	●不眠症に対して十分な効果が認められない場合
減量・中止を検討	●傾眠・ふらつきなどの症状が出現した場合には、適宜減量や中止を検討 ●もうろう状態や奇異反応（興奮、錯乱など）、睡眠随伴症状、呼吸抑制といった重大な副作用が出現した際には、原則中止

【禁忌】急性閉塞隅角緑内障、重症筋無力症、本剤による睡眠随伴症状（夢遊症状など）の発現経験、本剤成分に対する過敏症の既往歴。

【併用禁忌】イトラコナゾール、ポサコナゾール、フルコナゾール、ホスフルコナゾール、ボリコナゾール、ミコナゾール、HIVプロテアーゼ阻害薬（アタザナビル、ダルナビル、ホスアンプレナビル、リトナビル、ロピナビル・リトナビル）、ニルマトレルビル・リトナビル、コビシスタット含有製剤、エファビレンツ。

【併用注意】アルコール、中枢神経抑制薬（フェノチアジン誘導体、バルビツール酸誘導体など）、エリスロマイシン、クラリスロマイシン、ジョサマイシン、シメチジン、ジルチアゼム、イマチニブ、キヌプリスチン、ダルホプリスチン、強いCYP3A誘導薬（カルバマゼピン、フェノバルビタール、リファンピシンなど）、グレープフルーツジュース、MAO阻害薬。

✓ 起こりうる代表的な副作用

> POINT　せん妄を含む意識障害の他、興奮・錯乱などの奇異反応が急激に出現することがある

まれだが重大な副作用	その他よくみられる副作用	
●薬物依存、離脱症状 ●呼吸抑制 ●精神症状（興奮、錯乱、攻撃性、幻覚、妄想、激越など） ●一過性全健忘・もうろう状態 ●睡眠随伴症状（夢遊症状など）	頻度1%以上	●眠気　●ふらつき・めまい ●頭重・頭痛　●協調運動失調 ●下痢　●倦怠感
	頻度1%未満	●舌のもつれ　●耳鳴　●焦燥感 ●霧視　●口渇 ●動悸・心窩部不快感 ●食欲不振　●腹痛　●嘔気・嘔吐 ●胸部圧迫感　●発疹　●瘙痒 ●味覚変化

✓ ワンポイントアドバイス

半減期が短いため、入眠障害に対する効果が期待できる一方で、睡眠維持障害（中途覚醒、早朝覚醒）に対して十分な効果が得られないことがある。そのような場合には半減期の長い睡眠薬への変更を考慮する。

ベンゾジアゼピン系睡眠薬は、せん妄を引き起こすことがあるため、個々の患者のせん妄リスク（高齢、併存疾患など）を十分考慮したうえで投与する。

ベンゾジアゼピン系睡眠薬の長期使用によって依存が形成されるおそれがあるため、不眠症状が改善した後は漫然と服用せず、できるだけ早期から減量・中止を行うことが望ましい。

(竹島正浩)

【ケアのポイント ▶P.18 も参照】

超短時間作用型の睡眠薬には、トリアゾラム（本剤）、ゾルピデム ▶P.42 、ゾピクロン ▶P.44 、エスゾピクロン ▶P.46 がある。

超短時間作用型の睡眠薬を使用している患者の場合、健忘の有無、反跳性不眠（服用以前よりも不眠の度合いがひどくなる）出現の有無を注意深く観察する。
薬の効果を知るために「寝つきがよくなったか」を確認することも大切である。

(眞野三奈子)

❶ベンゾジアゼピン系 経口 中間作用型

一般名 フルニトラゼパム

画像提供：エーザイ

商 品 名 サイレース®、フルニトラゼパム

剤形と規格 錠 1mg、2mg

★鎮静薬として用いられる注射剤については ▶P.334 参照。

✓ 特 徴

【作用機序】フルニトラゼパムはGABA$_A$受容体ーベンゾジアゼピン受容体ーCl$^-$チャネル複合体に作用してGABA神経活動を亢進させることにより、催眠鎮静作用をもたらす。

【代謝経路】主に肝臓で代謝される。約80〜90％が尿中に排泄される。

【半減期】24時間程度（投与後1時間程度で最高血中濃度に達する）。

★中間作用型の睡眠薬である。

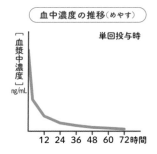

血中濃度の推移（めやす）

単回投与時

[血漿中濃度] ng/mL

12 24 36 48 60 72時間

✓ 使用時の注意点

【適応】不眠症、麻酔前投薬。

【用法・用量（成人の不眠症）】通常、1回0.5〜2mgを就寝前に経口投与（年齢・症状により適宜増減）。

★高齢者には1回1mgまでとする。

【投与量の調整が必要な場合】下表参照。

増量を検討	●不眠症に対して十分な効果が認められない場合
減量・中止を検討	●傾眠・ふらつきなどの症状が出現した場合には、適宜減量や中止を検討 ●もうろう状態や奇異反応（興奮、錯乱など）、睡眠随伴症状、呼吸抑制といった重大な副作用が出現した際には、原則中止

【禁忌】急性閉塞隅角緑内障、重症筋無力症、本剤成分に対する過敏症の既往歴。

★原則として、肺性心・肺気腫・気管支喘息・脳血管障害の急性期などで呼吸機能が高度に低下している場合は使用を避ける。

【併用注意】アルコール、中枢神経抑制薬（フェノチアジン誘導体、バルビツール酸誘導体、鎮痛薬、麻酔薬など）、MAO阻害薬、シメチジン。

✔ 起こりうる代表的な副作用

POINT せん妄を含む意識障害の他、興奮・錯乱などの奇異反応が急激に出現することがある

まれだが重大な副作用	その他よくみられる副作用	
●依存性 ●刺激興奮、錯乱 ●呼吸抑制、CO_2ナルコーシス ●肝機能障害、黄疸 ●横紋筋融解症 ●悪性症候群 ●意識障害 ●一過性全健忘 ●もうろう状態	頻度1%以上	●ふらつき ●眠気 ●倦怠感
	頻度1%未満	●頭痛・頭重 ●めまい ●運動失調 ●AST・ALT上昇 ●口渇 ●脱力感 ●尿失禁

✔ ワンポイントアドバイス

半減期が比較的長いため、睡眠維持障害（中途覚醒、早朝覚醒）に対する効果が期待できる一方で、日中の眠気などの持ち越し効果をきたすことがある。持ち越し効果が出現した場合は、減量や半減期の短い睡眠薬への変更を考慮する。

ベンゾジアゼピン系睡眠薬はせん妄を引き起こすことがあるため、個々の患者のせん妄リスク（高齢、併存疾患など）を十分考慮したうえで投与する。

ベンゾジアゼピン系睡眠薬の長期使用によって依存が形成される恐れがあるため、不眠症状の改善後は漫然と服用せず、できるだけ早期から減量・中止を行うことが望ましい。

(竹島正浩)

【ケアのポイント ▶P.18 も参照】

中間作用型の睡眠薬には、フルニトラゼパム（本剤）、ニトラゼパム ▶P.26 がある。

中間作用型の睡眠薬を使用している患者（特に高齢者）の場合、血中濃度の確認を行い、転倒防止に努める。また、頓服としての睡眠薬追加投与はできるだけ避け、やむを得ず追加する場合は、起床時間の6〜7時間前までとする。
薬の効果を知るために「夜中に目が覚めたり、早朝に目が覚めたりすることがなくなったか」を確認することも大切である。

(眞野三奈子)

❶ベンゾジアゼピン系 　経口　　短時間作用型

画像提供：共和薬品工業

一般名 # リルマザホン塩酸塩

商　品　名｜ リスミー®
剤形と規格｜ 錠　1mg、2mg

✓ 特　徴

【作用機序】リルマザホンは、GABA$_A$受容体－ベンゾジアゼピン受容体－Cl⁻チャネル複合体に作用してGABA神経活動を亢進させることにより、催眠鎮静作用をもたらす。
【代謝経路】主に肝臓で代謝され（薬物代謝酵素CYP3A4）、大部分が尿中に排泄される。
【半減期】10時間程度（投与後3時間で最高血中濃度に達する）。
★短時間作用型の睡眠薬である。

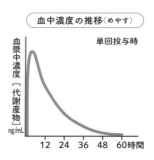

血中濃度の推移（めやす）

単回投与時

血漿中濃度［代謝産物］ng/mL

12　24　36　48　60時間

✓ 使用時の注意点

【適応】不眠症、麻酔前投薬。
【用法・用量（成人の不眠症）】通常1回1～2mgを就寝前に経口投与（年齢、疾患、症状により適宜増減）。
★高齢者には1回2mgまでとする。
【投与量の調整が必要な場合】下表参照。

増量を検討	●不眠症に対して十分な効果が認められない場合
減量・中止を検討	●傾眠・ふらつきなどの症状が出現した場合には、適宜減量や中止を検討 ●もうろう状態や奇異反応（興奮、錯乱など）、睡眠随伴症状、呼吸抑制といった重大な副作用が出現した際には、原則中止

【禁忌】急性閉塞隅角緑内障、重症筋無力症、本剤成分に対する過敏症の既往歴。
★原則として、肺性心・肺気腫・気管支喘息・脳血管障害の急性期などで呼吸機能が高度に低下している場合は使用を避ける。
【併用注意】アルコール、中枢神経抑制薬（フェノチアジン誘導体、バルビツール酸誘導体など）、MAO阻害薬。

✔ 起こりうる代表的な副作用

POINT せん妄を含む意識障害の他、興奮・錯乱などの奇異反応が急激に出現することがある

まれだが重大な副作用	その他よくみられる副作用	
●呼吸抑制、CO_2ナルコーシス ●依存性 ●刺激興奮、錯乱 ●一過性前向性健忘 ●もうろう状態	頻度2%未満	●眠気 ●ふらつき・めまい ●頭重・頭痛 ●ALT・AST上昇 ●口渇 ●食欲不振 ●嘔気・嘔吐 ●筋緊張低下症状(倦怠感など)

✔ ワンポイントアドバイス

半減期が比較的短いため、入眠障害に対する効果が期待できる一方で、睡眠維持障害(中途覚醒、早朝覚醒)に対して十分な効果が得られないことがある。そのような場合には投与量の増量や、半減期の長い睡眠薬への変更を考慮する。

ベンゾジアゼピン系睡眠薬は、せん妄を引き起こすことがあるため、個々の患者のせん妄リスク(高齢、併存疾患など)を十分考慮したうえで投与する。

ベンゾジアゼピン系睡眠薬の長期使用によって依存が形成される恐れがあるため、不眠症状の改善した後は漫然と服用せず、できるだけ早期から減量・中止を行うことが望ましい。

(竹島正浩)

【ケアのポイント ▶P.18 も参照】

睡眠薬使用の有無にかかわらず、70歳以上、認知症、アルコール多飲の患者は、せん妄を引き起こす可能性も高い。意識レベルの変動はないか、注意力の欠如はないかを観察する。

日中の活動や、就寝時の行動パターンに目を向けた睡眠衛生指導を行い、就寝前の行動パターンを一定にする、アルコールやカフェイン、胃がもたれるような飲食は避ける、就寝1～2時間前のスマートフォンの使用を避けるなど指導する。

睡眠衛生指導には厚生労働省の「健康づくりのための睡眠12か条」などを利用する。

睡眠衛生指導の内容(例)	●適度に運動し、しっかりと朝食をとる ●眠りと目覚めのメリハリをつける ●若年世代:夜ふかしを避け、体内時計のリズムをつける ●勤労世代:疲労回復・能率アップのため、毎日十分な睡眠をとる ●起きる時間は遅らせず、同じ時間で起きる　など

(眞野三奈子)

一般名　# ニトラゼパム

商　品　名	ベンザリン®、ネルボン®、ニトラゼパム
剤形と規格	錠 2mg、5mg、10mg　細粒 1%

〈錠剤〉
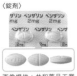
画像提供：共和薬品工業

✓ 特徴

【作用機序】GABA_A受容体のサブユニットに存在するベンゾジアゼピン結合部位に結合することによって、催眠作用が得られるほか、不安や緊張などを和らげる効果がある。

★強い鎮静作用を有するため、手術前の麻酔前投薬として用いられることがある。

★抗けいれん作用を有するため、抗てんかん薬として投与されることもある。

〈血中濃度の推移(めやす)〉

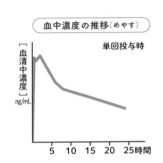

単回投与時

血清中濃度 ng/mL

5　10　15　20　25時間

【代謝経路】主に肝臓で代謝される。
★一部は腸管壁で薬物代謝酵素によって代謝される。
【半減期】27時間程度(投与後2時間で最高血中濃度に達する)。
★ベンゾジアゼピン受容体作動薬のなかでは、中間作用型に分類される。

✓ 代表的な使用時の注意点

【適応】不眠症、麻酔前投薬、異型小発作群(点頭てんかん、ミオクローヌス発作、失立発作など)、焦点性発作(焦点性けいれん発作、精神運動発作、自律神経発作など)。
【用法・用量(不眠症、てんかん・けいれん)】下表参照。

不眠症	●通常1回5～10mgを就寝前に経口投与(年齢・症状により適宜増減) ★「不眠時指示」として、1回2.5～5mgを30分～1時間以上の間隔を空けて投与することもある(合わせて10mg程度を上限とすることが多い)
異型小発作群、焦点性発作	●通常1日5～15mgを適宜分割投与(年齢・症状により適宜増減)

【投与量の調整が必要な場合】下表参照。

増量を検討	●不眠症やけいれん発作に改善がみられない場合
減量・中止を検討	●ふらつきや眠気などの症状が出現した場合

【禁忌】本剤成分に対する過敏症の既往歴、急性閉塞隅角緑内障、重症筋無力症。

【併用注意】アルコール、中枢神経抑制薬(フェノチアジン誘導体、バルビツール酸誘導体など)、MAO阻害薬、シメチジン。

> P O I N T 発疹、瘙痒感、ふらつき、便秘、歩行失調、食欲不振、覚醒遅延傾向、筋緊張低下症状(倦怠感など)も生じうる

☑ 起こりうる代表的な副作用

まれだが重大な副作用	その他よくみられる副作用	
●呼吸抑制、CO$_2$ナルコーシス ●依存性 ●刺激興奮、錯乱 ●肝機能障害、黄疸 ●一過性前向性健忘、もうろう状態	頻度5%未満	●眠気・残眠感　●頭痛・頭重 ●めまい　●不安　●見当識障害 ●興奮　●不機嫌　●不快感 ●多幸症　●軽度の血圧低下 ●口渇　●下痢　●嘔気・嘔吐 ●夜尿・頻尿　●発熱　など

☑ ワンポイントアドバイス

せん妄を惹起する可能性があるため、原則としてせん妄ハイリスクと考えられる患者(高齢、認知症、脳器質性疾患など)への投与を避ける。

半減期が比較的長いため、中途覚醒や早朝覚醒を認める患者に有用であるが、効果の持ち越し(持ち越し効果)に注意が必要である。

自動車の運転など、危険を伴う機械の操作に従事させないように注意する必要がある。

筋弛緩作用が比較的強いため、転倒のリスクを考慮しなければならない。

抗てんかん薬としての適応を持つため、ベンゾジアゼピン受容体作動薬の中で、例外的に長期処方(90日以内)が可能である。

(井上真一郎)

【ケアのポイント ▶P.18 も参照】

本剤に限らず、ベンゾジアゼピン系薬使用時は、持ち越し効果、認知機能障害、奇異反応、依存形成などの副作用に注意する。

持ち越し効果とは、ベンゾジアゼピン系睡眠薬の効果が翌朝まで残り、眠気、ふらつき、頭痛、脱力、倦怠感が出現することである(中間作用型・長時間作用型に多いとされる)。これらの症状がある場合、自動車や危険を伴う機械の操縦は控えるように指導し、医師へ相談するように促す。

(眞野三奈子)

❶ベンゾジアゼピン系 | 経口 | 短時間作用型

一般名 ロルメタゼパム

商　品　名	エバミール®、ロラメット®
剤形と規格	錠 1mg

画像提供：バイエル薬品

✔ 特　徴

【作用機序】GABA$_A$受容体のサブユニットに存在するベンゾジアゼピン結合部位に結合することによって催眠作用が得られる。

★筋弛緩作用は比較的弱い。不安や緊張などを和らげる効果もある。

【代謝経路】主に肝臓で代謝され、大部分が直接グルクロン酸抱合を受ける。

【半減期】約10時間（投与後1～2時間程度で最高血中濃度に到達）。

★ベンゾジアゼピン受容体作動薬のなかでは、短時間作用型に分類される。

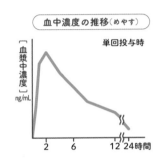

血中濃度の推移（めやす）

単回投与時

[血漿中濃度] ng/mL

2　6　12 24時間

✔ 使用時の注意点

【適応】不眠症。

★半減期が短く、筋弛緩作用も比較的弱いため、入眠困難がみられるケースや転倒のリスクを避けたい患者に有用である。

【用法・用量】下表参照。

通常	●成人には1回1～2mgを就寝前に経口投与（年齢・症状により適宜増減） ●高齢者は1回2mgを超えないこと ★服用して就寝した後、一時的に起床して仕事などをする可能性があるときは服用させないこと

★添付文書上適用外ではあるが、臨床では、「不眠時指示」として、1回0.5～1mgを、30分～1時間以上の間隔を空けて投与することもある（合わせて2mg程度を上限とすることが多い）。

【投与量の調整が必要な場合】下表参照。

増量を検討	●不眠症に改善がみられない場合
減量・中止を検討	●ふらつきや過度な眠気などの症状が出現した場合

【禁忌】本剤成分に対する過敏症の既往歴、急性閉塞隅角緑内障、重症筋無力症。

✓ 起こりうる代表的な副作用

POINT 本剤に限らず、ベンゾジアゼピン系薬使用時は、せん妄に十分注意する

まれだが重大な副作用	その他よくみられる副作用	
●依存性 ●刺激興奮、錯乱 ●呼吸抑制、CO_2ナルコーシス ●一過性前向性健忘、もうろう状態	頻度5%以上	●眠気 ●ふらつき ●倦怠感
	頻度5%未満	●頭重感・頭痛 ●めまい ●不快感 ●健忘 ●食欲不振 ●嘔気 ●脱力感 ●目・耳の変調　など

✓ ワンポイントアドバイス

┃ せん妄を惹起する可能性があるため、原則としてせん妄ハイリスクと考えられる患者(高齢、認知症、脳器質性疾患など)への投与を避ける。

┃ 自動車の運転など、危険を伴う機械の操作に従事させないように注意する必要がある。

┃ 薬物代謝において、大部分が直接グルクロン酸抱合を受けるなど肝臓への影響が少ないため、肝機能障害の患者に使用されることがある。

(井上真一郎)

【ケアのポイント ▶P.18 も参照】

短時間作用型の睡眠薬には、ロルメタゼパム(本剤)、リルマザホン ▶P.24 、エチゾラム ▶P.38 、ブロチゾラム ▶P.40 がある。

短時間型の睡眠薬では、超短時間作用型の睡眠薬と同様、健忘の有無、反跳性不眠(服用以前よりも不眠の度合いがひどくなる)出現の有無を注意深く観察するとともに、薬の効果を知るために「寝つきがよくなったか」を確認することも大切である。　(眞野三奈子)

❶ベンゾジアゼピン系 経口 中・長時間作用型

一般名 **クアゼパム**

| 商 品 名 | ドラール®、クアゼパム |
| 剤形と規格 | 錠 15mg、20mg |

画像提供：久光製薬

✓ 特 徴

【作用機序】GABA_A受容体のサブユニットに存在するベンゾジアゼピン結合部位に結合することで催眠作用が得られるほか、不安や緊張などを和らげる効果がある。
★筋弛緩作用は比較的弱い。
【代謝経路】主として肝代謝酵素CYP2C9、CYP3A4で代謝される。
【半減期】約36時間（投与後3～4時間程度で最高血中濃度に達する）。
★ベンゾジアゼピン受容体作動薬のなかでは、中・長時間作用型に分類される。

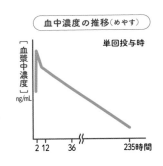
血中濃度の推移（めやす）
単回投与時

✓ 使用時の注意点

【適応】不眠症、麻酔前投薬。
【用法・用量（成人の不眠症）】通常1回20mgを就寝前に経口投与（年齢・症状・疾患により適宜増減）。
★1日30mgまで。
★就寝後、一時的に起床して仕事などをする可能性があるときは服用させない。

【投与量の調整が必要な場合】下表参照。

| 増量を検討 | ●不眠症に改善がみられない場合 |
| 減量・中止を検討 | ●ふらつきや眠気などの症状が出現した場合 |

【禁忌】本剤成分に対する過敏症の既往歴、急性閉塞隅角緑内障、重症筋無力症、睡眠時無呼吸症候群。
★原則として肺性心・肺気腫・気管支喘息・脳血管障害の急性期など呼吸機能が高度に低下している場合は投与を避ける。

【併用禁忌】食物、リトナビル。

✓ 起こりうる代表的な副作用

POINT 健忘、尿失禁、多幸感、嘔気・嘔吐、下痢、便秘、眼の異常(眼痛・視力異常)、耳鳴なども生じうる

まれだが重大な副作用	その他よくみられる副作用	
●依存性 ●刺激興奮、錯乱 ●呼吸抑制、CO_2ナルコーシス ●精神症状(幻覚、妄想など) ●意識障害 ●思考異常 ●勃起障害 ●興奮 ●錯乱 ●運動失調 ●運動機能低下 ●協調異常 ●言語障害 ●振戦 ●一過性前向性健忘、もうろう状態	頻度 1%以上	●眠気・傾眠 ●ふらつき ●頭重感 ●倦怠感
	頻度 1%未満	●めまい ●頭痛 ●ぼんやり感 ●口渇 ●食欲不振 ●発疹 ●筋緊張低下症状(膝脱力など) ●眼瞼浮腫 ●発汗

✓ ワンポイントアドバイス

せん妄を惹起する可能性があるため、原則としてせん妄ハイリスクと考えられる患者(高齢、認知症、脳器質性疾患など)への投与を避ける。

半減期が長いため、早朝覚醒を認める患者に有用であるが、効果の持ち越しに注意が必要である。

自動車の運転など、危険を伴う機械の操作に従事させないように注意する必要がある。

食後に投与すると、胃内容物の残留によって吸収率が高くなり、血漿中濃度が空腹時の2〜3倍に上昇する。食物との併用が禁忌とされているため、就寝前の食事を控え、空腹状態で内服するよう指導を行う必要がある。

(井上真一郎)

【ケアのポイント ▶P.18 も参照】

本剤に限らず、ベンゾジアゼピン系睡眠薬を漸減・中止した際に、緊張・不安・恐怖・睡眠障害・集中困難・注意散漫・記憶の喪失などの症状が一定期間継続することや、離脱症状(不眠、頭痛、耳鳴、目のまぶしさ、筋肉のこわばり)が生じうる。これらの症状が軽減するまでに、数か月〜数年かかることもあるため、医師の指示を遵守して服用するよう指導する。

(眞野三奈子)

一般名 **フルラゼパム** 塩酸塩

商 品 名	ダルメート®
剤形と規格	**カプセル** 15mg

画像提供：共和薬品工業

✔ 特徴

【作用機序】ベンゾジアゼピン受容体に作用し、体内にある神経伝達物質GABAの働きを高める。GABAが塩素イオンチャネルを開き、塩素イオンが神経に流れ込んだ結果、神経の働きが低下して眠気が出る（不安が軽減される）。

★ベンゾジアゼピン受容体はベンゾジアゼピン−GABA−塩素イオンチャネル複合体にある。

【半減期】本剤成分は平均5.9時間、活性代謝物（デスアルキルフルラゼパム）は平均23.6時間。

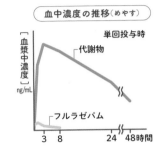

血中濃度の推移（めやす）

単回投与時

★長時間作用型であり、翌日までその影響が残る。

★本剤成分は服薬後1時間で最高血中濃度に達し、半減期は2.3〜12時間。デスアルキルフルラゼパムは投与後1〜8時間で最高濃度（11〜25ng/mL）に達し、半減期は14.5〜42.0時間。

【代謝経路】大部分が代謝物として尿中に排泄される。

✔ 使用時の注意点

【適応】不眠症、麻酔前投薬。

【用法・用量（成人の不眠症）】通常、1回1〜2カプセル（フルラゼパムとして10〜30mg）を就寝直前に経口投与（年齢・症状により、適宜増減）。

★就寝後、一時的に起床して仕事などをする可能性があるときは服用させないこと。

【投与量の調整が必要な場合】心障害、脳の器質的障害、衰弱、腎機能障害、肝機能障害のある患者は少量から投与を開始するなど注意する。

【禁忌】ベンゾジアゼピン系薬に対する過敏症の既往歴、急性閉塞隅角緑内障、重症筋無力症。

【併用禁忌】リトナビル。

【併用注意】アルコール、中枢神経抑制薬（フェノチアジン誘導体、バルビツール酸誘導体、鎮痛薬、麻酔薬など）、MAO阻害薬、シメチジン。

✔ 起こりうる代表的な副作用

POINT 2週間程度連用すると日中も血中濃度が高い状態となり、日中も認知機能の低下や筋弛緩が出現しうる

まれだが重大な副作用	その他よくみられる副作用	
●依存性（1～数か月で形成） ●呼吸抑制、 　CO_2ナルコーシス ●一過性前向性健忘、 　もうろう状態	頻度0.1%以上	●昼間の眠気　●ふらつき・めまい ●頭重・頭痛　●口渇　●倦怠感 ●不安感　●嘔気
	頻度0.1%未満	●焦燥感　●動悸　●肝障害　●下痢 ●腹痛　●食欲不振　●口内の苦味 ●嘔吐　●唾液分泌過多　●発疹　●発汗

✔ ワンポイントアドバイス

比較的古くから用いられているベンゾジアゼピン系薬だが、現在の主流は、依存性や筋弛緩などが少ないベンゾジアゼピン系薬や、依存性の少ない別の作用機序の睡眠薬である。
★「使い慣れた薬を継続したい」と希望する患者もいるが、長期連用しているのであれば、徐々に離脱し、薬物を変更していったほうがよい。
★高齢者では、原則としては使用しないほうがよい。

依存が形成されると薬を渇望するようになり、薬がないとイライラや不眠が出現する。服用量がしだいに増加することもある。また、急に薬をやめると離脱のため、イライラやけいれん発作が起きることもある。
★外来では、患者自身が処方量より多く服用するようになってくる場合もある。

認知機能の低下、傾眠、もうろう状態などが出現する。運動機能・小脳機能の低下、筋弛緩などから転倒のリスクが増大するため、特に高齢者では夜間の転倒による骨折に注意が必要である。
★時に、せん妄状態となることもある。

筋弛緩、呼吸抑制の副作用がある。未治療の睡眠時無呼吸症候群が併存する場合、悪化する可能性があるため注意が必要である。

認知機能の低下や筋弛緩などは日中にも出現しており、注意が必要である。
★前日に眠っていること、体内の生物リズムから「日中の眠気がない」と言う患者も多い。

(内田　直)

【ケアのポイント ▶P.18 も参照】

長時間作用型の睡眠薬には、フルラゼパム（本剤）、エスタゾラム ▶P.34 、ハロキサゾラム ▶P.36 がある。

観察のポイントは中間作用型 ▶P.23 と同様である。
(眞野三奈子)

一般名 # エスタゾラム

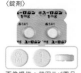
〈錠剤〉
画像提供：武田テバ薬品

商　品　名	ユーロジン®、エスタゾラム
剤形と規格	錠 1mg、2mg　散 1%

✓ 特徴

【作用機序】ベンゾジアゼピン受容体に作用し、体内にある神経伝達物質GABAの働きを高める。GABAが塩素イオンチャネルを開いて、マイナスイオンである塩素イオンが神経に流れ込んだ結果、神経の働きが低下して眠気が出る(不安が軽減される)。

★ベンゾジアゼピン受容体は、ベンゾジアゼピン－GABA－塩素イオンチャネル複合体にある。

【代謝経路】代謝物とその抱合体は尿中(一部は便中)へ排泄される。

【半減期】約24時間(投与約5時間後に最高血中濃度に達する)。

★長時間作用型である。

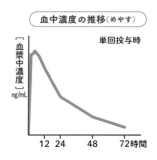

血中濃度の推移(めやす)

単回投与時

[血漿中濃度] ng/mL

12　24　　48　　　72時間

✓ 使用時の注意点

【適応】不眠症、麻酔前投薬。

【用法・用量(成人の不眠症)】通常、1回1〜4mgを就寝直前に経口投与(年齢、症状、疾患などを考慮して適宜増減)。

★就寝後、一時的に起床して仕事などをする可能性があるときは服用させない。

【投与量の調整が必要な場合】衰弱患者に対しては、できるだけ少量から投与する。

【禁忌】重症筋無力症。

★原則として、肺性心・肺気腫・気管支喘息・脳血管障害の急性期など呼吸機能が高度に低下している場合は使用を避ける。

【併用禁忌】リトナビル、ニルマトレルビル・リトナビル。

【併用注意】中枢神経抑制薬(他の睡眠・鎮静薬、フェノチアジン誘導体など)、抗うつ薬、MAO阻害薬、アルコール、マプロチリン、ダントロレン。

✓ 起こりうる代表的な副作用

> POINT まれに、動悸や瘙痒感なども生じうる

まれだが重大な副作用	その他よくみられる副作用		
●依存性（1〜数か月で形成）	頻度5%以上	●眠気	●ふらつき
●離脱症状			
●呼吸抑制	頻度5%未満	●めまい	●歩行失調
●刺激興奮、錯乱		●頭痛・頭重	●不快感
		●構音障害	●AST・ALT上昇
●無顆粒球症		●嘔気　●口渇	●倦怠感
●一過性前向性健忘、もうろう状態		●筋緊張低下症状（脱力感）　など	

✓ ワンポイントアドバイス

比較的古くから用いられているベンゾジアゼピン系薬だが、現在の主流は、依存性や筋弛緩などが少ない同系統の薬や、依存性の少ない別の作用機序の睡眠薬である。
★「使い慣れた薬を継続したい」と希望する患者もいるが、長期連用している場合は徐々に離脱し、薬物を変更していくほうがよい。
★原則として高齢者には使用しないほうがよい。

依存が形成されると薬を渇望するようになり、薬がないとイライラや不眠が出現する。服用量がしだいに増加することもある。また、急に薬をやめると離脱のため、イライラやけいれん発作が起きることもある。
★外来では、患者自身が処方量より多く服用するようになってくる場合もある。

認知機能の低下、傾眠、もうろう状態などが出現する。運動機能・小脳機能の低下、筋弛緩などから転倒のリスクが増大するため、特に高齢者では夜間の転倒による骨折に注意が必要である。
★時に、せん妄状態となることもある。

筋弛緩、呼吸抑制の副作用がある。未治療の睡眠時無呼吸症候群が併存する場合、悪化する可能性があるため注意が必要である。

認知機能の低下や筋弛緩などは日中にも出現しており、注意が必要である。
★前日に眠っていること、体内リズムから「日中の眠気がない」と言う患者も多い。

（内田　直）

〔ケアのポイント ▶P.18 も参照〕

本剤のように「就寝前に服用する薬」を用いる患者の場合、服用後はすみやかに自室へ誘導し、臥床を促す（就寝誘導）。特に高齢者の場合は、服用前に排泄を促して早めに臥床できるようにする。
また、ベッド周辺に物を置かず、ベッド柵やナースコールの位置に注意し、必要時には離床センサーを設置するなど、転倒防止に努めることも大切である。　　　（眞野三奈子）

❶ベンゾジアゼピン系 | 経口 | 長時間作用型

一般名 **ハロキサゾラム**

商 品 名	ソメリン®
剤形と規格	**錠** 5mg、10mg **細粒** 1%

〈錠剤〉

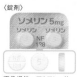

画像提供：アルフレッサ
ファーマ

✓ 特 徴

【作用機序】ベンゾジアゼピン受容体に作用し、体内にある神経伝達物質GABAの働きを高める。GABAが塩素イオンチャネルを開いて、マイナスイオンである塩素イオンが神経に流れ込んだ結果、神経の働きが低下して眠気が出る(不安が軽減される)。

★ベンゾジアゼピン受容体は、ベンゾジアゼピン−GABA−塩素イオンチャネル複合体にある。

【代謝経路】体内で酸化・加水分解・抱合され、ほとんどが尿・便中に排泄される。

【半減期(活性代謝物)】42〜123時間(投与後2〜8時間で最高血中濃度に達する)。

★本剤成分は代謝が早いため、すみやかに血中濃度が低下するが、代謝物にも睡眠薬としての薬理作用がある。

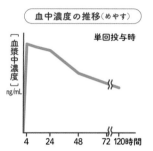

血中濃度の推移(めやす)

単回投与時

[血漿中濃度] ng/mL

4 24 48 72 120時間

✓ 使用時の注意点

【適応】不眠症。

【用法・用量】通常1回5〜10mgを就寝直前に経口投与(年齢・症状により適宜増減)。

★就寝後、一時的に起床して仕事などをする可能性があるときは服用させない。

【禁忌】本剤成分に対する過敏症の既往歴、急性閉塞隅角緑内障、重症筋無力症。

★原則として、肺性心・肺気腫・気管支喘息・脳血管障害の急性期などで呼吸機能が高度に低下している場合は使用を避ける。

【併用注意】中枢神経抑制薬(フェノチアジン誘導体、バルビツール酸誘導体など)、アルコール、MAO阻害薬。

36

✔ 起こりうる代表的な副作用

> POINT　眠気は10％以上、ふらつき・頭重感・倦怠感は5％以上の患者に起こりうる

まれだが重大な副作用	その他よくみられる副作用	
●呼吸抑制、CO_2ナルコーシス ●依存性 ●一過性前向性健忘、もうろう状態	頻度1％以上	●眠気　●ふらつき　●頭重 ●倦怠感・脱力感
	頻度1％未満	●めまい　●しびれ　●焦燥感 ●多夢　●口渇　●嘔気・嘔吐 ●食欲不振　●便秘　●腹痛 ●下痢　●発疹　●顔面浮腫

✔ ワンポイントアドバイス

比較的古くから用いられているベンゾジアゼピン系薬だが、現在の主流は、依存性や筋弛緩などが少ないベンゾジアゼピン系薬や、依存性の少ない別の作用機序の睡眠薬である。

★「使い慣れた薬を継続したい」と希望する患者もいるが、長期連用しているのであれば、徐々に離脱し、薬物を変更していくほうがよい。

★高齢者では、原則としては使用しないほうがよい。

依存が形成されると薬を渇望するようになり、薬がないとイライラや不眠が出現する。服用量が次第に増加することもある。また、急に薬をやめると離脱のため、イライラやけいれん発作が起きることもある。

★外来では、患者自身が処方量より多く服用するようになってくる場合もある。

認知機能の低下、傾眠、もうろう状態などが出現する。運動機能・小脳機能の低下、筋弛緩などから転倒のリスクが増大するため、特に高齢者では夜間の転倒による骨折に注意が必要である。

★時に、せん妄状態となることもある。

筋弛緩、呼吸抑制の副作用がある。未治療の睡眠時無呼吸症候群が併存する場合、悪化する可能性があるため注意が必要である。

10日間連続投与すると、7日目に最大(初期投与時の平均6.2倍)の血中濃度になるとされる。認知機能の低下や筋弛緩などは日中にも出現しており、注意が必要である。

★前日に眠っていること、体内の生物リズムから日中の眠気がないという患者も多い。

(内田　直)

【ケアのポイント ▶P.18 も参照】

本剤に限らず、ベンゾジアゼピン系睡眠薬使用時は、一過性前向性健忘が生じることがある。一過性前向性健忘は、睡眠薬服用後の記憶を失い、本人は寝ていたつもりでも、実際は起床したまま行動しているため「自覚のない行動の跡」が翌朝認められる症状であることを、あらかじめ伝えておくとよい。

(眞野三奈子)

睡眠薬

ベンゾジアゼピン系

❶ベンゾジアゼピン系 　経口　　短時間作用型　　＊抗不安薬として用いる
場合は ▶P.86 を参照

一般名 エチゾラム

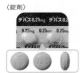

〈錠剤〉

画像提供：田辺三菱製薬

商 品 名	デパス®、エチゾラム
剤形と規格	**錠** 0.25mg、0.5mg、1mg　**細粒** 1%

✓ 特 徴

【作用機序】視床下部および大脳辺縁系、特に扁桃核のベンゾジアゼピン受容体に結合し、GABA（ギャバ）が受容体に結合しやすくなるように働きかけることで、GABA作動性ニューロンの抑制作用を増強させる。その結果、抗不安作用、催眠・鎮静作用などの中枢神経抑制作用を現す。

【代謝経路】主に肝臓で代謝され、投与量の約50％が尿中に排泄される。

【半減期】約6時間（投与後2〜3時間で最高血中濃度に達し、8〜9時間で効果が減弱する）。

★服用後2〜3時間で薬効評価を行う。

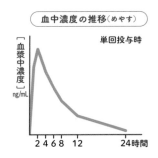

血中濃度の推移（めやす）

単回投与時

[血漿中濃度] ng/mL

2 4 6 8　12　　　　24時間

✓ 使用時の注意点

【適応】神経症における不安・緊張・抑うつ・神経衰弱症状、睡眠障害、うつ病における不安・緊張・睡眠障害、心身症における身体症候・不安・緊張・抑うつ・睡眠障害、統合失調症における睡眠障害、頸椎症・腰痛症・筋収縮性頭痛における不安・緊張・抑うつおよび筋緊張。

【用法・用量】いずれの場合も年齢、症状により適宜増減するが、高齢者は1日1.5mgまでとする。疾患ごとの用量は下表参照。

神経症、うつ病	●通常、成人には1日3mgを3回に分けて経口投与
心身症、頸椎症、腰痛症、筋収縮性頭痛	●通常、成人には1日1.5mgを3回に分けて経口投与
睡眠障害	●通常、成人には1日1〜3mgを就寝前に1回経口投与

【禁忌】急性閉塞隅角緑内障、重症筋無力症。

【併用注意】中枢神経抑制薬（フェノチアジン誘導体、バルビツール酸誘導体）、MAO阻害薬（パーキンソン病治療薬）、フルボキサミン（抗うつ薬）、アルコール。

★ 中枢神経抑制薬、MAO阻害薬と併用すると鎮静作用が増強することがある。

★ フルボキサミンとの併用でエチゾラムの作用が増強されることがある(エチゾラムの肝での代謝を阻害し、血中濃度を上昇させる)ため、用量を減量するなど注意して投与する。

★ アルコールを服用すると鎮静作用・倦怠感などが増強される恐れがある(腎排泄力低下・排泄半減期の延長)ため、避けることが望ましい。

✓ 起こりうる代表的な副作用

POINT 特に、眠気、ふらつき、倦怠感、脱力感は高頻度に出現する

まれだが重大な副作用	その他よくみられる副作用	
● 依存性 ● 悪性症候群 ● 呼吸抑制、CO_2ナルコーシス ● 横紋筋融解症 ● 間質性肺炎 ● 肝機能障害、黄疸	頻度5%以上	● 眠気　● ふらつき
	頻度5%未満	● 倦怠感　● 脱力感 ● めまい・立ちくらみ ● 発汗　● 頭痛・頭重　● 不眠 ● 酩酊感　● 焦燥　● 呼吸困難 ● 動悸　● 口渇　● 便秘　● 下痢 ● 胃・腹部不快感　など

✓ ワンポイントアドバイス

副作用のなかでも、依存、呼吸抑制、悪性症候群には特に注意が必要である。
★ 連用により薬物依存を生じることがある。観察を十分に行い、用量・使用期間に注意し、慎重に投与する。
★ 呼吸抑制が現れた場合には、気道を確保し、換気を図るなど、適切な処置を行う。
★ 本剤の単独投与または抗精神病薬などとの併用、あるいは本剤の急激な減量・中止により悪性症候群が生じうる。

精神科では、本剤による依存や乱用のリスクが高まることが周知されている。しかし、現在は他科での処方(頭痛などにも用いられる)も多いため、精神科以外の処方がないかの確認が重要となる。

本剤服用中の高齢者は転倒の問題が起きやすいため、入院中患者が服用しているときは注意する。

(兵頭佑規、小曽根基裕)

【ケアのポイント ▶P.18 も参照】

悪性症候群 ▶P.356 は、本剤をはじめとするベンゾジアゼピン系睡眠薬に限らず、精神・神経に作用する薬剤の増量・変更・中止後に生じうる。早期発見のためには、起こりうる症状を把握し、常に注意して観察することが求められる。
高熱や錐体外路症状(手足の震えや身体のこわばり)、話しにくい、流涎、嚥下力の低下、頻脈、呼吸数の増加、血圧上昇の出現がないか常に注意して観察を行い、症状出現時はすみやかに医師に報告する。

(眞野三奈子)

睡眠薬

ベンゾジアゼピン系

一般名 **ブロチゾラム**

| 商　品　名 | レンドルミン®、ブロチゾラム |
| 剤形と規格 | 錠 0.25mg　**OD錠** 0.25mg |

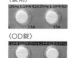

〈錠剤〉
〈OD錠〉
画像提供：日本ベーリンガーインゲルハイム

✓ 特　徴

【作用機序】視床下部および大脳辺縁系でベンゾジアゼピン受容体に結合し、GABAが受容体に結合しやすくなるように働きかけることで、GABA作動性ニューロンの抑制作用を増強させる。その結果、抗不安作用、催眠・鎮静作用などの中枢神経抑制作用を現す。

【代謝経路】主に肝臓で代謝される。

★健康成人に経口投与した場合、ブロチゾラムは96時間までに尿中に64.9％、糞中に21.6％が排泄される。

【血中濃度の推移（めやす）】

単回投与時

[血漿中濃度 ng/mL]

2　4　6　8　12　　　　24時間

【半減期】約7時間（投与後約1.5時間で最高血中濃度に達し、7〜8時間で効果が減弱）。

★服用後15〜30分で催眠作用が現れるため、服用後30分のタイミングで薬効評価を行う。

✓ 使用時の注意点

【適応】不眠症、麻酔前投薬。

【用法・用量（成人の不眠症）】1回0.25mgを就寝前に経口投与（年齢、症状、疾患などを考慮して適宜増減）。

【禁忌】急性閉塞隅角緑内障、重症筋無力症。

【併用注意】中枢神経抑制薬（フェノチアジン誘導体、バルビツール酸誘導体）、MAO阻害薬（パーキンソン病治療薬）、胃薬（シメチジン）、抗真菌薬（イトラコナゾール、ミコナゾール）、抗てんかん薬（フェニトイン）、結核治療薬（リファンピシン）、アルコール。

★中枢神経抑制薬、MAO阻害薬を併用すると、鎮静作用が増強することがある。

★シメチジン、イトラコナゾール、ミコナゾールは、ブロチゾラムの代謝に必要な酵素を阻害するため、ブロチゾラムが代謝されずに血中濃度が上昇し、作用の増強や作用時間の延長が起こる恐れがある。

★フェニトイン、リファンピシンは、ブロチゾラムの代謝に必要な酵素を増加させるため、ブロチゾラムの血中濃度が低下し、作用が減弱される恐れがある。

★アルコールを服用すると、腎排泄力低下・排泄半減期の延長がみられ、鎮静作用・倦怠感などが増強される恐れがある。

✔ 起こりうる代表的な副作用

POINT 特に、精神神経系の症状（残眠感・眠気、ふらつき、頭重、めまい、頭痛）や、骨格筋症状（倦怠感）が高頻度に出現する

まれだが重大な副作用	その他よくみられる副作用	
●肝機能障害、黄疸 ●一過性前向性健忘、もうろう状態 ●依存性 ●呼吸抑制	頻度5%未満	●残眠感・眠気 ●ふらつき ●頭重感 ●めまい ●頭痛 ●倦怠感

✔ ワンポイントアドバイス

副作用のなかでも、不穏・興奮、せん妄、発疹、依存性、呼吸抑制には特に注意が必要である。
★不穏・興奮が出現していないか十分な観察を行い、異常がみられた場合には、投与中止など適切な処置を行う。
★高齢者が服用している場合、特にせん妄発症リスクが上がるため注意を要する。
★発疹が出現した場合、重篤化するリスクがあるため投与を中止する。
★連用により薬物依存を生じることがあるので、観察を十分に行い、用量・使用期間に注意し、慎重に投与する。
★呼吸抑制が出現した場合には、気道を確保し、換気を図るなど適切な処置を行う。

病院によっては「不眠時指示」が本剤に固定されているところもある。高齢者ではせん妄、転倒のリスクが上がるため、使用を避ける必要がある。
しかし、もともと外来で処方されて長年服用している患者の場合、反跳性不眠（服用中止によって不眠になること）を起こす場合があるため、減薬・中止は慎重に行う必要がある。

（兵頭佑規、小曽根基裕）

【ケアのポイント ▶P.18 も参照】

睡眠薬使用の有無にかかわらず、高齢者はせん妄を発症するリスクが高い。

せん妄発症によって患者が興奮状態にある場合、患者だけでなくかかわる医療者が思わぬ怪我を負わないよう、物品の設置はできる限り控えて安全を確保し、静かな環境を提供するようにする。
興奮の度合いにもよるが、せん妄治療のために鎮静効果が高い薬剤を使用した場合は、転倒などに注意し、興奮の状態の観察を密にする。　（眞野三奈子）

❷非ベンゾジアゼピン系 | 経口 | 超短時間作用型

一般名 # ゾルピデム酒石酸塩

商 品 名	マイスリー®、ゾルピデム	
剤形と規格	錠 5mg、10mg　OD錠/フィルム 5mg、10mg 液 5mg、10mg	

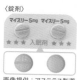
〈錠剤〉
画像提供：アステラス製薬

✔ 特 徴

【作用機序】ベンゾジアゼピン受容体の鎮静・催眠作用を発現する部位に選択的に結合し、GABA(ギャバ)が受容体に結合しやすくなるように働きかけることでGABA作動性ニューロンの抑制作用を増強させ、中枢神経抑制作用を現す。

【代謝経路】主に肝臓で代謝され、薬理活性のない代謝物となる。

★未変化体は投与量の0.5%以下。

【半減期(成人)】約2時間(投与後40〜60分で最高血中濃度に達する)。

★催眠作用が現れる15〜30分後に薬効評価を行う。最高血中濃度に達する40〜60分後に催眠作用・その他の作用が出ていないか評価を行う。ちなみに、その後約2時間で効果も減弱する。

★高齢者(65〜80歳)は最高血中濃度に達する時間が服用後60〜120分、効果減弱も約4時間と延長する。

血中濃度の推移(めやす)

単回投与時

血漿中濃度 ng/mL

1　2　　4　　6　　8 時間

✔ 使用時の注意点

【適応】不眠症(統合失調症・躁うつ病に伴う不眠症は適応外)。
【用法・用量】下表参照。

成人	●1回5〜10mgを就寝直前に投与
高齢者	●1回5mgから投与開始 ●年齢、症状、疾患により適宜増減するが、1日10mgを超えない
軽度〜中等度の肝機能障害	●1日1回5mgを就寝直前に投与(推奨) ★薬剤の排泄が低下し、投与後の最高血中濃度が約2倍となるため

【禁忌】過敏症、重篤な肝障害、急性閉塞隅角緑内障、重症筋無力症、本剤による睡眠随伴症状(夢遊症状など)の発現歴。

【併用注意】中枢神経抑制薬(鎮静作用が増強する恐れがある)、リファンピシン(ゾルピデムの作用が減弱される恐れがある)、アルコール(鎮静作用・倦怠感などが増強する恐れがある)、麻酔薬(呼吸抑制が生じることがある)。

✓ 起こりうる代表的な副作用

POINT 特に、精神神経系の症状〔残眠感・眠気、ふらつき、頭重感、めまい、頭痛〕や、骨格筋症状〔倦怠感〕が高頻度に出現する

まれだが重大な副作用	その他よくみられる副作用	
●依存性 ●離脱症状 ●精神症状 ●意識障害 ●一過性前向性健忘、もうろう状態 ●呼吸抑制 ●睡眠随伴症状（夢遊症状など） ●肝機能障害・黄疸	頻度5%未満	●ふらつき・めまい ●眠気・残眠感 ●頭痛・頭重感 ●不安 ●悪夢 ●気分高揚 ●白血球増多・減少 ●タンパク尿 ●動悸 ●複視 ●ALT・AST・γ-GTP・LDH上昇 ●発疹 ●口渇 ●腹痛 ●嘔気・嘔吐 ●食欲不振 ●倦怠感・疲労 ●瘙痒感 ●下肢脱力感

★ベンゾジアゼピン系睡眠薬と比べてふらつきが強く、服用2時間後に最もふらついたという報告がある[1]。

✓ ワンポイントアドバイス

┃一過性健忘、睡眠随伴症状、せん妄、依存性・離脱症状、呼吸抑制に注意する。

★服薬後はすぐ就寝させ、睡眠中に起こさないように注意する。十分に覚醒しないまま自動車の運転・食事などを行い、そのできごとを記憶していないとの報告や、死亡を含む重篤な自傷・他傷行為・事故などの報告もある。

★高齢者が服用している場合、特にせん妄発症リスクが上がるため注意を要する。

★連用により薬物依存を生じることがあるので、観察を十分に行い、用量・使用期間に注意し、慎重に投与する。

★急激な減量・中止により離脱症状（反跳性不眠、イライラ感など）が現れることがある。投与を中止する場合は、徐々に減量するなど慎重に行う。

★呼吸機能が高度に低下している患者に投与した場合、CO_2ナルコーシスを起こすことがある。

┃ゾルピデムの代謝は女性のほうが時間がかかる[1]ため、高齢女性は特に持ち越し効果に注意する。

(兵頭佑規、小曽根基裕)

【ケアのポイント ▶P.18 も参照】

本剤に限らず、睡眠薬の副作用として知られる「一過性前向性健忘」と混同しがちな症状に「一過性全健忘」がある。

一過性全健忘は、中年以降の男性に多くみられる症状で、健忘の原因が生じた以降（時にそれ以前）の出来事の記憶が一時的に突然失われる障害である。脳の海馬（学習能力にかかわる部分）の一時的な停止により発症し、通常24時間以内に自然に回復する。(眞野三奈子)

引用文献
1. Olubodun JO, Ochs HR, von Moltke LL, et al. Pharmacokinetic properties of zolpidem in elderly and youngadults : possible modulation by testosterone in men. *Br J Clin Pharmacol* 2003, 56（3）: 297-304.

一般名 ゾピクロン

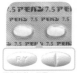

商 品 名	アモバン®、ゾピクロン
剤形と規格	錠 7.5mg、10mg

画像提供：日医工

✓ 特徴

【作用機序】ベンゾジアゼピン受容体のサブタイプであるω_1受容体に選択的に作用し、γ-アミノ酪酸（GABA）神経系の抑制機能をより選択的に増強して催眠作用をもたらす。

★ゾピクロン（R、S異性体混合）から中枢への作用をもつS-異性体のみを単離したものがエスゾピクロン。

【代謝経路】主に薬物代謝酵素CYP3A4（一部はCYP2C8）で代謝される。

【半減期】3時間程度（投与後1時間程度で最高血中濃度に達する）。

★非ベンゾジアゼピン系の超短時間作用型睡眠薬に分類される。

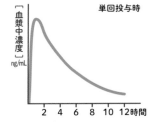

血中濃度の推移（めやす）

単回投与時

✓ 使用時の注意点

【適応】不眠症、麻酔前投与。

【用法・用量（成人の不眠症）】通常1回7.5～10mgを就寝前に経口投与（年齢・症状により適宜増減するが、1日10mgを超えないこと）。

★ただし、高齢者や肝障害のある患者は3.75mgから開始することが望ましい。

【慎重投与】高齢、衰弱、肝障害、腎障害、脳の器質的障害。

★小児・青年期の患者への安全性と有効性は確認されていないため、一般的に、より低用量を服用し、より綿密に監視されなければならない。

★妊婦（妊娠の可能性を含む）への安全性は確立されていないため、治療上の有益性が危険性を上回ると判断される場合にのみ投与する。

★妊娠後期に本剤を投与された患者より出生した児に、離脱症状（呼吸抑制、けいれん、振戦、易刺激性、哺乳困難など）が現れることがある。

【禁忌】本剤成分に対する過敏症の既往歴、重症筋無力症、急性閉塞隅角緑内障、本剤による睡眠随伴症状（夢遊症状など）の発現歴。

★原則として、肺性心・肺気腫・気管支喘息・脳血管障害の急性期など呼吸機能が高度に低下している場合は投与を避ける（CO_2ナルコーシスを起こしやすい）。

【併用注意】筋弛緩薬、中枢神経抑制薬、アルコール、麻酔、CYP3A4誘導薬・阻害薬。

✓ 起こりうる代表的な副作用

POINT 臨床で特に注意したいのは、眠気、ふらつき、頭痛・頭重、口渇、口内の苦味、倦怠感である

まれだが重大な副作用		その他よくみられる副作用
●アナフィラキシー(蕁麻疹、血管浮腫など) ●依存性、離脱症状(反跳性不眠、不安、悪心、胃部不調など) ●肝機能障害、黄疸	頻度 1%以上	●眠気 ●ふらつき ●頭痛・頭重 ●口渇 ●口内の苦味 など
●精神症状(悪夢、せん妄、錯乱、幻覚、易刺激性、攻撃性、異常行動など)、意識障害 ●一過性前向性健忘、もうろう状態、睡眠随伴症状 ●呼吸抑制、CO₂ナルコーシス	頻度 1%未満	●倦怠感 ●不快感 ●めまい ●嘔気 ●食欲不振 ●発疹 ●口内・胃部不快感 など

✓ ワンポイントアドバイス

▍内服により、翌朝の口内の苦味を生じることがある。

▍認知機能の低下した患者や身体状態不良の患者に投与した場合、せん妄が引き起こされることがあるため注意が必要である。

▍本剤の影響が翌朝以後に及び、眠気、注意力・集中力・反射運動能力などの低下が起こることがあるため、自動車の運転など危険を伴う機械の操作は行わないように指導する。

▍母乳への移行がある。授乳中の患者の場合、投与中止や授乳を避け人工栄養が推奨される。

(永井　康、鈴木正泰)

【ケアのポイント ▶P.18 も参照】

本剤やフルラゼパム ▶P.32 などは、服用時や翌朝に苦味を感じることがある。

服用時の苦味に対しては、なめたり噛んだりせず、すみやかに服用すると生じにくい。翌朝の苦味は、体内で吸収された成分の一部が唾液中に分泌されることで生じ、薬剤の効果が減弱する可能性があることが指摘されている。歯磨きで軽減されたとの報告もあるため、試してみるとよい。

(眞野三奈子)

一般名　エスゾピクロン

商品名｜ルネスタ®、エスゾピクロン

剤形と規格｜錠　1mg、2mg、3mg

画像提供：エーザイ

✓ 特徴

【作用機序】ベンゾジアゼピン受容体のサブタイプである ω_1 受容体に選択的に作用し、γ-アミノ酪酸（GABA）神経系の抑制機能をより選択的に増強して催眠作用をもたらす。

★ゾピクロンの鏡像異性体（R、S異性体混合であったゾピクロンから中枢への作用をもつS-異性体のみを単離）で、ゾピクロンより翌朝の苦味が生じにくいとされる。

【代謝経路】主に肝薬物代謝酵素CYP3A4・CYP1A2で代謝される。

【半減期】約6時間（投与後1〜1.6時間で最高血漿中濃度に達する）。

★高齢者は9時間に延長。

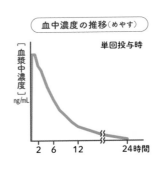

血中濃度の推移（めやす）

単回投与時

[血漿中濃度] ng/mL

2　6　　12　　　　　24時間

✓ 使用時の注意点

【適応】不眠症。

【用法・用量】通常1回2mgを就寝直前に経口投与（症状により適宜増減するが、1日3mgを超えない）。

★高齢者には1回1mgから投与を開始し、1日2mgを超えない。

【慎重投与】高齢、衰弱、心障害、肝障害、腎障害、本剤による睡眠随伴症状（夢遊症状など）の発現歴。

★小児・青年期の患者への安全性と有効性は確認されていないため、一般的に、より低用量を服用し、より綿密に監視されなければならない。

★妊婦（妊娠の可能性のある女性）への安全性は確立されていないため、治療上の有益性が危険性を上回ると判断される場合にのみ投与する。

【禁忌】本剤による過敏症の既往歴、重症筋無力症、急性閉塞隅角緑内障。

★原則として、肺性心・肺気腫・気管支喘息・脳血管障害の急性期など呼吸機能が高度に低下している場合は使用を避ける（CO_2ナルコーシスを起こしやすい）。

【併用注意】筋弛緩薬、中枢神経抑制薬、アルコール、麻酔、CYP3A4誘導薬・阻害薬。

★妊娠後期に本剤を投与された患者より出生した児に、離脱症状（呼吸抑制、けいれん、振戦、易刺激性、哺乳困難など）が現れることがある。

✔ 起こりうる代表的な副作用

POINT 臨床で特に注意したいのは、傾眠、浮動性めまい、頭痛、嘔気、倦怠感、口渇、味覚異常などである

まれだが重大な副作用	その他よくみられる副作用	
●ショック、アナフィラキシー（蕁麻疹、血管浮腫など）	頻度3%以上	●傾眠 ●味覚異常
●依存性、離脱症状（反跳性不眠、不安、悪心、胃部不調など） ●肝機能障害、黄疸 ●精神症状（悪夢、せん妄、錯乱、幻覚、易刺激性、攻撃性、異常行動など）、意識障害 ●一過性前向性健忘、もうろう状態、睡眠随伴症状 ●呼吸抑制、CO_2ナルコーシス	頻度3%未満	●頭痛 ●浮動性めまい ●口渇 ●不安 ●注意力障害 ●下痢 ●悪心 ●口内不快感 ●便秘 ●倦怠感 ●失神　など

✔ ワンポイントアドバイス

認知機能の低下した患者や身体状態が不良の患者に投与した場合、せん妄が生じることがあるため注意が必要である。

本剤の影響が翌朝以後に及び、眠気、注意力・集中力・反射運動能力などの低下が起こることがあるため、自動車の運転など危険を伴う機械の操作は行わないように注意する。

（永井　康、鈴木正泰）

【ケアのポイント ▶P.18 も参照】

本剤に限らず、睡眠薬のなかには「睡眠時随伴症状の患者には慎重投与」とされているものがある。
睡眠時随伴症状とは、ねぼけ・夜尿・歯ぎしり・悪夢など望ましくない現象の総称で、ノンレム睡眠（特に深い睡眠）から不完全に覚醒した状態と考えられている。

（眞野三奈子）

一般名 スボレキサント

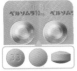

画像提供：MSD

商品名 | ベルソムラ®
剤形と規格 | 錠 10mg、15mg、20mg

✓ 特徴

【作用機序】オレキシン1受容体（OX_1）とオレキシン2受容体（OX_2）に選択的に拮抗し、覚醒を促す神経核に作用することで睡眠を誘導する。

★オレキシンは視床下部に局在する神経ペプチドで、覚醒の維持に関与している。

★ベンゾジアゼピン系睡眠薬と比べ、せん妄を引き起こしにくい。また、筋弛緩作用による転倒やふらつき、服薬中止時での離脱症状などが生じにくく、高齢者にも比較的使用しやすい。

血中濃度の推移（めやす）

[血漿中濃度]

該当資料なし

時間

覚醒を促す神経核

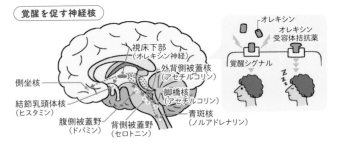

【代謝経路】主に肝薬物代謝酵素CYP3Aにて代謝される。

【半減期】10時間程度（投与後1〜3時間で最高血漿中濃度に達する）。

★本剤は中〜長時間作用する。睡眠維持の作用に優れており、中途覚醒型・早朝覚醒型の不眠に使用されることが多い。

✓ 使用時の注意点

【適応】不眠症。

【用法・用量】通常1日1回20mg（高齢者は1回15mg）を就寝直前に経口投与。

★CYP3A4を阻害する薬剤（ジルチアゼム、ベラパミル、フルコナゾールなど）との併用時は、1回10mgへの減量を考慮。

【慎重投与】ナルコレプシーまたはカタプレキシー、高齢、重度の呼吸機能障害・肝障害、脳の器質的障害。

★小児～青年期の患者への安全性と有効性は確認されていない。

★妊婦(妊娠の可能性のある女性)には、治療上の有益性が危険性を上回る場合にのみ投与する。

【禁忌】本剤成分に対する過敏症の既往歴。

【併用禁忌】CYP3Aを強く阻害する薬剤(イトラコナゾール、ポサコナゾール、ボリコナゾール、クラリスロマイシン、ボノプラザン・アモキシシリン・クラリスロマイシン、ラベプラゾール・アモキシシリン・クラリスロマイシン、リトナビル、ニルマトレルビル・リトナビル、エンシトレルビル)。

【併用注意】アルコール、中枢神経抑制薬、CYP3A阻害薬(ジルチアゼム、ベラパミル、フルコナゾールなど)、CYP3Aを強く誘導する薬剤(リファンピシン、カルバマゼピン、フェニトインなど)、ジゴキシン。

✓ 起こりうる代表的な副作用

POINT 特に、傾眠、頭痛、疲労が高頻度に出現する

まれだが重大な副作用	その他よくみられる副作用	
—	頻度1～5%	●傾眠 ●頭痛 ●疲労 ●浮動性めまい ●悪夢
	頻度不明	●悪夢 ●不安 ●嘔気・嘔吐 ●入眠時幻覚など

✓ ワンポイントアドバイス

▌悪夢が出現することがあるため、投与後には留意が必要である。

▌母乳への移行がある。授乳中の患者の場合、投与中止や授乳を避け人工栄養が推奨される。

(永井　康、鈴木正泰)

【ケアのポイント ▶P.18 も参照】

「悪夢」は誰もが経験するが、頻繁に生じると眠りが妨げられ、日常生活に支障をきたす(悪夢障害)。
悪夢は、小児期に多くみられる。成人の場合、薬剤の副作用だけでなく、心的外傷後ストレス障害(PTSD)やうつ病に合併して出現することがあることを知っておくとよい。

(眞野三奈子)

❸オレキシン受容体拮抗薬（ORA） 経口 中・長時間作用型

一般名 レンボレキサント

画像提供：エーザイ

商品名	デエビゴ®
剤形と規格	錠 2.5mg、5mg、10mg

✓ 特徴

【作用機序】オレキシン受容体を阻害し覚醒系を阻害することで、睡眠を誘導する ▶P.48。

★オレキシン神経系は、視床下部外側野に局在し、モノアミンを主とする脳内の覚醒に重要な働きをしている神経核に投射し、覚醒の維持、覚醒から睡眠への移行に関与する[1]。

★本剤は、スボレキサントに次いで2番目に開発されたORAであり、生理的な睡眠を増やし、入眠潜時、中途覚醒の頻度と持続時間を短縮し総睡眠時間を増加させる[2]。

★本剤はオレキシン1（OX_1）および2（OX_2）受容体双方を阻害するが、OX_2（生理的な睡眠調整に深く関与する）への親和性がスボレキサントより相対的に強く、受容体への結合速度・解離速度が速いことから、入眠困難へのより強い効果が期待できる[3]。

【代謝経路】CYP3Aにより代謝される。

【半減期】約50時間と長いが、AUC（血中濃度－時間曲線下面積）によると、本剤成分の消失は二相性を示し、服薬後6時間以内に血中濃度が40％程度まですみやかに低下する。

★本剤の睡眠促進効果は即日（遅くとも数日以内）に発現するので、1週間程度で薬効評価を行ってよい。OX_2受容体の占有率が約65％で薬効が現れるので、同受容体の占有率を達成する薬物濃度を考慮すると、スボレキサントのほうが本剤より作用時間が長いと推察される。

血中濃度の推移（めやす）

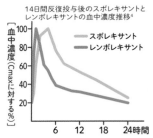

14日間反復投与後のスボレキサントとレンボレキサントの血中濃度推移[4]

✓ 使用時の注意点

【適応】不眠症。

★不眠症患者における入眠障害ならびに中途覚醒の改善に優れている。

【用法・用量】通常1日1回5mgを就寝前に経口投与（症状により適宜増減）。

★食直後に服用した場合、入眠効果が減弱する可能性がある。

★高齢者への投与制限はないが、増量する際は翌日への持ち越し効果による眠気の発現に注意する。

【禁忌】本剤成分に対する過敏症の既往歴、重度の肝機能障害。

50

★CYP3A4により代謝されるため、CYP3Aを中等度または強力に阻害する薬剤と併用する場合は1日1回2.5mgにとどめるべきだが、併用禁忌薬は存在しない。
★投与中止後の離脱症状もごく少ないと考えられている[5]。

睡眠薬

オレキシン受容体拮抗薬

✓ 起こりうる代表的な副作用

POINT 傾眠、頭痛、倦怠感は高頻度に出現する

まれだが重大な副作用	その他よくみられる副作用
—	● 日中の眠気 ● REM睡眠促進による悪夢（頻度は少ない）など

✓ ワンポイントアドバイス

安全性の面で、本剤はベンゾジアゼピン受容体作動薬より優れているといえる。
★ベンゾジアゼピン類ないしベンゾジアゼピン受容体作動薬でみられる筋弛緩作用による転倒・骨折や依存形成のリスクは少ない。
★急性閉塞隅角緑内障の患者にも処方できる。

ORAは、新しい作用機序の、より安全な睡眠薬として処方頻度が増えてきており、不眠症の急性期および長期的治療において強く注目されている。ただし、依存リスクが完全には否定できない点、アルコールとの併用での平衡機能障害が増強する可能性がある点などに注意する必要がある。
★2018年の医療保険制度の改定に伴い、国内では、BZDsの多剤併用を控えるよう勧告がなされ、近年ではベンゾジアゼピン系薬の安全性についての懸念が高まっている。

(井上雄一)

【ケアのポイント ▶P.18 も参照】

本剤をはじめとするオレキシン受容体拮抗薬は、自然に使い生理的睡眠を誘導するため、中途覚醒、早朝覚醒、熟眠障害の患者に用いられることが多い。服用後30分ほどで自然な眠気が強まり、明け方になると薬剤の効果が薄れてオレキシンが上昇し、目覚めが得られる。

(眞野三奈子)

引用文献
1. Sakurai T, Amemiya A, Ishii M, et al. Orexins and orexin receptors：a family of hypothalamic neuropeptides and G protein-coupled receptors that regulate feeding behavior. *Cell* 1998；92：573-585.
2. Zheng X, He Y, Yin F, et al. Pharmacological interventions for the treatment of insomnia：quantitative comparison of drug efficacy. *Sleep Med* 2020；72：41-49.
3. Beuckmann CT, Suzuki M, Ueno T, et al. In Vitro and In Silico Characterization of Lemborexant（E2006）, a Novel Dual Orexin Receptor Antagonist. *J Pharmacol Exp ther* 2017；362：287-295.
4. Kishi T, Nishida M, Koebis M, et al. Evidence-based insomnia treatment strategy using novel orexin antagonists：A review. *Neuropsychopharmacol Rep* 2021；41：450-458.
5. Takaesu Y, Suzuki M, Moline M, et al. Effect of discontinuation of lemborexant following long-term treatment of insomnia disorder：Secondary analysis of a randomized clinical trial. *I Sci* 2023；16：581-592.

一般名 **ラメルテオン**

| 商 品 名 | ロゼレム®、ラメルテオン |
| 剤形と規格 | 錠 8mg |

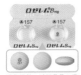
画像提供：武田薬品工業

✓ 特 徴

【作用機序】本剤はメラトニン受容体に対する選択的なアゴニストで、メラトニンのもつ睡眠作用を効率化したものである。

★メラトニンは、松果体においてL-トリプトファンからセロトニンを経て合成されるインドールアミンで、睡眠・概日リズムに対する作用が特徴的である。

★メラトニンが作用する2つの受容体のうち、MT_1受容体は深部体温の下降[1]と睡眠誘発作用を示し、MT_2受容体は生体時計の生体リズム位相を変位させ

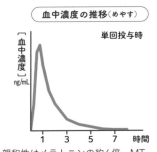
血中濃度の推移（めやす）
単回投与時

ることが知られている[2]。本剤のMT_1受容体に対する親和性はメラトニンの約6倍、MT_2受容体に対する親和性はメラトニンの約3倍に達する。

★MT_2受容体作用による生体リズム移相変位作用から、時差症候群に対する本剤の有効性が示唆されている。

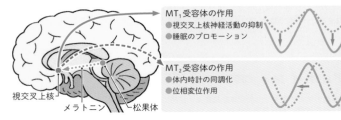

【代謝経路】肝代謝。
【半減期】1.2時間と比較的短い（効果は投与1〜2時間以内に発現）。

✓ 使用時の注意点

【適応と用法・用量】不眠症の入眠障害を改善し、総睡眠時間を延長する。明瞭な用量反応はない（8mg錠1錠のみが保険適用量）[3]。

★催眠効果は比較的穏やかで、ベンゾジアゼピン受容体作動薬のような抗不安作用をもたないため、不安水準の高い重症不眠症への効果は劣る。したがって、過去にベンゾジアゼピン系睡眠薬が無効だった患者への使用は望ましくない。

★利点は身体疾患を随伴する不眠患者に使いやすいことである。特にベンゾジアゼピン系薬の呼吸筋抑制により症状悪化が懸念される場合（COPDや睡眠時無呼吸症候群に合併した不眠）に安全に使用できる点はきわめて好ましい。

★MT_2受容体が位相変位作用に強く関与することを利用して、睡眠覚醒スケジュールが社会生活のリズムから逸脱した概日リズム睡眠障害[4]にも用いられているが、この場合はごく少量の投与とする[5]。

【禁忌】本剤成分に対する過敏症の既往歴、高度な肝機能障害。

【併用禁忌】フルボキサミン。

【併用注意】CYP2C9・CYP3A4・CYP1A2の阻害薬、CYP誘導薬、アルコール（飲酒）。

★CYP1A2が本剤の代謝に関与するため、CYP1A2を強く阻害するフルボキサミン（ルボックス®、デプロメール®）は本剤の血中濃度を顕著に上昇させる[6]。

✓ 起こりうる代表的な副作用

POINT ごく少数に翌日の眠気がみられる（発現背景はわかっていない）

まれだが重大な副作用	その他よくみられる副作用
●アナフィラキシー	●記憶、精神運動機能への悪影響、翌朝への持ち越し効果、中止後の反跳現象は否定的である ●プロラクチン上昇（本剤6か月投与群がプラセボ群に比べて有意に高値を示した）の報告はあるが、関連する症状（月経周期の異常や乳汁漏出など）は認められていない[7] ●高齢者が本剤を服用した際の、夜間中途覚醒時の平衡機能や認知機能は、プラセボ投与と同水準に保たれていることがわかっている

✓ ワンポイントアドバイス

▌本剤は安全な入眠障害治療薬で、高齢者にも使いやすく、概日リズム変調を伴う不眠患者に重要な治療選択肢となる。

▌せん妄の予防薬にもなりうるので、過去にせん妄の既往のある患者では、本剤の投与を検討すべきだろう。

▌鎮静効果を有する他剤に比べると催眠効果が弱いことには注意すべきである。

（井上雄一）

引用文献
1. Van Someren EJ. Thermoregulation as a sleep signaling system. *Sleep Med Rev* 2004；8：327；author reply 327-328.
2. 宮本政臣：メラトニン受容体の分布と機能. 睡眠医療 2009；3（4）：553-556.
3. Erman M, Seiden D, Zammit G., et al. An efficacy, safety, and dose-response study of Ramelteon in patients with chronic primary insomnia. *Sleep Med* 2006；7：17-24.
4. Futenma K, Takaesu Y, InoueY, et al. Delayed sleep-wake phase disorder and its related sleep behaviors in the young generation. *Front Psychiatry* 2023；14：1174719.
5. Takagi S, Sugihara G, Inoue Y, et al. The optimal dose of Ramelteon for the better treatment adherence of delayed sleep-wake phase disorder：a dropout rate study. *Front Neurol* 2023；14：1280131.
6. Mayer G, Wang-Weigand S, Roth-Schechter B, et al. Efficacy and safety of 6-month nightly ramelteon administration in adults with chronic primary insomnia. *Sleep* 2009；32：351-360.
7. Richardson G, Wand-Weigand S. Effects of long-term exposure to ramelteon, a melatonin receptor agonist, on endocrine function in adults with chronic insomnia. *Hum Psychopharmacol* 2009；24：103-111.

❺バルビツール酸系 経口 皮下注・筋注 静注

〈錠剤〉

画像提供：第一三共

一般名 フェノバルビタール

商　品　名	フェノバール®、フェノバルビタール、ノーベルバール®

剤形と規格	**錠** 30mg **原末 散** 10% **液（エリキシル）** 0.4% **注** 100mg（皮下・筋肉内）、250mg（静脈内）

★注射剤については ▶P.56 参照。

✓ 特 徴

【作用機序】GABA$_A$受容体のサブユニットに存在するバルビツール酸誘導体結合部位に結合し、GABAの受容体親和性を高め、Cl⁻チャネル開口作用を増強し、神経機能抑制作用を促進する。これによりてんかん発作の抑制や催眠効果を得る。
【代謝経路】主に肝臓で代謝される。
【半減期】約120時間（投与後約5時間で最高血中濃度に達する）。

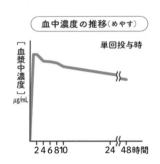

血中濃度の推移（めやす）

単回投与時

[血漿中濃度] μg/mL

2 4 6 8 10　24　48時間

✓ 使用時の注意点

【適応】不眠症、不安緊張状態の鎮静、てんかんのけいれん発作（強直間代発作、焦点発作）、自律神経発作、精神運動発作。
【用法・用量】下表参照。

不眠症	●通常、成人1回30〜200mgを就寝前に経口投与
不安緊張状態の鎮静 てんかんのけいれん発作 自律神経発作、精神運動発作	●通常、成人1日30〜200mgを1〜4回に分割して経口投与

【投与量の調整が必要な場合】下表参照。

増量を検討	●てんかん発作、不眠や不安が十分にコントロールされていない場合
減量・中止を検討	●ふらつき・傾眠などの症状が出現した場合には適宜減量や中止を検討 ●呼吸抑制、せん妄、錯乱などの症状が出現した場合は中止を検討

【禁忌】本剤ないしはバルビツール酸系化合物に対する過敏症、急性間欠性ポルフィリン症。

54

【併用禁忌】多くのＣ型慢性肝炎治療薬、抗HIV薬（CYP3A誘導作用があるため）。
【併用注意】中枢神経抑制薬、メチルフェニデート、抗ヒスタミン薬、アルコール、三環系抗うつ薬、四環系抗うつ薬、バルプロ酸、スチリペントール、クロバザム、イリノテカン。

★ 多数あるが、中枢神経を抑制する薬剤には特に注意が必要（相互に作用が増強するため）。詳細は添付文書を参照。

✓ 起こりうる代表的な副作用

> POINT　下記は代表的なもの。これらの他にも、血液、腎、消化器、骨・歯、内分泌系の症状が生じる

まれだが重大な副作用	その他よくみられる副作用
●過敏症症候群	●過敏症（発疹）
●依存性	●眠気
●呼吸抑制	●せん妄
●顆粒球減少	●昏迷
●血小板減少	●興奮
●肝機能障害	●多動　など

✓ ワンポイントアドバイス

本剤には依存性がある。
連用している場合は、急な中止により、離脱症状（不安、けいれん、幻覚、妄想、錯乱など）を起こすことがあるので、減量は徐々に行う。

(谷　将之)

【ケアのポイント ▶P.18 も参照】

本剤に代表されるバルビツール酸系薬は、中枢神経に対する抑制作用がある。ふらつきによる転倒に注意し、バイタルサインによる観察を行う。

液剤（エリキシル）にはエタノールが含まれているため、N-メチルテトラゾールチオメチル基を含む薬剤（セフェム系抗生物質、メトロニダゾール）を併用するとアルコール反応（顔面紅潮、嘔気、頻脈、多汗、頭痛など）が生じうることに注意する。　(眞野三奈子)

フェノバルビタール注射剤
使用時のポイント

● フェノバルビタールの注射剤には、皮下・筋肉内注射用（フェノバール®注射液）と静脈注射用（ノーベルバール®静注用）の2種類があり、適応と用法が異なるため注意が必要である。
● アルコール中毒のある患者に使用する場合、中枢抑制作用が増強される恐れがあるため、特に注意が必要となる。

皮下・筋肉内注射用：フェノバール®注射液 100mg

規格
100mg

適応
不安緊張状態の鎮静（緊急に必要な場合）、てんかんのけいれん発作（強直間代発作、焦点発作）、自律神経発作、精神運動発作。

用法・用量（成人）
通常1回50〜200mgを1日1〜2回、皮下または筋肉内投与する。
★静脈投与はできない。

使用時の注意点
● 内服・静脈投与ができなくても投与可能なので、てんかん発作の際に使いやすいが、効果発現に時間がかかる（約1時間）。
● 有機溶媒が用いられており、注射部に壊死を起こすことがあるので、内服不可能な場合、あるいは緊急時以外は使用しない。

注射部の壊死予防のポイント	● 神経走行部位を避けるよう注意して注射すること ● 繰り返し注射する場合には、同一部位を避けて注射すること ★ 乳児・幼児・小児には連用しないことが望ましい ● 注射針を刺入したとき、激痛を訴えたり、血液の逆流をみた場合はただちに針を抜き、部位を変えて注射すること
注射部の壊死発生時の対応	● ただちに投与を中止し、すみやかに皮膚科コンサルト（外来患者の場合は皮膚科受診）する ● 副腎皮質ホルモン薬の投与が行われる

静脈注射用：ノーベルバール® 静注用 250mg

規格
250mg

適応
新生児けいれん、てんかん重積状態。

用法・用量（てんかん重積）
通常、1バイアル5mLの注射用水または生理食塩液に溶解（溶解後の濃度は50mg/mL）し、15〜20mg/kgを1日1回静脈内投与する。

規使用時の注意点
● 作用発現が遅いので、速効性の薬剤（ベンゾジアゼピン系薬など）の効果が不十分な場合に使用する。

（谷 将之）

ここもおさえる！

けいれん発作時の対応

● けいれん発作をみたら、まず、てんかんなのか、他の原因によるものかを判別するための観察を行い、すみやかにドクターコールやコードブルーを行う。
★ てんかんの種類や時間を確認する。
★ 小児の場合、熱性けいれんも考えられる。
● 必要時は患者を安全な場所に移動し、急変対応を行う。

（眞野三奈子）

抗不安薬 知っておきたいポイント

● 一般に「抗不安薬」は、ベンゾジアゼピン（BDZ）系抗不安薬と、セロトニン（5-HT₁A）受容体部分作動薬の2種類に分けられる。

● ただし、選択的セロトニン再取り込み阻害薬（SSRI）などの多くの抗うつ薬や、リスペリドンなどの抗精神病薬（保険適用外）、アルコールなども、抗不安作用を有する。

● ここでは、代表格のBDZ系抗不安薬について述べる。

✓ ベンゾジアゼピン系抗不安薬とは

● BDZ系抗不安薬は、「抗不安作用、抗けいれん作用、催眠・鎮静作用、筋弛緩作用」を主作用とする薬剤である。別名「マイナートランキライザー」「精神安定剤」ともいわれている。

● 主に、神経症、うつ病、心身症における不安・緊張・抑うつなどに使用される。

★ ジアゼパムの注射液は、てんかん様重積発作やアルコール依存症の離脱症状の予防・軽減に対しても用いられる。

★ アカシジア（静座不能）やカタトニア（緊張病）、悪性症候群に有効なことがある。

✓ 薬理作用の図解（ドパミン仮説に基づく）

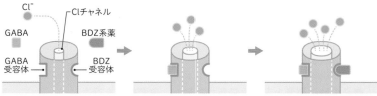

BDZ受容体は、隣接するGABA受容体とともにGABA-BDZ-Clイオンチャネル受容体複合体を形成し、脳の広範囲に存在している

GABA（脳内最多の抑制性神経伝達物質）がGABA受容体に結合すると、Clイオンチャネルの開口頻度が増して細胞内へのClイオンの流入が増え、細胞膜が安定状態となり、神経細胞の興奮が抑制される

この状態でBDZ系抗不安薬がBDZ受容体に結合すると、Clイオンチャネルの開口頻度がさらに増えて神経細胞の抑制が強まり、脳内の活動がスローダウン（興奮抑制）し、不安や緊張を和らげる

★ BDZ系抗不安薬がBDZ受容体に結合しただけでは、抗不安作用は生じない。

★ GABA受容体のサブタイプには、主にGABAₐ、GABА_B、GABᕻ受容体がある。そのなかでもGABAₐ受容体にはBDZ受容体だけでなく、バルビツール酸やアルコールなどと結合する部位も存在し、それらを含めて複合体が形成されている。

✔ 分類と特徴

● BDZ系抗不安薬は、一般的に「作用時間と作用の強さ（力価）」で分類される。

★ トフィソパム（▶P.92）は抗不安作用が非常に弱く、「自律神経調節薬」の位置づけなので、ここでは省略する。

分類	力価	一般名	商品名 （®は省略）	用法 （回/日）	用量 （mg/日）	最高血中濃 度到達時間 （時間）	半減期 （時間）	抗不安 作用
短期 間型	高	エチゾラム	デパス	3	1.5	3	6	+ + +
	低	クロチアゼパム	リーゼ	3	15〜30	1	6	+ +
		フルタゾラム	コレミナール	3	12	1	3.5	+ +
中 時間 型	高	ロラゼパム	ワイパックス	2〜3	1〜3	2	12	+ + +
		アルプラゾラム	コンスタン ソラナックス	3〜4	1.2〜2.4 高齢者：〜1.2	2	14	+ +
	中	ブロマゼパム	レキソタン	2〜3	3〜6	1	20	+ + +
長時 間型	高	フルジアゼパム	エリスパン	3	0.75	1	23	+ +
		メキサゾラム	メレックス	3	1.5〜3 高齢者：〜1.5	1〜2	60〜150	+ +
		ジアゼパム	セルシン ホリゾン	2〜4	4〜20	0.5〜1.5	27	+ +
	中	クロキサゾラム	セパゾン	3	3〜12	2〜4	11〜21	+ + +
		クロルジアゼポキシド	コントロール バランス	2〜3	20〜60	1	6.6〜28	+ +
		オキサゾラム	セレナール	3	30〜60	7〜9	50〜62	+ +
	低	メダゼパム	レスミット	—	10〜30	0.5〜1.5	1.5〜2	+ +
		クロラゼプ酸	メンドン	2〜4	9〜30	1	24	+ +
超長 時間型	高	ロフラゼプ酸	メイラックス	1〜2	2	0.8	122	+ +

✔ 代表的な副作用

❶日中の眠気←**催眠作用による。**

❷ふらつき、歩行障害、言語障害（呂律が回らない）、呼吸抑制←**筋弛緩作用による。**

❸集中力・注意力の低下、認知機能障害←**鎮静・催眠作用による。**

❹耐性と身体的および精神的依存←**作用時間が短く抗不安作用の強い薬剤で生じやすい。**

❺薬物減量・中止時の離脱症状（けいれん発作、せん妄、戦振、不眠、不安、幻覚、妄想など）←**作用時間が短く、抗不安作用の強い薬剤で生じやすい。**

（塩入俊樹）

抗不安薬

59

看護で知っておきたいポイント

✓ 抗不安薬使用時に「看護師として」注意すべきこと

❶ 眠気・ふらつき・転倒に注意する

● 抗不安薬（ベンゾジアゼピン系薬）は脂溶性である。高齢者では体内に蓄積されやすく、日中への持ち越しで睡眠覚醒リズム障害を引き起こす。

★ 脂溶性薬剤は吸収されると体内脂肪に分布する。高齢者は成人より体内脂肪が多いため、蓄積されやすい。

● 筋弛緩作用によるふらつきは、高齢者の転倒・骨折リスクを高める。

❷ 呼吸抑制に注意する

● COPD（慢性閉塞性肺疾患）などの呼吸器疾患を有する患者、全身状態の悪化した患者、高齢者は、副作用としての呼吸抑制が生じやすい。

★ 特に静脈内投与によって生じやすいが、高齢者では内服によっても生じることがある。

❸ せん妄の発症・遷延化に注意する

● 「不眠や不安を訴えているから」と安易に抗不安薬を投与すると、高齢者のせん妄を増悪させやすい。

● せん妄発症時は原因薬剤を中止し、不安や苦痛の原因・背景を評価し、非薬物療法的介入を行う。

★ **非薬物療法的介入の例**：安心できる環境調整や生活リズムの確立など。

❹ 奇異反応に注意する

● 精神疾患・脳器質障害の既往のある患者や、高齢者、小児、攻撃性の高い患者では、抗不安薬投与により敵意・攻撃性・興奮・自傷行為・幻覚・被害妄想・悪夢・躁状態を生じることがある。

● 奇異反応は、①高用量、②高力価、③短時間作用型でリスクが高いため、症状・薬剤の種類・用量を経時的に振り返り、原疾患の増悪か、薬剤の影響か判別する。

❺ 常用量（臨床用量）依存や離脱のリスクを理解する

● ベンゾジアゼピン系抗不安薬は、臨床用量（ジアゼパム換算30mg/日）以下でも6か月以上の長期使用により身体依存が形成され、減量・中止時に離脱症状が現れる「常用量依存」に陥りやすい（▶P.61 図参照）。

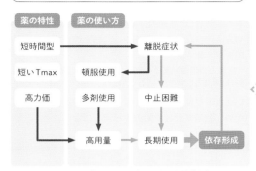

ベンゾジアゼピン系抗不安薬：依存形成と危険因子

薬の特性　**薬の使い方**

短時間型 ━━━━━━→ 離脱症状 ←━━

短い Tmax　　頓服使用 ←━━

高力価　　　　多剤使用　　　中止困難

　　　　　　　高用量 ━→ 長期使用 ━→ 依存形成

【常用量依存：定義[1]】
- 不安や不眠などの治療目的で開始した臨床用量を6か月以上継続服用している
- 本来の症状は解消され寛解状態にある
- その間、使用量の著しい増加を認めない
- 中断によって反跳現象・離脱症状が出現する
- 計画的な漸減・中止により離脱症状の出現が避けられた場合、ベンゾジアゼピン系薬の服用なしで経過しうる

稲田健：ベンゾジアゼピン常用量依存の治療．精神科治療学2013：28（増刊号）：232-236．より引用

乱用・依存を引き起こしやすい薬剤処方

- 高力価・短時間作用型のベンゾジアゼピン系薬剤の複数処方
- 乱用者間でブランド化されている乱用リスクの高い薬剤の無思慮な処方
- 薬剤を貯めている可能性を顧慮しない漫然とした処方を繰り返す
- 診察なしで処方箋のみ出す無診療投薬

エチゾラム、アルプラゾラム、ブロマゼパムはブランド化されている

❻減量・中止による離脱症状に注意する

- 高用量、長期服用、短時間作用型の減量・中止から1〜5日後は、高頻度で離脱症状を生じる。
- 離脱症状は、不眠、不安、焦燥、抑うつ、頭痛、振戦、嘔気など多彩で、重篤な場合にはけいれん発作が起こる。
- ★一部の患者では、中止後も数年単位で離脱症状が残存する遷延性離脱症候群に苦しむ場合もある。

❼安易に頓用薬を勧めない

- 不安が強く心配しがちな性格傾向の患者は、頓服薬に頼りすぎ、かえって回避傾向を強めやすい。一時しのぎに頓用薬を渡さず、頓用薬に頼らない代替方法を確保する。
- ★**代替方法の例**：不安の言語化を助ける、あらかじめ患者と決めた対処行動を試す、リラクゼーション法を試す、余暇活動を提案するなど。

❽ 患者が「頓用薬を求める背景」を意識してかかわる

- 不安や不眠を訴えて頓用薬を求める患者は「即効的に薬剤で解決したい」という心境であることが多い。夜勤帯や人手が少ないことを理由に、話を聴かずに頓用薬を渡すと、かえって依存や乱用を生み出す。
- ★まずは訴えの背景にどんな不安や生活上の困難があるのか聴き、頓用薬に頼らない代替方法や、上手な援助の求め方をともに考える。
- パニック障害で予期不安の強い患者や衝動性の強い患者では、頓用薬に対する自己コントロールを失いやすいため、頓用薬だけで対応すべきではない。

❾ 定時薬として漫然と使用しない

- 継続的に抗不安薬を使用すると、常用量依存を生じやすく、中止が困難になる。最初から短期間の使用にとどめ、頓用薬として不定期な使用に限ることで、いつでも中止できる状態にしておく。
- ★不安障害やうつ病の治療では、定時薬として処方されることが多いが、抗うつ薬の効果発現までの補助的な使用に限定する。

❿ 過量服薬による自傷・自殺に注意する

- うつ病で衝動性の強い患者、境界性パーソナリティ障害の患者、慢性的な自殺念慮のある患者、自傷・自殺企図歴のある患者は、脱抑制効果によって自傷・自殺を誘発するリスクがある。
- ★解離性障害の患者は、解離した状態で自殺の意図なく使用することで深刻な過量服薬に至ることがある。
- ★深刻なトラウマ体験がある患者は、人間不信により必要時に援助を求めづらく、苦痛を薬剤だけで緩和しようとすることがある。フラッシュバックや不眠、緊張状態から逃れるために薬剤によって覚醒水準を下げ、過量服薬を繰り返すこともある。
- 「いやなことを忘れたい」「ぐっすり眠りたい」など、自殺以外の「苦痛緩和」の目的で過量服薬して酩酊し、脱抑制や衝動性が亢進して致死的行動に及ぶことがあるため、過量服薬したくなったときの対処法について話し合っておく。
- ★呼吸法、筋弛緩法、ゆっくり入浴する、54321法や思考ストップ法などのリラクセーション法を試す、信頼できる相手に話を聴いてもらう上手な援助希求など、いやな気持ちを軽減する対処法について話し合っておく。
- ★クライシスプランを用いるのもよい。
- 自傷・自殺・乱用リスクの高い患者では、薬剤はすべて粉砕し、乳糖粉末を混ぜてかさ増しし、過量服薬しにくくするなど剤形の工夫を検討する。

✅「患者説明」でおさえておきたいこと

❶ 生活上の注意点を説明する

- 鎮静作用による眠気や注意・集中力・反射運動能力の低下は最も多い副作用である。
- 転倒による骨折、自動車の運転や危険を伴う機械の操作は避けるよう説明する。

❷ 依存性について十分に説明する

- ベンゾジアゼピン系抗不安薬は、用法・用量・使用期間を正しく守ることで効果が得られる一方で、常用量依存や離脱のリスクも高い。
- 不必要なら服用しないこと、服用した場合でも短期間・一時的な使用が望ましいことを説明し、患者の理解を確認する。

❸ 頓用薬の頻用について注意喚起する

- 患者が頓用薬を「いつでもすぐに飲んでよい」と解釈すると、多剤併用・高用量・長期使用につながり、身体的・精神的依存を形成する。
- 使用する期間と頻度、どのような症状の場合に内服するのかを主治医に確認し、依存性や離脱のリスクを含めて説明する。

❹ 自己判断で減薬・中止しないよう説明する

- 1〜2週ごとにゆっくり漸減（服用量の25％ずつ）すると、離脱症状を減らし減薬・中止が成功するとされる。
- ★ ただし、減量スピードは個人差も大きいため、自己判断せずに主治医とよく相談するよう伝える。

❺ 禁酒指導をする

- アルコールの併用で依存の進行が早まり、離脱症状も生じやすいため、飲酒習慣を確認し、禁酒を勧める。

（春日飛鳥）

引用文献
1. 井澤志名野, 早川達郎, 和田清：各論Ⅳ Benzodiazepine　Benzodiazepine系薬物の使用原則と臨床用量依存の診断と治療. 白倉克之, 樋口進, 和田清編, アルコール・薬物関連障害の診断・治療ガイドライン, じほう, 東京, 2003：207-222.

❶ベンゾジアゼピン系　経口　長時間作用型

一般名 # クロルジアゼポキシド

〈錠剤〉
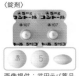
画像提供：武田テバ薬品

商　品　名｜コントール®、バランス®、クロルジアゼポキシド
剤形と規格｜錠 5mg、10mg　細粒 1%、10%

✔ 特　徴

【作用機序】中枢神経系における主な抑制性神経伝達物質のγ-アミノ酪酸（GABA）の機能を増強することによって（GABA作動薬）不安を改善する。
★ 抗けいれん作用、催眠・鎮静作用、筋弛緩作用も弱いながら併せもつ（詳細は「抗不安薬：総論」参照）。

【代謝経路】主に肝臓で代謝され、腎臓から排泄される（排泄は遅く、数日または数時間かかる）。
★ 活性代謝産物は、デスメチルクロルジアゼポキシド、オキサゼパムなど。

【半減期】約27時間（投与後約1時間で最高血中濃度に達する）。
★ 活性代謝物オキサゼパムの半減期は50〜62時間。

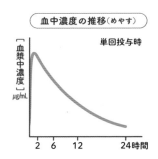
〈血中濃度の推移（めやす）〉
単回投与時
［血漿中濃度］μg/mL
2　6　12　24時間

✔ 使用時の注意点

【適応】神経症における不安・緊張・抑うつ、うつ病における不安・緊張、心身症（胃・十二指腸潰瘍、高血圧症）における身体症候ならびに不安・緊張・抑うつ。
【用法・用量（成人）】1日20〜60mg（5mg錠は4〜12錠、10mg錠は2〜6錠）を2〜3回に分割して経口投与。
★ 小児の場合、1日10〜20mg（5mg錠は2〜4錠、10mg錠は1〜2錠）を2〜4回に分割して経口投与。

【投与量の調整が必要な場合】下表参照。

増量を検討	●不安症状に改善が見られない場合、焦燥が出現した場合
減量・中止を検討	●日中の眠気・ふらつき・歩行障害・言語障害・集中力低下などが出現した場合、適宜減量や中止を検討 ●重大な副作用（呼吸抑制など）が出現したら原則中止

★ 高齢者へ投与する場合、運動失調などの副作用が発現しやすいので少量から開始するなど慎重に投与する。
★ 妊婦（妊娠の可能性のある女性）には、治療上の有益性が危険性を上回ると判断される場合にのみ投与する。

★授乳婦への投与は避けることが望ましいが、やむを得ず投与する場合は授乳を避けさせる(母乳中へ薬物が移行し、新生児に嗜眠、体重減少などを起こすことがある)。

【禁忌】急性閉塞隅角緑内障(抗コリン作用により眼圧が上昇し、症状を悪化させる恐れ)、重症筋無力症。

【併用注意】中枢神経抑制薬、MAO阻害薬、アルコール、マプロチリン、ダントロレン。

✔ 起こりうる代表的な副作用

POINT 眠気、注意力・集中力・運動能力低下は高頻度

まれだが重大な副作用	その他よくみられる副作用	
●薬物依存・離脱症状 　(けいれん発作、せん妄、 　振戦、不眠、不安、幻覚、 　妄想など) ●刺激興奮・錯乱 ●呼吸抑制	頻度5%以上	●眠気
	頻度5%未満	●ふらつき　●めまい　●歩行失調　●頭痛 ●多幸症　●血圧低下　●嘔気　●便秘 ●口渇　●発疹　●倦怠感 ●筋緊張低下症状(脱力感など) ●黄疸　●顆粒球減少、白血球減少 ●日光過敏症　●浮腫

✔ ワンポイントアドバイス

本剤は、1961年2月にわが国で初めて承認されたベンゾジアゼピン系抗不安薬である。
★即効性があり、抗不安作用は中等度、作用時間は長時間型である。したがって、日中の眠気などに気をつける必要があり、臨床での使用頻度はあまり多くはない。

薬物依存・耐性が生じやすいため、長期投与(1か月以上)は避ける。

眠気、注意力・集中力・反射運動能力などの低下が生じうるため、服用中は危険を伴う機械の操作(自動車の運転など)を行わないよう注意する。

連用により薬物依存を生じることがあるので、漫然とした継続投与による長期使用を避ける。
★本剤の投与を継続する場合には、治療上の必要性を十分に検討する。

(塩入俊樹)

【ケアのポイント ▶P.60 も参照】

本剤に限らず、ベンゾジアゼピン系抗不安薬は脂溶性薬剤であるため、高齢者では体内に蓄積されやすく、日中への効果の持ち越しで睡眠覚醒リズム障害を引き起こす。
効果の持ち越しにより睡眠覚醒リズム障害が発生したら、ゆっくり時間をかけて減量・中止していくか、持ち越しが少なく鎮静・催眠作用が強い抗うつ薬(ミルタザピン、トラドゾン、レンボレキサント)、睡眠改善効果の高い抗精神病薬(クエチアピン、オランザピン)などの代替薬への置換を検討する。

(春日飛鳥)

❶ベンゾジアゼピン系　経口　筋注　静注　長時間作用型

一般名 ジアゼパム

商　品　名	セルシン®、ホリゾン®、ジアゼパム
剤形と規格	**錠** 2mg、5mg、10mg　**散** 1%　**注** 5mg、10mg

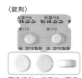

〈錠剤〉

画像提供：武田テバ薬品

★注射剤については ▶P.68 参照。

✓ 特　徴

【作用機序】中枢神経系における主な抑制性神経伝達物質の γ-アミノ酪酸（GABA）の機能を増強することで（GABA作動薬）、不安を改善する。

★抗けいれん作用、催眠・鎮静作用、筋弛緩作用も併せもち、てんかんなどによるけいれん発作を抑制する。

★アルコールとの交差耐性があるため、アルコール離脱症状を予防・改善する ▶P.58 。

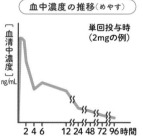

血中濃度の推移（めやす）

単回投与時
（2mgの例）

［血清中濃度］ ng/mL

2 4 6　12 24 48 72 96 時間

【代謝経路】主に肝臓で代謝され、約70%が尿中に排泄される。

★主要活性代謝産物はデスメチルジアゼパム。

【半減期】約27時間（投与後約1時間で最高血中濃度に達する）。

★活性代謝物デスメチルジアゼパムの半減期は50～180時間。

✓ 使用時の注意点

【適応】神経症における不安・緊張・抑うつ、うつ病における不安・緊張、心身症（消化器疾患、循環器疾患、自律神経失調症、更年期障害、腰痛症、頸肩腕症候群）における身体症候・不安・緊張・抑うつ、脳脊髄疾患に伴う筋けいれん・疼痛の軽減、麻酔前投薬。

【用法・用量（成人）】通常1回2～5mgを1日2～4回経口投与（外来患者は原則として1日15mg以内とする）。

★小児の場合、3歳以下は1日1～5mg、4～12歳は1日2～10mgを、それぞれ1～3回に分割して経口投与。

【ケアのポイント ▶P.60 も参照】

本剤に限らず、ベンゾジアゼピン系抗不安薬は、臨床用量以下（ジアゼパム換算で30mg/日）であっても長期使用（6か月以上）により身体依存が形成され、減量・中止時に離脱症状が現れる「常用量依存」に陥りやすい。特に「高力価、短時間作用型、半減期の短いもの」は依存性が高いことを知ったうえで、患者にかかわることが大切である。　（春日飛鳥）

【投与量の調整が必要な場合】下表参照。

増量を検討	●不安症状に改善がみられない、あるいは焦燥が出現した場合 ★小児では、けいれんが収まらない場合も増量を検討
減量・中止 を検討	●日中の眠気・ふらつき・歩行障害・言語障害・集中力低下などの症状が出現したときは、適宜減量や中止を検討 ●重大な副作用(呼吸抑制など)が出現した際は原則中止

★高齢者は運動失調などの副作用が生じやすいので、少量から開始するなど慎重に投与する。
★妊婦(妊娠の可能性のある女性)には、有益性が危険性を上回ると判断される場合にのみ投与する。
★授乳婦への投与は避けることが望ましいが、やむを得ず投与する場合は授乳を避ける(母乳中へ薬物が移行し、新生児に嗜眠・体重減少などを起こすことがある)。
【禁忌】急性閉塞隅角緑内障(抗コリン作用により眼圧が上昇し、症状悪化の恐れ)、重症筋無力症(本剤の筋弛緩作用による症状悪化の恐れ)。
【併用禁忌】リトナビル(HIVプロテアーゼ阻害薬)、ニルマトレルビル・リトナビル。
【併用注意】中枢神経抑制薬、シメチジン、オメプラゾール、エソメプラゾール、ランソプラゾール、シプロフロキサシン、フルボキサミン、強いCYP3A4阻害薬、CYP3A4で代謝される薬剤、マプロチリン、ミルタザピン、バルプロ酸、ダントロレン、ボツリヌス毒素製剤、リファンピシン、無水カフェインなど。

✓ 起こりうる代表的な副作用

> POINT けいれん発作、せん妄、振戦、不眠、不安、幻覚、妄想などが、依存・離脱症状として現れる

まれだが重大な副作用	その他よくみられる副作用(頻度5%未満)
●薬物依存・離脱症状 ●刺激興奮・錯乱 ●呼吸抑制	●眠気 ●ふらつき ●めまい ●歩行失調 ●頭痛 ●失禁 ●言語障害 ●振戦 ●頻脈 ●血圧低下 ●嘔気、嘔吐 ●食欲不振 ●便秘 ●口渇 ●発疹 ●倦怠感 ●脱力感 ●浮腫 ●黄疸 ●顆粒球減少 ●白血球減少 など

✓ ワンポイントアドバイス

即効性があり、抗不安作用が強いため、臨床ではさまざまな疾患の「不安」に対してよく使用される。しかし、薬物依存・耐性が生じやすいため、長期投与(1か月以上)は避けなければならない。

眠気、注意力・集中力・反射運動能力などの低下が生じうるため、服用中は危険を伴う機械の操作(自動車の運転など)を行わないように注意する。

連用により薬物依存を生じることがあるので、漫然とした継続投与による長期使用を避ける。
★投与を継続する場合は、治療上の必要性を十分に検討する。

(塩入俊樹)

ジアゼパム注射剤
使用時のポイント

●ジアゼパムの注射剤は、筋肉内・静脈内への投与が可能である。
●精神科臨床に限定すると、筋肉内投与を行うのは「極度の不安・焦燥や興奮の軽減」、静脈内投与を行うのは「てんかん様重積状態におけるけいれんの抑制」と考えられる。

用法・用量

成人	●一般的に、初回10mgを筋肉内または静脈内に、できるだけ緩徐に注射。以後、必要に応じて3〜4時間ごとに注射 ★静注時は、なるべく太い静脈に、できるだけ緩徐に（2分間以上かけて）注射
新生児 小児	●低出生体重児、新生児、乳児、幼児、小児には、筋肉内投与を行わないこと

★けいれん抑制のために本剤を投与する（特に追加投与を繰り返す）際は、呼吸器・循環器系の抑制に注意する。

増量を検討	●不安症状に改善がみられない場合 ●焦燥が出現した場合 ●てんかん様重積状態におけるけいれんが収まらない場合 ●アルコール離脱症状が治まらない場合
減量・中止 を検討	●日中の眠気・ふらつき・歩行障害・言語障害・集中力低下などが出現したときは、適宜減量や中止を検討 ●呼吸抑制などの重大な副作用が出現した際には、原則中止

注射剤特有の禁忌と副作用

●注射剤の場合、ショック、昏睡、バイタルサインの悪い急性アルコール中毒患者への投与も禁忌となる。
★時に、頻脈、徐脈、血圧低下、循環性ショックが生じうる。
●注射剤の場合、副作用として「舌根の沈下による気道閉塞、呼吸抑制」も生じうることに注意する。
★慢性気管支炎などの呼吸器疾患のある患者に用いると、呼吸抑制が起こりうる。

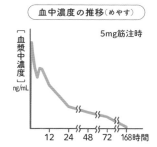

血中濃度の推移（めやす）

5mg筋注時

［血漿中濃度］ng/mL

12　24　48　72　168時間

注射時に注意すべきこと

●注射で投与する際には「できるだけ緩徐に投与する」ことが必要となる。
★特に、静注時には、追加投与による呼吸抑制・循環抑制に注意する。
●本剤の過量投与が明白（または疑われた）場合の処置として、フルマゼニル（ベンゾジアゼピン受容体拮抗薬）の投与が必要となる場合もある。
★フルマゼニルを使用する際は、使用前に必ず「フルマゼニルの添付文書（使用上の注意）」を読むこと。

（塩入俊樹）

【ケアのポイント】

呼吸器疾患（COPDなど）のある患者、全身状態の悪化した患者、高齢者では、呼吸抑制が生じやすい。呼吸抑制は、特に静脈内投与によって生じやすいが、高齢者では内服によっても生じることがあるため注意する。
（春日飛鳥）

❶ベンゾジアゼピン系 経口 長時間作用型

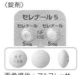

〈錠剤〉

画像提供：アルフレッサ
ファーマ

一般名 **オキサゾラム**

商 品 名	セレナール®
剤形と規格	**錠** 5mg、10mg　**散** 10%

✔ 特徴

【作用機序】GABA神経系の作用を強めることで
抗不安作用を発揮する。

★ベンゾジアゼピン（BDZ）抗不安薬に分類され、
大脳辺縁系に広く分布するGABA-BDZ受容体に作
用する。

★GABA受容体の主な型はGABA-A、GABA-B、
GABA-C受容体であり、なかでもGABA-A受容体
の主要なサブタイプは、BDZ受容体だけでなくアル
コールなどの作用部位とも複合体を形成し、GABA
シナプスにおける持続性または一過性の抑制性神経伝達に関与する。

★GABA-A受容体の多彩な機能を強化することは、不安抑制のみならず催眠、鎮静、けい
れんの抑制、筋弛緩など幅広い生理作用と関係する。

〈 血中濃度の推移（めやす）〉

単回投与時

［血漿中濃度］ ng/mL

24　48　72　96　時間

【代謝経路】主に肝臓で代謝され、約24時間で薬効成分の約80％が尿中に排泄され
る。

【半減期】約56時間（投与後約8時間で最高血中濃度に達する）。

★長時間作用型に分類される。

✔ 使用時の注意点

【適応】神経症における不安・緊張・抑うつ・睡眠障害、心身症（消化器・循環器・内
分泌疾患、自律神経失調症）における身体症候ならびに不安・緊張・抑うつ、麻酔前
投薬。

【用法・用量（成人の場合）】症状への効果や副作用を確認しながら、30〜60mgを1
日3回に分けて経口投与（年齢・症状などの程度に応じ、用量を適宜調整）。

【禁忌】重症筋無力症、急性狭隅角緑内障、本剤による過敏症の既往。

★肝機能障害、脳の器質性障害、心臓疾患、腎疾患、高齢者、妊婦などに投与する場合は
注意が必要。

【併用注意】アルコール（中枢神経抑制の相乗効果によって副作用が強まる恐れ）、カ
フェイン（本剤の効果を弱める可能性）。

✓ 起こりうる代表的な副作用

POINT　眠気やめまい、ふらつき、注意力の低下、倦怠感、脱力感、翌日への効果の持ち越し、口渇といった副作用が多い

まれだが重大な副作用	その他よくみられる副作用	
●依存性 ●離脱症状（急激な減量・中止に伴うけいれん発作、せん妄、振戦、不眠、不安、幻覚、妄想など）	頻度1%以上	●眠気
	頻度1%未満	●ふらつき　●めまい　●頭痛　●不眠 ●嘔気　●便秘　●食欲不振　●胃部不快感 ●下痢　●口渇　●発疹　●かゆみ ●蕁麻疹　●倦怠感

✓ ワンポイントアドバイス

抗不安作用・催眠作用・筋弛緩作用が他のベンゾジアゼピン系薬より弱い傾向があるが、抗不安効果の作用時間が長いので、慢性的な不安・緊張には奏効しやすい。

漫然とした使用や高齢者への投与は極力控える。

頻度は低いが、一過性の前向性健忘、せん妄、依存形成に注意が必要となる。

（松永寿人）

【ケアのポイント ▶P.60 も参照】

「不眠や不安を訴える」という理由で本剤をはじめとするベンゾジアゼピン系抗不安薬が安易に投与されると、高齢者のせん妄を増悪させやすい。
せん妄が生じた場合は、原因薬剤を中止し、不安や苦痛の原因や背景を評価し、安心できる環境調整や生活リズムの確立などの非薬物療法的介入を行う（下表参照）。

非薬物的介入の例	生活リズム確立	活動と休息のメリハリをつけることが大切 ●毎日一定の時間に寝起きする ●朝起きたら更衣し、日光を浴びて適度に運動する ●夜寝るときにも更衣し、照明を暗くする　など
	環境調整	過度の刺激を避け、安心感が得られるようにすることが大切 ●慣れ親しんだものを身近に置く ●日時や時間がわかるよう、カレンダーや時計を置き、見当識を高める ●快適な室温に調整する ●眼鏡や補聴器を調整する　など

（春日飛鳥）

❶ベンゾジアゼピン系 　経口　　長時間作用型

一般名 # メダゼパム

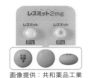

画像提供：共和薬品工業

商 品 名	レスミット®、メダゼパム
剤形と規格	錠 2mg、5mg

✓ 特徴

【作用機序】ベンゾジアゼピン（BDZ）系抗不安薬に分類され、大脳辺縁系や視床下部のGABA-BDZ受容体に作用して鎮静・抗不安作用を示す。

★自発運動抑制、筋弛緩作用、催眠作用などは、鎮静作用のわりに弱いと考えられる。現在、臨床での使用頻度は低下している。

【代謝経路】肝臓で代謝され、主として尿中に排泄される。

【半減期】本剤成分は0.5〜1時間、代謝産物は50〜120時間（本剤成分は、投与後約1時間で最高血中濃度に達する）。

★活性代謝産物デスメチルジアゼパムが長時間体内に残り作用するため、半減期が長く、長時間作用型に分類されている。

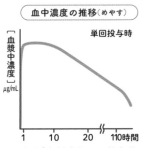

血中濃度の推移（めやす）

単回投与時

縦軸：［血漿中濃度］μg/mL
横軸：1　10　20　110時間

✓ 使用時の注意点

【適応】神経症における不安・緊張・抑うつ、心身症（消化器・循環器・内分泌系疾患、自律神経失調症）における身体症候ならびに不安・緊張・抑うつ。

【用法・用量（成人）】通常1日10〜30mgを経口投与（年齢、症状により適宜増減）。

【禁忌】本剤成分に対する過敏症の既往歴、急性閉塞隅角緑内障（抗コリン作用により眼圧が上昇し、症状悪化の恐れ）、重症筋無力症（病状悪化の恐れ）。

★肝機能障害、脳器質性障害、心臓疾患、腎臓疾患などを有する患者、高齢者、妊婦などに投与する場合は注意が必要。

【併用注意】アルコール・中枢神経抑制薬（中枢神経抑制の相乗効果によって副作用が強まる恐れ）、カフェイン（本剤の効果を弱める可能性）、MAO阻害薬・シメチジン（本剤の代謝を抑制）。

✓ 起こりうる代表的な副作用

まれだが重大な副作用	その他よくみられる副作用	
● 依存性	頻度5%以上	● 眠気
● 離脱症状（急激な減量・中止に伴うけいれん発作、せん妄、振戦、不眠、不安、幻覚、妄想など）	頻度5%未満	● 発疹　● ふらつき　● めまい　● 歩行失調 ● 頭重　● 食欲不振　● 便秘　● 下痢 ● 嘔気・嘔吐　● 胸やけ　● 胃腸障害　● 口渇 ● 筋弛緩　● 筋緊張低下症状（易疲労感など） ● 尿タンパク　など
● 刺激興奮・錯乱		

✓ ワンポイントアドバイス

> 頻度は低いが、一過性前向性健忘、依存性形成、刺激興奮、錯乱が出現することがあるため注意する。

> 漫然とした使用や高齢者への投与は極力控える。

（松永寿人）

【ケアのポイント ▶P.62 も参照】

本剤をはじめとする長時間作用型の抗不安薬は、効果がゆっくり持続するため、以下の点に注意して患者とかかわることが大切である。

● 日中の眠気や集中困難によって二次的に引き起こされる転倒や交通事故に十分注意すること

● 投与を中止しても、効果の消失をすぐには自覚しにくく、離脱症状も数日遅れて出現する場合があること

● 高齢者では認知症発症リスクが指摘されているため、非薬物療法を検討すること

（春日飛鳥）

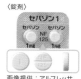

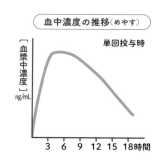

一般名 **クロキサゾラム**

商　品　名│セパゾン®
剤形と規格│**錠** 1mg、2mg　**散** 1%

〈錠剤〉
画像提供：アルフレッサ
ファーマ

✓ 特　徴

【作用機序】ベンゾジアゼピン（BDZ）系に分類され、大脳辺縁系や視床下部にあるGABA-A受容体に結合することにより、抑制性の内因性リガンドであるGABAの作用を増強し、神経の興奮性を低下させる。

★抗不安作用は強力だが、筋弛緩作用も強いため、特に高齢者などへの使用には注意を要する。

【代謝経路】主に肝臓で代謝されて代謝産物となり、尿中に排泄されると考えられている。

【半減期】約16時間（投与後約3時間で最高血中濃度に達する）。

★長時間作用型の抗不安薬に分類される。

血中濃度の推移（めやす）

単回投与時

［血漿中濃度］
ng/mL

3　6　9　12　15　18時間

✓ 使用時の注意点

【適応】神経症における不安・緊張・抑うつ・強迫・恐怖・睡眠障害、心身症（消化器・循環器疾患、更年期障害、自律神経失調症）における身体症候ならびに不安・緊張・抑うつ、術前の不安除去。

【用法・用量】通常1日3〜12mgを3回に分けて経口投与（年齢・症状に応じ適宜増減）。

★術前の不安除去の場合は、通常0.1〜0.2mg/kgを手術前に経口投与する。

【禁忌】本剤成分に対する過敏症の既往歴、急性閉塞隅角緑内障、重症筋無力症。

★肝機能障害、脳器質性障害、心臓疾患、腎臓疾患などを有する患者、高齢者、妊婦などに投与する場合は注意が必要。

【併用注意】アルコール（中枢神経抑制の相乗効果によって副作用が強まる恐れがある）、中枢神経抑制薬、MAO阻害薬。

✓ 起こりうる代表的な副作用

まれだが重大な副作用	その他よくみられる副作用	
●依存性 ●刺激興奮	頻度1%以上	●眠気 ●ふらつき ●めまい ●運動失調 ●頭痛・頭重 ●舌のもつれ ●嘔気・嘔吐 ●食欲不振 ●口渇 ●倦怠感 ●脱力感
	頻度1%未満	●見当識障害 ●不眠 ●焦燥感 ●立ちくらみ ●視覚異常 ●嗜眠状態 ●多弁 ●振戦 ●動悸 ●低血圧 ●便秘 ●胃部不快感 ●発疹 ●性欲減退 ●尿失禁

✓ ワンポイントアドバイス

▌ 特に本剤投与中の患者には、自動車の運転を含め、危険を伴う機械の操作に従事させないよう指導すべきである。

▌ 一過性前向性健忘、依存形成、刺激興奮、錯乱などにも注意する。

▌ 漫然とした使用や高齢者への投与は極力控える。

（松永寿人）

【ケアのポイント ▶P.60 も参照】

本剤に限らず、ベンゾジアゼピン系抗不安薬の鎮静作用による眠気や、注意・集中力・反射運動能力の低下は、最も多い副作用である。転倒による骨折（特に高齢者に多い）、自動車の運転や危険を伴う機械の操作は避けるよう説明する。

高齢者や身体障害を有する患者では、まずは薬剤の減量・中止、持ち越し効果が少なく鎮静・催眠作用が強い抗うつ薬（ミルタザピン、トラドゾン、レンボレキサント）や、睡眠改善効果の高い抗精神病薬（クエチアピン、オランザピン）などの代替薬への置換を検討する。

転倒予防策をとることも大切である（下表参照）。

転倒予防策の例	●導線上の障害物を除去する ●可動式のものにはストッパーをかける ●段差に目印をつける ●かかとのある靴を履いてもらう ●センサーマットの使用や、ベッドではなく布団の使用を検討する　など

（春日飛鳥）

一般名 **ブロマゼパム**

商　品　名	レキソタン®、ブロマゼパム
剤形と規格	**錠** 1mg、2mg、5mg　**細粒** 1% **坐剤** 3mg

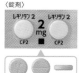

〈錠剤〉

画像提供：サンド

★ここでは経口剤についてまとめる。

✔ 特　徴

【作用機序】ベンゾジアゼピン（BDZ）系抗不安薬の
1つで、情動に関連し大脳辺縁系に広く分布する
BDZ受容体に結合して効果を発現する。

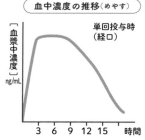

血中濃度の推移（めやす）

単回投与時（経口）

［血漿中濃度］ng/mL

3　6　9　12　15　時間

★BDZ系化合物はGABA-A受容体を介して作用し、不安
　症状の抑制のみならず、催眠・鎮静、けいれんの抑制、
　睡眠導入、筋弛緩など幅広い生理作用に関与する。つ
　まり、BDZ系抗不安薬は、BDZ受容体を介してGABA
　とGABA-A受容体の結合力を強め、GABA作動性神
　経系の機能を高めることで抗不安作用を発揮する。

★GABA受容体の主な型はGABA-A、GABA-B、GABA-C受容体である。

【代謝経路】主に尿中に排泄される。

【半減期（海外での報告）】約20時間（投与後約1.5時間で最高血中濃度に達する）。

★わが国の健康成人への単回経口投与（5mg）では、未変化体の血中濃度は投与後約1時間
　で最高に達し、72時間以内に70～80％が尿中に排泄（大部分は代謝産物）された。

✔ 使用時の注意点

【適応】神経症における不安・緊張・抑うつ・強迫・恐怖、うつ病における不安・緊
張、心身症（高血圧症、消化器疾患、自律神経失調症）における身体症候ならびに不
安・緊張・抑うつ・睡眠障害、麻酔前投薬。

★本剤の抗不安作用は強く、強迫症状や恐怖症にも有効。持続時間は中間作用型である。

【用法・用量（成人への経口投与）】下表参照。

神経症・うつ病	●通常1日6～15mgを1日2～3回に分けて経口投与（年齢、症状、疾患により適宜増減）
心身症	●通常1日3～6mgを1日2～3回に分けて経口投与（年齢、症状、疾患により適宜増減）

★高齢者に投与する際には、少量から慎重に漸増する。

★妊産婦に対しては、治療上の有益性が危険性を上回ると判断される場合にのみ投与する。

★授乳中に服用する場合は、母乳中に移行し新生児への悪影響が及ぶ可能性があるため、

授乳は控えたほうがよい。

【禁忌】本剤成分に対する過敏症の既往歴、急性閉塞隅角緑内障、重症筋無力症。

★肝機能障害、脳器質性障害、心疾患、腎疾患、高齢者、妊婦、衰弱者、中等度以上の呼吸障害のある患者に投与する場合は注意が必要。

【併用注意】アルコール(中枢神経抑制の相乗効果によって副作用が強まる恐れ)、中枢神経抑制薬、シメチジン、フルボキサミン(相互の作用増強または血中半減期が延長するリスク)。

★中枢神経抑制薬：フェノチアジン誘導体、バルビツール酸誘導体、鎮痛薬、麻酔薬など。

> POINT 眠気やふらつき、倦怠感、口渇といった副作用が多い。その他、めまい、注意力の低下、脱力感、翌日への効果の持ち越しなどがみられる

✓ 起こりうる代表的な副作用

まれだが重大な副作用	その他よくみられる副作用		
●依存性 ●刺激興奮・錯乱	頻度1%以上	●眠気　●ふらつき　●めまい　●興奮 ●気分高揚　●歩行失調　●口渇　●疲労感 ●脱力感	
	頻度1%未満	●白血球減少　●肝機能障害　●発疹 ●排尿困難　●視覚障害　など	

✓ ワンポイントアドバイス

❙ 特に本剤投与中の患者には、自動車の運転など危険を伴う機械の操作を行わないよう指導すべきである。

❙ 一過性前向性健忘、依存形成、刺激興奮、錯乱などにも注意する。

❙ 身体的には白血球減少や肝機能障害、発疹や排尿困難、視力障害などの出現に注意する。

❙ 投与量の急激な減少・中止により、離脱症状(けいれん発作、せん妄、振戦、不眠、不安、幻覚、妄想など)が現れることがある。投与を中止する場合、徐々に減量するなど慎重に行う必要がある。

❙ 漫然とした使用や高齢者への投与は極力控える。

(松永寿人)

【ケアのポイント ▶P.60 も参照】

本剤やアルプラゾラム ▶P.88 、エチゾラム ▶P.86 は、抗不安作用が強く、即効性がある(切れ味がよい)ため、患者が効果を自覚しやすいことから依存形成しやすく、抗不安薬使用患者の間でブランド化され、乱用薬物として商品名を指定して処方を希望する患者もいる。

複数の医療機関から重複処方されていないか、残薬がどれくらいあるか、予定より早く再受診し処方を求めていないか、お薬手帳などで確認する。　　　　　(春日飛鳥)

❶ベンゾジアゼピン系 　経口　静注　中間作用型

一般名 ロラゼパム

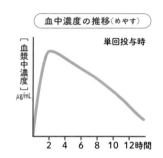

〈錠剤〉
Wypax®0.5
ワイパックス　ワイパックス
0.5mg　0.5mg

画像提供：ファイザー

商品名｜ワイパックス®、ロラピタ®、ロラゼパム

剤形と規格｜錠 0.5mg、1mg、注 2mg/1mL

★ここでは経口剤についてまとめる。

＊わが国では静注の適応はてんかん重積状態である。

✔ 特徴

【作用機序】脳内に広く存在するγ-アミノ酪酸（GABA）/ベンゾジアゼピン受容体複合体と相互作用し、抑制性神経伝達物質であるGABAの同受容体複合体への親和性を亢進することで、作用を増強する。

【代謝経路】主な代謝経路は肝臓中のUGT2B7およびUGT2B15によるグルクロン酸抱合である。グルグロン酸抱合された本剤成分の大部分は尿中に排出されるが、一部は胆汁中に排出され、腸肝循環を受けることが報告されている。

★CYPによる代謝を受けないため、薬物相互作用や肝酵素の個人差が比較的小さく、安全性は高い。

【半減期】約12時間（投与後約2時間で最高血中濃度に達する）。

血中濃度の推移（めやす）

単回投与時

[血漿中濃度] μg/mL

2　4　6　8　10　12時間

✔ 使用時の注意点

【適応】神経症における不安・緊張・抑うつ、心身症（自律神経失調症、心臓神経症）における身体症候・不安・緊張・抑うつ。

【用法・用量（成人）】通常、1日1〜3mgを2〜3回に分けて経口投与（年齢・症状により適宜増減）。

★小児などに対する安全性は確立していない（使用経験が少ない）。

【投与量の調整が必要な場合】高齢者に対しては、少量から開始するなど慎重に投与する（運動失調などが生じやすい）。

★妊婦（妊娠の可能性を含む）には、有益性が危険性を上回ると判断される場合にのみ投与する（新生児に、口唇裂や離脱症状、黄疸などが生じる恐れがある）。

★本剤成分が母乳中に移行するとの報告があるため、服用中は授乳を避ける。

【禁忌】急性閉塞隅角緑内障、重症筋無力症。

【併用注意】中枢神経抑制薬（フェノチアジン誘導体、バルビツール酸誘導体など）、MAO阻害薬、アルコール（飲酒）、マプロチリン、ダントロレン、プレガバリン、クロザピン、プロベネシド、バルプロ酸、リファンピシン、経口避妊薬。

✓ 起こりうる代表的な副作用

> POINT 類薬（他のベンゾジアゼピン系薬）の重大な副作用として、呼吸抑制が報告されているため、注意深い観察が必要となる

まれだが重大な副作用	その他よくみられる副作用	
●依存性 ●刺激興奮、錯乱	頻度3%以上	●眠気
	頻度3%未満	●精神神経症状（ふらつき、めまい、立ちくらみなど） ●消化器症状（嘔気、下痢、便秘、口渇など）など

✓ ワンポイントアドバイス

過量投与（疑われた場合を含む）時の処置として、フルマゼニル（ベンゾジアゼピン受容体拮抗薬）を投与する場合は、必ず使用前にフルマゼニルの添付文書（使用上の注意）を確認する。
★投与薬剤が特定されないままフルマゼニルを投与された患者に対して新たに本剤を投与する場合、本剤の鎮静・抗けいれん作用が変化・遅延する恐れがある。

眠気、注意力・集中力・反射運動能力などの低下が生じうるため、危険を伴う機械の操作（自動車の運転など）は避けるよう指導する。

連用により薬物依存を生じうる。漫然と長期使用することは避け、継続投与する場合は、治療上の必要性を十分に検討する必要がある。
★わが国では、2017年3月に「連用により依存症を生じうるので用量と使用期間に注意すること」「急激な量の減少によって離脱症状が生じるため徐々に減量すること」が追加され、厚生労働省より関係機関に通達がなされている。

（中村善文）

【ケアのポイント ▶P.60 も参照】

本剤に限らず、ベンゾジアゼピン系薬の鎮静作用による眠気や注意・集中力・反射運動能力の低下は最も多い副作用である。転倒による骨折（特に高齢者に多い）、自動車の運転や危険を伴う機械の操作は避けるよう説明する。　　　　　　（春日飛鳥）

一般名 **クロチアゼパム**

〈錠剤〉

| 商　品　名 | リーゼ®、クロチアゼパム |
| 剤形と規格 | **錠** 5mg、10mg　**顆粒** 10% |

画像提供：田辺三菱製薬

✓ 特徴

【作用機序】視床下部および大脳辺縁系（特に扁桃核）のベンゾジアゼピン受容体に作用し、不安・緊張などの情動異常を改善する。

【代謝経路】肝臓で代謝され、尿中に代謝産物が排出される。

★代謝産物も薬理活性をもつ（作用はクロチアゼパムより弱い）。

【半減期】約6時間（投与後約1時間で最高血中濃度に達する）。

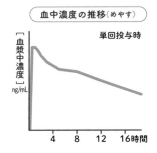

血中濃度の推移（めやす）

単回投与時

［血漿中濃度］ng/mL

4　8　12　16時間

✓ 使用時の注意点

【適応】心気症（消化器疾患、循環器疾患）における身体症候・不安・緊張・心気症・抑うつ・睡眠障害、自律神経失調症におけるめまい・肩こり・食欲不振、麻酔前投薬。

【用法・用量（精神科領域、成人）】通常、1日15〜30mgを1日3回に分けて経口投与（用量は患者の年齢、症状により決定）。

★小児などに対する安全性は確立していない（使用経験が少ない）。

【投与量の調整が必要な場合】高齢者に対しては、少量から開始するなど慎重に投与する（運動失調などが生じやすい）。

★心障害、肝障害、腎障害、脳の器質的障害、衰弱、中等度〜重度の呼吸不全のある患者に対しては、慎重に投与する必要がある。

★妊婦（妊娠の可能性を含む）には、有益性が危険性を上回ると判断される場合にのみ投与する（児に障害が現れる可能性がある）。

★授乳婦への投与は避けることが望ましい。やむを得ず投与する場合は、授乳を避ける（母乳への移行が報告されている）。

【禁忌】急性閉塞隅角緑内障、重症筋無力症。

【併用注意】中枢神経抑制薬（フェノチアジン誘導体、バルビツール酸誘導体など）、MAO阻害薬、アルコール（飲酒）。

✔ 起こりうる代表的な副作用

 POINT 嘔気・嘔吐、便秘、口渇などの消化器症状が生じる場合もある

まれだが重大な副作用	その他よくみられる副作用	
●依存性 ●肝機能障害（AST、ALT、γ-GTP、LDH、ALP、ビリルビン上昇など）、黄疸	頻度5%未満	●精神神経症状（めまい、歩行失調など） ●循環器症状（耳鳴、立ちくらみなど） ●骨格筋症状（倦怠感、脱力感など）　など

✔ ワンポイントアドバイス

眠気、注意力・集中力・反射運動能力などの低下が生じうるため、危険を伴う機械の操作（自動車の運転など）は避ける。

連用により薬物依存を生じうる。漫然と長期使用することは避け、継続投与する場合は、治療上の必要性を十分に検討し、十分な観察を行い、用量・使用期間に注意する。

投与量の急激な減少・中止により、離脱症状（けいれん発作、せん妄、振戦、不眠、不安、幻覚、妄想など）が生じうる。投与を中止する場合は、徐々に減量する必要がある。

過量投与（疑われた場合を含む）時の処置として、フルマゼニル（ベンゾジアゼピン受容体拮抗薬）を投与する場合は、必ず使用前にフルマゼニルの添付文書（使用上の注意）を確認する。

★投与薬剤が特定されないままフルマゼニルを投与された患者に対して新たに本剤を投与する場合、本剤の鎮静・抗けいれん作用が変化・遅延する恐れがある。

（中村善文）

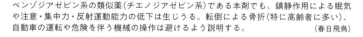

【ケアのポイント ▶P.60 も参照】

ベンゾジアゼピン系の類似薬（チエノジアゼピン系）である本剤でも、鎮静作用による眠気や注意・集中力・反射運動能力の低下は生じうる。転倒による骨折（特に高齢者に多い）、自動車の運転や危険を伴う機械の操作は避けるよう説明する。　　　　　（春日飛鳥）

❶ベンゾジアゼピン系 経口 長時間作用型

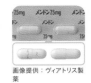

一般名 クロラゼプ酸ニカリウム

商品名	メンドン®
剤形と規格	**カプセル** 7.5mg

画像提供：ヴィアトリス製薬

✓ 特徴

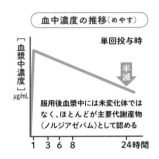

血中濃度の推移（めやす）

単回投与時

[血漿中濃度] µg/mL

半減

服用後血漿中には未変化体ではなく、ほとんどが主要代謝産物（ノルジアゼパム）として認める

1 3 6 8　　24時間

【作用機序】γ-アミノ酪酸（GABA）を介して、情動性興奮のもととなる外来インパルスが大脳辺縁系に流れるのを抑制し、情動発現中枢に対する調節を行い、抗不安作用を現す。また、大脳辺縁系を介して自律神経・内分泌系の高位中枢である視床下部に作用して、自律神経などを安定化させる。

★情動発現中枢は大脳辺縁系に存在するとされている。

【代謝経路】主に肝臓で代謝され、約62〜67％が尿中、約15〜19％が糞中に排泄される。

★主要代謝産物はノルジアゼパムである。

【半減期（主要代謝産物）】24時間以上（投与後0.5〜1時間で最高血中濃度に達する）。

★即効性が期待できるため、不安時の頓用薬として使用できる。

✓ 使用時の注意点

【適応】神経症における不安・緊張・焦燥・抑うつ。

【用法・用量（成人）】通常1日9〜30mgを2〜4回に分けて経口投与（年齢、症状に応じて適宜増減）。

【投与量の調整が必要な場合】下表を参照

増量を検討	●不安・緊張・焦燥・抑うつに改善がみられない場合
減量・中止を検討	●傾眠・ふらつきなどの症状が出現した場合、適宜減量や中止を検討 ●規定量を超えて服用するなど、依存が確認された場合、漸減中止を検討

【禁忌】急性閉塞隅角緑内障（抗コリン作用により眼圧が上昇し、症状が悪化することがある）、重症筋無力症（本剤の筋弛緩作用により症状が悪化する恐れがある）。

【併用禁忌】リトナビル、ニルマトレルビル・リトナビル。

★これらの薬剤がもつ肝チトクロームP-450（CYP）3Aに対する競合的阻害作用により、本剤の代謝が抑制され、血中濃度が大幅に上昇し、過度の鎮静や呼吸抑制を起こす恐れがある。

【併用注意】中枢神経抑制薬（フェノチアジン誘導体、バルビツール酸誘導体など）、MAO阻害薬、アルコール。

★中枢神経抑制作用が増強されることがある。やむを得ず併用する場合は、減量するなど慎重に投与すること。

✓ 起こりうる代表的な副作用

> POINT　依存には注意が必要。また、筋弛緩作用と催眠作用の重複に伴う転倒・転落にも気をつけたい

まれだが重大な副作用	その他よくみられる副作用	
●依存性 ●離脱症状（急激な減量や中止に伴うけいれん発作、せん妄、振戦、不眠、不安、幻覚、妄想など） ●刺激興奮、錯乱	頻度 0.1%以上	●眠気　●めまい・ふらつき　●頭痛・頭重 ●不眠　●舌のもつれ　●AST・ALTの上昇 ●便秘　●食欲不振　●口渇　●嘔気・嘔吐 ●過敏症（発疹、蕁麻疹） ●易疲労感・脱力感・倦怠感
	頻度 0.1%未満	●興奮　●ALP上昇　●流涎　●下痢 ●腹部膨満感　●筋緊張低下症状（筋弛緩など） ●排尿困難　●発汗　●性欲減退　●視力障害 ●浮腫

✓ ワンポイントアドバイス

抗不安作用を有することから、臨床では主に不安や焦燥のある不安症・身体表現性障害・心身症患者に対して使用される。

連用により薬物依存を生じることがあるので、観察を十分に行い、用量・使用期間に注意して慎重に投与する。

投与量の急激な減少・中止により離脱症状が現れることがあるので、投与を中止する場合には、徐々に減量するなど慎重に行う。

ベンゾジアゼピン系薬剤は、依存、認知機能低下、転倒・転落、せん妄の惹起など副作用の発現に注意が必要となる。昨今、認知症リスクが懸念されており、世界中で使用を控える動きが進んでいる。

（高塩　理）

【ケアのポイント　▶P.60 も参照】

本剤をはじめとするベンゾジアゼピン系抗不安薬によって、敵意・攻撃性・興奮・自傷行為・幻覚・被害妄想・悪夢・躁状態を生じることがある（奇異反応）。
奇異反応は、精神疾患の既往、脳器質性疾患の既往、高齢者、小児、攻撃性の高い患者で生じやすく、「高用量、高力価、短時間作用型」でリスクが高い。奇異反応を疑った場合は、症状・薬剤の種類・用量を経時的に振り返り、原疾患の増悪か、薬剤の影響か判別する。

（春日飛鳥）

❶ベンゾジアゼピン系 経口 長時間作用型

画像提供：住友ファーマ

一般名 **フルジアゼパム**

商 品 名｜エリスパン®
剤形と規格｜錠 0.25mg

✔ 特徴

【作用機序】γ-アミノ酪酸（GABA）を介して情動性興奮のもととなる外来インパルスが大脳辺縁系に流れるのを抑制し、情動発現中枢に対する調節を行い、抗不安作用を現す。また、大脳辺縁系を介して自律神経・内分泌系の高位中枢である視床下部に作用し、自律神経などを安定化させる。

★情動発現中枢は大脳辺縁系に存在するとされる。

【代謝経路】主に肝臓で代謝される。マウス・ラットでは、約10〜20％が尿中、約50〜70％が糞中に排泄される。

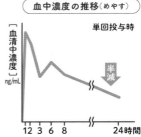

血中濃度の推移（めやす）

単回投与時

[血清中濃度] ng/mL

半減

1 2 3 6 8 　24時間

★主要代謝物は1-脱メチルフルジアゼパムである。未変化体に比べて、主要代謝物は最高値が1/3と低く、作用もやや弱い。

【半減期】約23時間（投与後1時間程度で最高血中濃度に達する）。

★即効性が期待できるため、不安時の頓服薬として使用できる。

✔ 代表的な使用時の注意点

【適応】心身症（消化器疾患、高血圧症、心臓神経症、自律神経失調症）における身体症候、不安・緊張・抑うつ、焦躁、易疲労性、睡眠障害。

【用法・用量（成人）】通常1日0.75mgを3回に分けて経口投与（年齢・症状により適宜増減）。

【投与量の調整が必要な場合】下表参照。

増量を検討	●身体症候や不安・緊張・抑うつ、焦躁、易疲労性、睡眠障害に改善がみられない場合
減量・中止を検討	●傾眠・ふらつきなどの症状が出現した場合は、適宜減量や中止を検討 ●規定量を超えて服用するなど依存が確認された場合は、漸減中止を検討

【禁忌】急性閉塞隅角緑内障（抗コリン作用により眼圧が上昇し、症状を悪化させることがある）、重症筋無力症（筋弛緩作用により症状が悪化する恐れがある）。

【併用注意】中枢神経抑制薬（フェノチアジン誘導体、バルビツール酸誘導体など）、

アルコール（飲酒）、MAO阻害薬。

★作用が増強されることがある。やむを得ず投与する場合には慎重に投与すること。

✓ 起こりうる代表的な副作用

POINT 依存には注意が必要。また、筋弛緩作用と催眠作用の重複に伴う転倒転落にも気をつけたい

まれだが重大な副作用	その他よくみられる副作用	
●依存性 ●離脱症状（急激な減量・投与中止に伴うけいれん発作、せん妄、振戦、不眠、不安、幻覚、妄想など） ●刺激興奮、錯乱など	頻度 0.1%以上	●眠気 ●めまい・ふらつき ●頭痛・頭重 ●口渇 ●食欲不振 ●嘔気 ●腹部不快感・膨満感 ●便秘 ●過敏症（発疹） ●疲労・倦怠・脱力感
	頻度 0.1%未満	●発揚 ●焦躁感 ●振戦 ●ぼんやり ●起床時不快感 ●眼症状（調節障害、複視、羞明） ●立ちくらみ ●せん妄 ●物忘れ ●不眠 ●多夢 ●言語障害 ●AST・ALT上昇、黄疸 ●下痢 ●軟便 ●流涎増加 ●胸やけ ●過敏症（瘙痒） ●筋弛緩

✓ ワンポイントアドバイス

抗不安作用を有することから、臨床では主に不安や焦燥のある不安症・身体表現性障害・心身症患者に対して使用される。

連用により薬物依存を生じることがある。観察を十分に行い、用量・使用期間に注意し、慎重に投与する。

投与量の急激な減少や投与中止により、離脱症状が現れることがある。投与を中止する場合には、徐々に減量するなど慎重に行う。

刺激興奮、錯乱などが現れることがある。観察を十分に行い、異常が認められた場合は投与を中止し、適切な処置を行う。

ベンゾジアゼピン系薬剤は、依存、認知機能低下、転倒・転落、せん妄の惹起など副作用の発現に注意が必要となる。昨今、認知症リスクが懸念されており、世界中で使用を控える動きが進んでいる。　　　　　　　　　　（高塩　理）

【ケアのポイント ▶P.60 も参照】

本剤をはじめとするベンゾジアゼピン系抗不安薬の影響で、奇異反応が出現した場合、以下のような対応が行われる。
●原則として原因薬剤を中止する
●興奮・暴力などの危険が伴い、早期に鎮静が必要な状態であれば、抗精神病薬が有効である

高齢者では医原性せん妄の可能性があるため、「不眠や不安を訴える」という理由で安易に頓用薬が処方されていないか、身体疾患での入院時に不穏時指示として処方されていないか注意する。　　　　　　　　　　　　　　　　　　　　　　（春日飛鳥）

❶ベンゾジアゼピン系 　経口　短時間作用型　＊睡眠薬として用いる場合は ▶P.38 を参照

一般名 エチゾラム

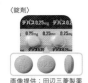

〈錠剤〉

画像提供：田辺三菱製薬

商 品 名	デパス®、エチゾラム
剤形と規格	錠 0.25mg、0.5mg、1mg　細粒 1％

✓ 特 徴

【作用機序】大脳辺縁系および視床下部に存在する GABAA受容体複合体上のベンゾジアゼピン受容体に結合することで、抑制性伝達物質であるGABAの作用を増強し、抗不安作用や催眠作用を現す。

【代謝経路】肝代謝酵素CYP3A4および2C9によって代謝され、約53％が尿中に排泄される。

【半減期】約6時間（投与後約3時間で最高血中濃度に達する）。

★短時間作用型に分類される。投与開始後約7日で血中濃度は定常状態となる。

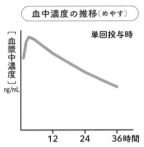

血中濃度の推移（めやす）

単回投与時

[血漿中濃度] ng/mL

12　24　36時間

✓ 使用時の注意点

【適応】神経症における不安・緊張・抑うつ・神経衰弱症状、睡眠障害、うつ病における不安・緊張・睡眠障害、心身症における身体症候・不安・緊張・抑うつ・睡眠障害、統合失調症における睡眠障害、頸椎症・腰痛症・筋収縮性頭痛における不安・緊張・抑うつおよび筋緊張。

★本剤は、身体疾患に対する適応ももつため、内科・整形外科などで処方されることも多い。気づかれないまま複数の診療科でベンゾジアゼピンが処方されることもあるため注意する。

【用法・用量（成人、精神科領域）】下表参照。

神経症、うつ病	●通常、1日3mgを3回に分けて経口投与	いずれの場合も、高齢者は1日1.5mgまで
心身症	●通常、1日1.5mgを3回に分けて経口投与	
睡眠障害	●通常、1日1〜3mgを就寝前に1回経口投与	

【投与量の調整が必要な場合】下表参照。

増量を検討	●ターゲット症状（不安、緊張や身体症候）の改善が乏しい場合
減量を検討	●眠気、ふらつきなどの副作用がみられる場合 ●原疾患の症状がコントロールされた場合、減量・中止を検討（長期使用による依存性・耐性形成のリスクがある）

★妊産婦には、治療上の有益性が危険性を上回ると判断される場合にのみ投与する。

★母乳中への移行があるため、授乳中の服薬については、患者・医師と相談し検討する。

【禁忌】急性閉塞隅角緑内障、重症筋無力症。

【併用注意】中枢神経抑制薬（フェノチアジン誘導体、バルビツール酸誘導体など）、MAO阻害薬、フルボキサミン、アルコール（飲酒）。

★相互作用を生じ、本剤の鎮静作用が増強する可能性がある。

✓ 起こりうる代表的な副作用

POINT 特に臨床でよくみられるのは、眠気、ふらつき、口渇、嘔気、発疹、倦怠感、脱力感である

まれだが重大な副作用	その他よくみられる副作用	
●依存性、離脱症状 ●呼吸抑制、CO_2ナルコーシス ●悪性症候群 ●横紋筋融解症 ●間質性肺炎 ●肝機能障害、黄疸 など	頻度5％以上	●眠気、ふらつき
	頻度5％未満	●口渇 ●嘔気 ●発疹 ●倦怠感 ●脱力感　など

✓ ワンポイントアドバイス

眠気、注意力・集中力・反射運動能力などの低下が起こることがあるので、投与中の患者には自動車の運転など危険を伴う機械の操作に従事させないよう注意が必要となる。

不安症状に対するベンゾジアゼピン系抗不安薬の使用は対症療法であり、症状改善後は減量を検討する。症状改善から1〜3か月、もしくは3〜6か月後に漸減中止することがSecond-lineの対応として推奨されている[1]。

急激な減量・中止時に離脱症状を生じることがあるため、減薬は緩徐に行う。

★一般的には、1〜2週間ごとに服用量の25％を減量していく方法が提案されているが、実際は患者と話し合ったうえで、さらに緩徐な減量を行う場合も多い。

★本剤は短時間作用型であり、離脱症状は症状服用中止後2日以内に生じやすいとされている。

（田村真樹、清水栄司）

【ケアのポイント ▶P.60 も参照】

本剤やブロマゼパム ▶P.76 、アルプラゾラム ▶P.88 は、抗不安作用が強く、即効性がある（切れ味がよい）ため、患者が効果を自覚しやすいことから依存形成しやすく、抗不安薬使用患者の間でブランド化され、乱用薬物として商品名を指定して処方を希望する患者もいる。特に本剤は服用後の「高揚感」「酩酊感」から人気が高いため、乱用の可能性を十分に考慮する。

（春日飛鳥）

引用文献
1. Sakurai H, Inada K, Aoki Y, et al. Management of unspecified anxiety disorder：Expert consensus. *Neuropsychopharmacology Reports*. 2023；（00）：1-7.

一般名 **アルプラゾラム**

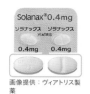
Solanax®0.4mg
ソラナックス　ソラナックス
VIATRIS
0.4mg　0.4mg

画像提供：ヴィアトリス製薬

商　品　名	ソラナックス®、コンスタン®、アルプラゾラム
剤形と規格	錠 0.4mg、0.8mg

✔ 特徴

【作用機序】大脳辺縁系および視床下部に存在するベンゾジアゼピン受容体に結合し、GABA$_A$受容体の機能を亢進させる。これにより催眠鎮静作用や抗不安作用、抗けいれん作用などを生じる。

★筋弛緩作用が比較的弱い。ただし、特に高齢者では、他の薬剤と同様、筋弛緩作用による転倒に注意が必要である。

【代謝経路】肝代謝酵素CYP3Aによって代謝され、大半が尿中に排泄される。

【半減期】約14時間（投与後105〜120分で最高血中濃度に達する）。

★中時間作用型に分類される。

★吸収後すみやかに脳内に分布するため、効果発現が早いとされ、頓用薬として使用されることも多い。

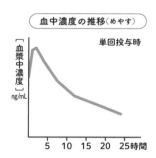
血中濃度の推移（めやす）

単回投与時

[血漿中濃度] ng/mL

5　10　15　20　25時間

✔ 使用時の注意点

【適応】心身症における身体症候・不安・緊張・抑うつ・睡眠障害。

【用法・用量】下表参照。

成人	●通常、1日1.2mgを3回に分けて経口投与 ●増量する場合の最高用量は1日2.4mg、3〜4回に分けて投与
高齢者	●1回0.4mg、1日1〜2回投与から開始 ●増量する場合でも1日1.2mgを超えない

★妊産婦には、治療上の有益性が危険性を上回ると判断される場合にのみ投与する。

★母乳中への移行があるため、授乳中の服薬については患者・医師と相談し検討する。

【投与量の調整が必要な場合】下表参照。

増量を検討	●ターゲット症状（不安、緊張や身体症候）の改善が乏しい場合
減量を検討	●眠気、ふらつきなどの副作用がみられる場合 ●長期使用による依存性・耐性形成のリスクがある。ターゲット症状がコントロールされた場合は早期に減量・中止を検討

【禁忌】本剤成分に対する過敏症の既往歴、急性閉塞隅角緑内障、重症筋無力症。

【併用禁忌】HIVプロテアーゼ阻害薬（本剤の血中濃度が大幅に上昇）。

【併用注意】アルコールや抗真菌薬、中枢神経抑制薬、三環系抗うつ薬（本剤の鎮静作用増強の恐れ）、フルボキサミン、シメチジン、カルバマゼピン、ジゴキシン、リトナビル。

✔ 起こりうる代表的な副作用

POINT 特に、注意力・集中力などの低下に注意

まれだが重大な副作用	その他よくみられる副作用	
●依存性、離脱症状 ●呼吸抑制 ●アナフィラキシー ●肝機能障害、黄疸 ●刺激興奮、錯乱など	頻度5%未満	●眠気　●めまい・ふらつき ●脱力感・倦怠感　●嘔気・嘔吐　など ●口渇
	頻度0.1%未満	●筋弛緩　など

✔ ワンポイントアドバイス

眠気、注意力・集中力・反射運動能力などの低下が起こることがあるので、投与中の患者には自動車の運転など危険を伴う機械の操作に従事させないよう注意が必要となる。

不安症状に対するベンゾジアゼピン系抗不安薬の使用は対症療法であり、症状改善後は減量を検討する。症状改善から1～3か月、もしくは3～6か月後に漸減中止を行うことがSecond-lineの対応として推奨されている[1]。

減薬中止に抵抗感を持つ患者も少なくない。薬物療法以外の対処法（認知行動療法、生活指導など）を積極的に伝え、患者の不安をケアすることが重要である。

急激な減量・中止時に離脱症状（けいれん、手の震え、動悸、発汗、頭痛など）を生じることがある。長期内服中の入院患者に絶飲食の指示が出た場合などは、医師と対応を協議する必要がある。

他のベンゾジアゼピン系抗不安薬と同様、せん妄のリスクとなる。通常内服時には問題がない患者でも全身状態の悪化や、入院による環境変化に伴ってせん妄を生じることがある。

（田村真樹、清水栄司）

文献
1. Sakurai H, Inada K, Aoki Y, et al. Management of unspecified anxiety disorder：Expert consensus. *Neuropsychopharmacology Reports*. 2023：(00)：1-7.

❶ベンゾジアゼピン系 　経口　　中間作用型

一般名 # メキサゾラム

商　品　名 | メレックス®

剤形と規格 | **錠** 0.5mg、1mg　**細粒** 0.1%

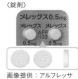

画像提供：アルフレッサ
ファーマ

✓ 特徴

【作用機序】大脳辺縁系および視床下部に存在する
ベンゾジアゼピン受容体に結合し、GABA$_A$受容
体の機能を亢進させることで抗不安作用や催眠
鎮静作用、筋弛緩作用などを生じる。

★臨床的には不安症状に対し使用されることが多い。
★内服開始後1週間程度で効果が発現する。開始1週
　時点での有効率は54.8％であり[1]、アルプラゾラム
　▶P.88 と同等である。

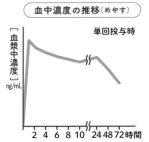

（ 血中濃度の推移（めやす） ）

単回投与時

血漿中濃度 ng/mL

2 4 6 8 10 24 48 72 時間

【代謝経路】主に肝臓で代謝され、大部分が胆汁を介して排出される。
【半減期】60〜150時間（投与後1〜2時間で最高血中濃度に達する）。

✓ 使用時の注意点

【適応】神経症における不安・緊張・抑うつ・易疲労性・強迫・恐怖・睡眠障害、心身
症（胃・十二指腸潰瘍、慢性胃炎、過敏性腸症候群、高血圧症、心臓神経症、自律
神経失調症）における身体症候ならびに不安・緊張・抑うつ・易疲労性・睡眠障害。
【用法・用量】下表参照。

成人	●通常、1日1.5〜3mgを3回に分けて経口投与
高齢者	●用法は成人と同様だが、用量は1日1.5mgまでとする

【投与量の調整が必要な場合】下表参照。

増量を検討	●ターゲット症状の改善が不十分である場合
減量を検討	●眠気、ふらつき、転倒などの副作用がみられる場合 ●依存性や耐性形成のリスクを避けるため、症状がコントロールされた場合は減量中止を検討

【禁忌】本剤成分に対する過敏症の既往歴、急性閉塞隅角緑内障、重症筋無力症。
【併用注意】中枢神経抑制薬、アルコール、MAO阻害薬。

✔ 起こりうる代表的な副作用

POINT 特に臨床でよくみられるのは、眠気、ふらつき、倦怠感、めまい、傾眠、口渇である

まれだが重大な副作用	その他よくみられる副作用	
●依存性 ●刺激興奮、錯乱	頻度0.1%以上	●眠気・傾眠 ●めまい・ふらつき ●歩行困難 ●呂律不良 ●AST・ALT・γ-GTP・ALPの上昇 ●口渇 ●食欲不振 ●倦怠感 ●脱力感など

✔ ワンポイントアドバイス

▌ 向精神薬として、処方日数の規制が行われていない薬剤である。

▌ 不安症状に対するベンゾジアゼピン系抗不安薬の使用は対症療法であり、症状改善後は減量を検討する。症状改善から1〜3か月、もしくは3〜6か月後に漸減中止を行うことがSecond-lineの対応として推奨されている[2]。

(田村真樹、清水栄司)

【ケアのポイント ▶P.60 も参照】

本剤をはじめとするベンゾジアゼピン系抗不安薬使用時には、鎮静作用や筋弛緩作用による眠気やふらつきによる転倒・骨折リスクに注意する。特に高齢者では体内への蓄積による日中の眠気と活動性の低下によって廃用が進み、転倒が起きやすい。
中間型・長時間作用型では、日中への効果の持ち越しにより深夜〜早朝にかけて転倒リスクが高まる。
眠気やふらつきによる転倒は、服用開始や処方量増加の早期(1週間以内)に出現しやすいことに注意する。
向精神薬の多剤併用に伴い転倒リスクが高まるため、ジアゼパム換算量15mg/日以内、クロルプロマジン換算量600mg/日を超えていないことを確認する。
転倒事故は、起床時やトイレ往復時、入浴時に特に多いため、転倒予防策 ▶P.75 だけでなく、急に立ち上がらず座位で姿勢を整えてから立つ、手すりや支えを保持しながら歩く、足元を確認しながら歩く、などの患者指導も大切である。

(春日飛鳥)

引用文献
1. Vaz-Serra A, Figueira ML, Bessa-Peixoto A, et al. Mexazolam and Alprazolam in the Treatment of Generalised Anxiety Disorder：A Double-Blind, Randomised Clinical Trial. *Clinical Drug Investigation*. 04/01 2001；21：257-263.
2. Sakurai H, Inada K, Aoki Y, et al. Management of unspecified anxiety disorder：Expert consensus. *Neuropsychopharmacology Reports*. 2023；(00)：1-7.

一般名　トフィソパム

商　品　名	グランダキシン、トフィソパム
剤形と規格	錠 50mg　細粒 10%

〈錠剤〉

画像提供：持田製薬

✔ 特　徴

【作用機序】他のベンゾジアゼピン系抗不安薬と異なり、大脳辺縁系より、視床下部（自律神経系の上位中枢）への作用が強い。このため、優れた自律神経調整作用をもつ一方、睡眠増強作用や筋弛緩作用が比較的弱い。

★視床下部への作用が主であることから、抗けいれん作用や顕著な筋弛緩作用はない。

★高用量での使用時以外では、鎮静作用もほぼない。

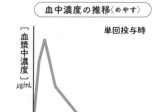

〈血中濃度の推移（めやす）〉

単回投与時

［血漿中濃度］μg/mL

2　4　8　12時間

【半減期】47分（約12時間後に血漿中から消失）。

★短時間作用型に分類される。半減期が短いため、1日に複数回の内服が必要。

★投与後1時間で最高血中濃度に達する。

【代謝経路】主に肝代謝酵素CYP3A4によって代謝される。投与72時間までにほとんど排泄され、ラットでは尿中に約10%、糞中に約89%が排泄される。

✔ 使用時の注意点

【適応】自律神経失調症、頭部・頸部損傷、更年期障害・卵巣欠落症状における自律神経症状（頭痛・頭重、倦怠感、心悸亢進、発汗など）。

★慎重投与ではあるが、閉塞隅角緑内障・重症筋無力症患者に対する投与が可能である。

【用法・用量（成人）】通常1回50mgを1日3回経口投与（年齢・症状により適宜増減）。

【投与量の調整が必要な場合】下表参照。

増量を検討	●ターゲット症状（自律神経症状）の改善が乏しい場合
減量を検討	●眠気、ふらつきなどの副作用がみられる場合 ●長期使用による依存性・耐性形成のリスクがあるため、原疾患の症状がコントロールされた場合は、減量中止を検討する

★妊産婦には、治療上の有益性が危険性を上回ると判断される場合にのみ投与する。母乳中への移行があるため、授乳中の服薬については患者・医師と相談し検討する。

【併用禁忌】ロミタピド（高脂血症治療薬）。

★ロミタピドの血中濃度が著しく上昇する恐れがある。

【併用注意】タクロリムス（CYP3A4阻害作用によってタクロリムスの血中濃度上昇の恐れ）。アルコールやフェノチアジン誘導体、バルビツール酸誘導体（中枢神経抑制作用の増強）。

✓ 起こりうる代表的な副作用

> POINT　特に、注意力・集中力の低下
> などに注意

まれだが重大な副作用	その他よくみられる副作用	
―	頻度5%未満	● 眠気　● ふらつき　● 食欲不振 ● 口渇　● 嘔気・嘔吐　● 便秘　● 腹痛 ● 倦怠感・脱力感　など

✓ ワンポイントアドバイス

▌ 向精神薬として処方日数の上限が規制されていない薬剤である。

▌ 眠気、注意力・集中力・反射運動能力などの低下が起こることがあるので、投与中の患者には自動車の運転など危険を伴う機械の操作を行わないよう指導する。

▌ 精神症状に対する適応を有さず、自律神経症状のみを適応とした特徴的な薬剤である。精神科や心療内科だけでなく、内科などの一般科で処方されることも多い。

▌ 他のベンゾジアゼピン系薬剤と同様、長期使用による依存性や耐性形成のリスクがあることには注意が必要である。使用開始時には患者と情報共有したうえで、服用を開始するか共同意思決定を行う。

（田村真樹、清水栄司）

【ケアのポイント ▶P.60 も参照】

精神疾患以外を理由に本剤を使用している患者もいる。本剤を処方されている「理由」を医師に確認するとともに、患者の理解度や状況を把握し、寄り添うことが大切である。

（春日飛鳥）

❶ベンゾジアゼピン系 経口 短時間作用型

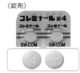

〈錠剤〉

画像提供：沢井製薬

一般名 **フルタゾラム**

商 品 名	コレミナール®

剤形と規格	**錠** 4mg	**細粒** 1%

✓ 特徴

【作用機序】情動と関係する大脳辺縁系をはじめとして全身に分布するベンゾジアゼピン受容体に結合することで、GABA$_A$受容体が活性化され鎮静作用を発現し、不安、緊張などを緩和する。

【代謝経路】主に肝臓で代謝され、24時間までの尿中排泄率は20〜37％とされる。

【半減期】3.5時間（投与後1時間で最高血中濃度に達する）。

★短時間作用型に分類され、不安時の頓用薬として使われることもある（最高血中濃度到達時間が1時間であるため）。

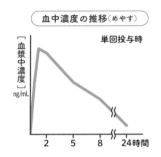

血中濃度の推移（めやす）

単回投与時

[血漿中濃度] ng/mL

2　5　8　24時間

✓ 使用時の注意点

【適応】心身症（過敏性腸症候群、慢性胃炎、胃・十二指腸潰瘍）における身体症候、不安・緊張・抑うつ。

【用法・用量（成人）】通常1日12mgを3回に分割して経口投与（年齢、症状により適宜増減）。

【禁忌】急性閉塞隅角緑内障、重症筋無力症。

★心障害、肝障害、腎障害、脳の器質的障害、小児・高齢者、衰弱患者、中等度〜重篤な呼吸障害（呼吸不全）のある患者に投与する場合は注意が必要。

【併用注意】フェノチアジン誘導体、バルビツール酸誘導体、MAO阻害薬、アルコール、シメチジン、オメプラゾール、マプロチリン。

★相互に中枢神経作用を増強し、眠気、注意力・集中力などの低下が増強されることがある。

✓ 起こりうる代表的な副作用

POINT 特に、眠気、集中力・注意力などの低下に注意

まれだが重大な副作用	その他よくみられる副作用	
●依存性 ●刺激興奮・錯乱	頻度5%未満	●眠気 ●めまい・ふらつき ●口渇 ●胃腸障害　など
	頻度0.1%未満	●眼症状(調節障害、複視、羞明) ●血圧低下 ●動悸　など

✓ ワンポイントアドバイス

眠気、注意力・集中力・反射運動などの低下を伴うことがある。内服中の患者には、自動車の運転など危険を伴う機械の操作に従事させないよう注意する。

連用により薬物依存を生じることがあるので、漫然とした継続投与による長期使用を避ける。
★けいれん発作、せん妄、不眠などが出現する可能性があるため急激な減薬を避け、注意して経過観察し、徐々に減量するなど慎重に行う。

(鮫島大輔、川上正憲)

【ケアのポイント ▶P.60 も参照】

抗不安薬による「日中の眠気」が強く、生活に支障をきたす場合は、減量・中止するか、効果の持ち越しが少なく鎮静・催眠作用が強い抗うつ薬(ミルタザピン、トラドゾン、レンボレキサント)や、睡眠改善効果のある抗精神病薬(クエチアピン、オランザピン)などの代替薬への置換を検討する。
継続使用が必要な場合には、昼夜逆転を防ぐため、翌日への効果の持ち越しを考慮して、以下のように対応するとよい。
●就寝直前に使用する
●昼寝は午後3時までの30分間にとどめる　など

(春日飛鳥)

①ベンゾジアゼピン系 | 経口 | 超長時間作用型

一般名 # ロフラゼプ酸エチル

〈錠剤〉

画像提供：Meiji Seika ファルマ

商 品 名｜メイラックス®、ロフラゼプ酸エチル

剤形と規格｜**錠** 1mg、2mg｜**細粒** 1%

✓ 特 徴

【作用機序】中枢神経のシナプス後膜のベンゾジアゼピン受容体に結合し、機能的に関連している抑制性神経伝達物質GABAₐ受容体を活性化し、情動を司る視床下部・大脳辺縁系を抑制することで、中枢神経作用(抗不安など)を現す。

★中枢神経作用を有するが、他の同系列の薬剤と比べ、鎮静作用、意識水準の低下、筋弛緩作用、協調運動抑制作用は比較的弱い。反面、抗けいれん作用や抗不安作用が強い。

【代謝経路】肝臓で代謝される(肝薬物代謝酵素CYP3A4が関与)。投与後14日間で50.1％が尿中に排泄される(糞中排泄もあり)。

【半減期】122時間(投与後0.8時間で最高血中濃度に達する)。

血中濃度の推移(めやす)

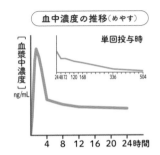

✓ 使用時の注意点

【適応】神経症・心身症の不安・緊張・抑うつ・易疲労性・睡眠障害。

★心身症には、胃・十二指腸潰瘍、慢性胃炎、過敏性腸症候群、自律神経失調症が含まれる。

【用法・用量(成人)】通常2mgを1日1～2回分割経口投与(年齢、症状に応じて適宜増減)。

【禁忌】ベンゾジアゼピン系薬剤に対する過敏症の既往歴、急性閉塞隅角緑内障、重症筋無力症。

★心障害、肝障害、腎障害、脳の器質的障害、小児・高齢者、衰弱患者、中等度～重篤な呼吸障害(呼吸不全)がある患者に投与する場合は注意が必要。

【併用注意】フェノチアジン誘導体、バルビツール酸誘導体、MAO阻害薬、アルコール、シメチジン、オメプラゾール、マプロリチン。

★相互に中枢神経作用を増強することが考えられ、眠気、注意力・集中力などの低下が増強されることがある。

✔ 起こりうる代表的な副作用

POINT 特に、眠気、集中力・注意力などの低下に注意

まれだが重大な副作用	その他よくみられる副作用	
●依存性・離脱症状 ●刺激興奮・錯乱 ●幻覚 ●呼吸抑制	頻度5%以上	●眠気
	頻度5%未満	●ふらつき ●めまい ●口渇 ●便秘 ●嘔気　など

✔ ワンポイントアドバイス

眠気、注意力・集中力・反射運動などの低下を伴うことがあり、服用中の患者には自動車の運転など危険を伴う機械の操作を行わないよう注意する。

連用により薬物依存を生じることがあるので、漫然とした継続投与による長期使用を避ける。

0.8時間で最高血中濃度に達することから即効性が認められるが、半減期は122時間と長く体内に残存するため、眠気の訴えが認められる可能性がある。

超長時間作用型の薬剤であるため依存性については報告が少ないが、投薬中は慎重に経過観察を行い、減薬の際には徐々に減量することを心がける。

(鮫島大輔、川上正憲)

【ケアのポイント ▶P.60 も参照】

長時間・超長時間作用型の薬剤は、1日〜数日間効果が持続することから、1日1回のみの処方が多い。体内に蓄積しやすいため、特に肝・腎機能が低下している人や高齢者では眠気やふらつきが強く出やすい点に注意する。

短時間・中間作用型の薬剤は、即効性が強いことから、特に強い不安やパニック発作時の頓用処方が多い。使用回数が増えると結果的に高用量となり眠気やふらつきも強まるため、依存リスクを説明し、短期使用にとどめることが必要である。　　　(春日飛鳥)

抗精神病薬 知っておきたいポイント

●抗精神病薬は、主にD_2受容体拮抗作用を有する「第1世代(定型)抗精神病薬」と、D_2受容体拮抗作用に加えて5-HT_2受容体拮抗作用も有する「第2世代(非定型)抗精神病薬」に分類される。

●定型抗精神病薬は、主に統合失調症の陽性症状(幻覚、妄想など)の改善を目的に開発されたが、ドパミン遮断による錐体外路症状などの副作用の発生率が高い。

●非定型抗精神病薬は、幻覚・妄想状態の改善に効果を発揮すると同時に、陰性症状や副作用の軽減につながるとされる。

間脳から大脳皮質に及ぶ比較的広範に作用する

●抗精神病薬は、シナプスにおける化学伝達において、シナプス後部のカテコラミン(ドパミン、セロトニン、ノルアドレナリン)を遮断する。

★特に、ドパミン神経系は、脳内のドパミン過剰放出により幻覚・妄想状態が引き起こされると考えられている。ドパミン受容体にはD_1〜D_5のサブタイプがあり、すべての抗精神病薬は共通してドパミンD_2受容体阻害作用を有している。このことから統合失調症のドパミン仮説が生まれた。

●抗精神病薬の服用時には、D_2受容体が占拠されていることが証明されている。

★線条体D_2受容体の最適な占拠率は65〜80%とされている。それ以上の占拠率では、副作用の発生率が増加することが報告されている。

●抗アドレナリン作用は鎮静に、抗セロトニン作用は陰性症状や認知機能障害、睡眠に関係すると考えられている。

ドパミン神経系の脳内分布

A 中脳辺縁経路:ドパミン機能の低下が、陰性症状(情動鈍麻、社会的退縮、無気力、意欲の低下など)や認知症状(記憶障害、認知機能障害など)と関与する

B 中脳皮質経路:ドパミンの過剰放出により、幻覚妄想状態が出現する

C 黒質線条体経路:ドパミン機能の低下で薬剤性パーキンソニズム(錐体外路症状)が出現

D 漏斗下垂体経路:ドパミン機能の低下で高プロラクチン血症をもたらす

✔️ ドパミン過感受性に注意する

● 高用量の抗精神病薬の慢性投与により、D_2受容体が代償的に増加（アップレギュレーション）され、ドパミン過感受性や遅発性ジスキネジアなどの副作用が生じうる。

● ドパミン過感受性は、治療抵抗性統合失調症の要因となる。

★ ドパミン過感受性が生じると、再発に伴い、抗精神病薬の必要量が増えていく。また、抗精神病薬のわずかな減量や服薬中断、ささいなストレスで再発し、より重症の精神病症状を呈するようになる。

● 遅発性ジスキネジアは、不随意運動を特徴とした神経障害であり、抗精神病薬を中止しても症状が持続する。症状は患者ごとに異なり、舌を左右に動かす、口をもぐもぐさせるなど、顔面に主に現れるが、四肢や体幹部でも認められ、重症化すると嚥下障害や呼吸困難を引き起こす可能性もある。

● 詳細な病態生理は不明だが、後シナプスのD_2受容体の増加が関与していると考えられている。

ドパミン受容体のアップレギュレーション

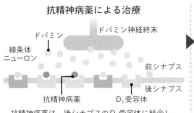

抗精神病薬による治療

ドパミン
ドパミン神経終末
線条体ニューロン
前シナプス
抗精神病薬
D_2受容体
後シナプス

抗精神病薬は、後シナプスのD_2受容体に結合し、ドパミンの作用を阻害する

D_2受容体の長期遮断によるドパミン過感受性

D_2受容体のアップレギュレーション

D_2受容体が長期遮断されることでD_2受容体のアップレギュレーションが起こり、後シナプスのドパミン過感受性が生じ、遅発性ジスキネジアに関与すると考えられる

● 抗精神病薬の代表的な副作用と、関連する受容体については下表を参照。

系統	副作用
ドパミン受容体	パーキンソニズム（振戦、姿勢反射障害、固縮、すくみ足）、アカシジア（静座不能）、ジストニア（筋肉の異常な緊張）、遅発性ジスキネジア（持続性の不随意運動）、無月経、悪性症候群
セロトニン受容体	下痢、便秘、眠気、抑うつ状態、不眠、興奮、不安
ヒスタミン受容体	眠気、食欲亢進、体重増加
アドレナリンα_1受容体	心電図異常（QT延長、U波出現、T波異常）、血圧低下、動悸、起立性低血圧、射精障害、勃起不全
アセチルコリン受容体	口渇、便秘、鼻閉、かすみ目、便秘、イレウス、排尿障害、低血圧

（井手本啓大、伊豫雅臣）

看護で知っておきたいポイント

☑ 抗精神病薬使用時に「看護師として」注意すべきこと

- ●安心・安全な信頼関係をつくる：病人として看るのではなく、精神病症状を抱えた人としてかかわる。「患者にとって安心や安全とは何か」を常に考え、信頼してもらえる関係づくりが重要である。

- ●治療目標の共有：抗精神病薬による治療の目標は患者のリカバリーである。患者が考えるリカバリー（主観的な回復）とは何かをともに考え、共通目標にすることが求められる。

- ●患者のアドボケイター（権利擁護者）になる：看護師は患者のさまざまな言動から薬物療法との関連をアセスメントし、患者が自ら医師に伝えられない場面などで代弁者としての役割を担う。

観察のポイント

❶バイタルサイン、呼吸や便通の状況：傾眠などの中枢神経抑制、血圧低下、腸閉塞が発現する可能性がある。

❷嘔吐症状を伴う疾患の有無：制吐作用があるため、他の原因・疾患による嘔吐症状をみえなくさせる可能性がある。

❸心電図変化・不整脈の有無：QT延長などの心電図異常が発現しやすい。

❹血液検査データ：腎・肝機能障害や悪性症候群、糖尿病の発症、抗精神病薬による中毒を引き起こす可能性がある。

★肝機能、クレアチンキナーゼ、糖代謝異常、電解質、投与薬剤の血中濃度などを確認する。

❺錐体外路症状の有無：手指振戦、流涎、筋強剛、運動減少、歩行障害、仮面様顔貌などに注意して観察する。

★アカシジア（足や背中がムズムズ・ザワザワする感じ、座っていられない）、ジスキネジア（口がモゴモゴする、舌の飛び出し、手足の不随意運動）、ジストニア（首が斜めになる、顔や首の攣縮、眼球上転など）が代表的である。

❻「飲みごこち」を確認する：性機能の低下や乳汁分泌など、QOLに関連した自覚症状を抱えているが、相談できない患者もいることを念頭に置く。

- ●効果のモニタリングも重要である。

★効果のモニタリングでは、標的とする症状（幻覚・妄想、イライラ、不安焦燥感、興奮、不眠、無為自閉など）が改善されているか確認する。

- ●薬物療法を行う前後のセルフケアレベルの変化を観察し、患者にも直接確認する。

✔ 「剤形ごと」の注意点をおさえる

静脈注射の場合
● 心電図や呼吸状態などのバイタルサインのモニタリングを行う。
★ 心室細動、心室頻拍、QT延長などが現れることがある。
● 溶解が必要な薬剤かどうか確認する。

筋肉注射・持続性注射剤（LAI）の場合
● 注射部位を揉んだり叩いたりしない。
● 筋肉の拘縮予防や疼痛緩和のため、注射部位の筋肉を伸展させるリハビリテーションを指導する。
★ 肩の場合は肩回し体操、殿部の場合は屈伸運動を毎日行う。

貼付剤の場合
● 胸部、腹部、背部のいずれかに貼付する。
● 皮膚状態（発赤や皮膚の脆弱性、貼付剤の剥がし残り）の有無を観察する。

説明・指導のポイント
● 薬物療法の必要性を繰り返し説明する。
★ 特に急性期で混乱がある場合は、反復した説明が求められる。
●「服薬のメリット」を伝える。
★「薬を飲んでから○○ができるようになりましたね」など、症状の改善によって患者ができるようになったことを具体的に伝える。
● 継続可能な服薬方法を指導する。
★ 患者の生活パターンや飲み忘れの可能性・傾向を把握し、服薬の回数、時間、形状（内服や持続注射剤、貼付剤など）を検討し、飲み忘れを減らす工夫を指導する。
● 眠気、注意力・集中力・反射運動能力などの低下が起こることがあるので、自動車の運転など危険を伴う機械の操作に従事しないよう説明する。
● 患者が体験している精神病症状体験をていねいに聞き取り、薬の効能または効果をわかりやすく説明する。
● 患者が訴える副作用としての不快感を聴取し、対応策や対処行動を一緒に検討する。
★ 例：口渇がある場合には「うがいや歯磨きをしてみる」「ストローで少しずつ飲む」「一度にたっぷりコップに注がず、半分に減らしてみる」など。

(前田 愛)

定型抗精神病薬

✓ 定型抗精神病薬の系統

● 1951年に合成されたクロルプロマジンを皮切りに、多様な化学構造を有する抗精神病薬が開発された。分類には、化学構造による分類、力価による分類が試みられた。

★ D_2受容体以外にも、セロトニン受容体、ヒスタミン受容体など多様な受容体に対する親和性プロフィールが異なる。各種抗精神病薬が一定の臨床効果を発揮するために必要な薬剤量、臨床的経験や行動薬理学研究から推定した力価は、クロルプロマジンやハロペリドールを基準として定められている。

● 抗幻覚・妄想効果を中心とし、錐体外路症状の副作用が多い薬剤は 高力価 、鎮静・催眠作用や自律神経副作用が多い薬剤は 低力価 と分類された。

フェノチアジン系

● **代表的な薬剤**：低力価 クロルプロマジン ▶P.104 、レボメプロマジン ▶P.106 、
プロペリシアジン ▶P.114
高力価 ペルフェナジン ▶P.108 、フルフェナジン ▶P.110

● **特徴**：低力価の薬が多い。クロルプロマジン、レボメプロマジンは筋注投与も可能。フルフェナジンには持続性注射剤もある。

ブチロフェノン系

● **代表的な薬剤**：高力価 ハロペリドール ▶P.116 、ブロムペリドール ▶P.120

● **特徴**：高力価の薬が多い。錐体外路症状の発現頻度は比較的高いが、抗コリン性の有害作用は比較的少ない。ハロペリドールは静注、筋注、持続性注射剤もあり、多様な使われ方をしている。

ベンズアミド系

● **代表的な薬剤**：その他 スルピリド ▶P.122 、スルトプリド ▶P.126 、
チアプリド ▶P.128

● **特徴**：錐体外路症状は少ないが、漏斗下垂体系D_2受容体遮断作用による高プロラクチン血症を起こす割合が多い。スルピリドは用量により抗幻覚作用、抗うつ作用、スルトプリドは抗躁作用を有し、チアプリドは高齢者の脳血管性障害に伴う攻撃性やせん妄に用いられる。

- ●定型（第1世代）抗精神病薬は、主にD_2受容体拮抗作用を有する。
- ●主に統合失調症の陽性症状（幻覚、妄想など）の改善を目的に開発されたが、ドパミン遮断による錐体外路症状などの副作用の発生率が高い。

チエピン系

- ●**代表的な薬剤**：その他 ゾテピン ▶P.130
- ●**特徴**：独自の構造をもち、海外では第2世代抗精神病薬に分類されることがある。アドレナリン再取り込み阻害作用もある。鎮静作用が強く、副作用として過鎮静・口渇などが生じうる。高用量ではけいれん発作や麻痺性イレウスの出現に注意が必要。

✔代表的な副作用

- ●定型抗精神病薬の種類によって、代表的な副作用の「出現しやすさ」は異なる（下表参照）。

	クロルプロマジン	フルフェナジン	ハロペリドール	ペルフェナジン	ピモジド
アカシジア	++	+++	+++	++	+++
パーキンソニズム	++	+++	+++	++	+++
ジストニア	++	+++	+++	++	++
遅発性ジスキネジア	+++	+++	+++	++	+++
高プロラクチン血症	+	+++	+++	++	+++
抗コリン副作用	+++	+	+	++	+
過鎮静	+++	+	+	++	+

+：めったにない　++：時々　+++：しばしば

（井手本啓太、伊豫雅臣）

定型 **❶フェノチアジン系** **経口** **筋注**

一般名 クロルプロマジン

〈糖衣錠〉

画像提供：田辺三菱製薬

商 品 名	コントミン®、ウインタミン®、クロルプロマジン塩酸塩
剤形と規格	糖衣錠 12.5mg、25mg、50mg、100mg
	錠 25mg 細粒 10%
	注 10mg、25mg、50mg

★注射剤使用時の注意点については ▶P.112 参照。

✓ 特徴

【作用機序】ドパミン（D_2）、アドレナリン（α_1）をはじめとして、ムスカリン、セロトニンなどの受容体に拮抗性を有する。

★代謝物は圧倒的にα_1拮抗作用を有する傾向から、期待できる効果はα_1作用とD_2作用に限定される。

★低力価薬剤であるため、強い鎮静作用をもつ。

【代謝経路】主に肝臓で代謝される。

【半減期】50mg単回経口投与時は、2.5±1.6時間、11.7±4.7時間とされている。

★投与後3.2時間で最高血中濃度に到達するとされる。

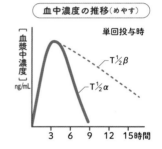

血中濃度の推移（めやす）

単回投与時

［血漿中濃度］ ng/mL

$T\frac{1}{2}\beta$

$T\frac{1}{2}\alpha$

3　6　9　12　15時間

✓ 使用時の注意点

【適応】統合失調症、躁病、神経症における不安・緊張・抑うつ、悪心・嘔吐、吃逆など。

【用法・用量】下表参照。

精神科領域 （統合失調症）	経口	●通常：50mgから開始し、症状に応じて450mgまで増量可能 ★分割して投与（朝・昼・夜など）することが多い ★臨床では、頓用（1回25〜50mgを、2〜3時間以上の間隔を空けて1日3回程度を上限とすることが多い）こともある
	筋注	●1回10〜50mgを緩徐に投与 ★経口摂取ができない場合や、精神運動興奮時などに使用することが多い
精神科領域以外 （悪心・嘔吐、吃逆など）		●通常：1日30〜100mgを分割して経口投与

【投与量の調整が必要な場合】下表参照。

増量を検討	●幻覚・妄想に改善が見られない場合 ●易怒性・衝動性が高く、行動化のリスクを認める場合など
減量・中止を検討	●EPS（錐体外路）症状や傾眠・ふらつきなどの症状が出現した場合、適宜減量や中止を検討 ●悪性症候群やイレウスといった重篤な副作用が出現した際は原則中止

【禁忌】昏睡状態、循環虚脱状態、中枢神経抑制薬の強い影響下、フェノチアジン系化合物・その類似化合物に対する過敏症。

【併用禁忌】アドレナリン（アナフィラキシーの救急治療、歯科麻酔時を除く）。

【併用注意】中枢神経抑制薬（バルビツール酸誘導体、麻酔薬など）、降圧薬、アトロピン様作用を有する薬剤、アルコール（飲酒）、ドンペリドン、メトクロプラミド、リチウム、ドパミン作動薬、歯科麻酔薬（アドレナリン含有のもの）、有機リン殺虫剤。

✓ 起こりうる代表的な副作用

POINT 過鎮静が生じうるため十分な注意が必要。過量投与時は傾眠が生じる

まれだが重大な副作用	その他よくみられる副作用	
●悪性症候群 ●遅発性ジスキネジア ●麻痺性イレウス ●再生不良性貧血、溶血性貧血、無顆粒球症 ●不整脈（心室頻拍など） ●横紋筋融解症　など	頻度5%未満	●月経異常、乳汁分泌　など
	頻度不明	●EPS症状（アカシジア、流涎過多、振戦、筋固縮、構音障害、ジストニア） ●便秘　●嘔気・嘔吐 ●めまい　●倦怠感 ●口渇　など

✓ ワンポイントアドバイス

抗精神病薬として最初に開発されたのが本剤である。
★臨床では、統合失調症の他、躁状態、せん妄や器質性精神病の鎮静、強い不安・緊張に対しても用いられている。

本剤と等しい抗精神病薬効果をもつ他の抗精神病薬の用量は「クロルプロマジン（CP）換算」という値で表され、異なる抗精神病薬の力価比較や、多剤併用時の抗精神病薬全体の作用の強さを表す基準として用いられている。

低力価薬剤であり鎮静作用が強いため、精神運動興奮状態に対して効果がある。定時薬として使用されるだけでなく、頓用で、経口投与や筋注で使用することが多い。

副作用として頻度が高いのは過鎮静や眠気、ふらつきである。高齢患者では転倒などに注意が必要である。

（池田　竜、根本隆洋）

一般名　レボメプロマジン

商　品　名	ヒルナミン®、レボトミン®、レボメプロマジン
剤形と規格	**錠** 5mg、25mg、50mg　**散** 10％、50％ **細粒** 10％

〈錠剤〉

画像提供：共和薬品工業

✔ 特徴

【作用機序】ドパミン（D_2）、アドレナリン（α_1）、ムスカリン（M_1）、ヒスタミン（H_1）、セロトニン（5-HT_2）受容体に対する遮断作用をもつ。

★抗幻覚・妄想作用は弱いが、鎮静・催眠作用および情動安定作用が強い。

★クロルプロマジン ▶P.104 に似た構造と薬理特性をもつ低力価薬剤である。

【代謝経路】主に肝臓で代謝される。

【半減期（経口投与時）】14時間程度（投与後1.9時間で最高血中濃度に達する）。

血中濃度の推移（めやす）

単回投与時

［血漿中濃度］ng/mL

2　4　　12　14　16時間

✔ 使用時の注意点

【適応】統合失調症、躁病、うつ病における不安・緊張。

【用法・用量（統合失調症）】下表参照。

経口	●**通常**：50mgから開始し、症状に応じて200mgまで増量可能 　★分割して投与（朝・昼・夜など）することが多い ●**頓用**：1回25〜50mg 　★2〜3時間以上の間隔を空けて1日3回程度を上限とすることが多い

【投与量の調整が必要な場合】下表参照。

増量を検討	●幻覚・妄想に改善がみられない場合 ●易怒性・衝動性が高く、行動化のリスクを認める場合など
減量・中止を検討	●EPS（錐体外路）症状や傾眠・ふらつきなどの症状が出現した場合、適宜減量や中止を検討 ●悪性症候群やイレウスといった重篤な副作用が出現した際には原則中止

【禁忌】昏睡状態、循環虚脱状態、中枢神経抑制薬の強い影響下、フェノチアジン系化合物・その類似化合物の過敏症。

【併用禁忌】アドレナリン（アナフィラキシーの救急治療に使用する場合を除く）。

【併用注意】中枢神経抑制薬（バルビツール酸誘導体・麻酔薬など）、降圧薬、アトロピン様作用を有する薬剤、アルコール（飲酒）、ドンペリドン、メトクロプラミド、リチウム、ドパミン作動薬、歯科麻酔薬（アドレナリン含有のもの）、有機リン殺虫剤。

☑ 起こりうる代表的な副作用

POINT 過鎮静が生じうるため十分な注意が必要。過量投与時は傾眠が生じる

まれだが重大な副作用	その他よくみられる副作用	
● 悪性症候群 ● 遅発性ジスキネジア ● 麻痺性イレウス ● 再生不良性貧血、溶血性貧血、無顆粒球症 ● 不整脈（心室頻拍など） ● 横紋筋融解症　など	頻度5%未満	● 月経異常、乳汁分泌など
	頻度不明	● EPS症状（アカシジア、流涎過多、振戦、筋固縮、構音障害、ジストニアなど） ● 便秘 ● 嘔気・嘔吐 ● めまい ● 倦怠感 ● 口渇　など

☑ ワンポイントアドバイス

クロルプロマジンと同様、臨床現場では統合失調症のほかに、躁状態、せん妄や器質性精神病の鎮静、強い不安・緊張に対してなど、幅広く用いられている。

低力価薬剤で鎮静作用が強いため、精神運動興奮状態に対して効果があり、定時薬の他、頓用（経口投与や筋注）で使用することが多い。

副作用として頻度が高いのは過鎮静や眠気、ふらつきであり、高齢患者では転倒などに注意が必要である。

（池田　竜、根本隆洋）

【ケアのポイント ▶P.100 も参照】

本剤は、頓用薬として使用されることも多く、比較的鎮静効果が早く出現する。そのため、内服1時間後程度から「ふらつき→転倒」「口渇→過飲水・尿失禁」といった副作用の観察と、リスクアセスメントの強化をするとよい。　　　　　　　　　　（前田　愛）

一般名　ペルフェナジン

商 品 名	ピーゼットシー®、トリラホン®
剤形と規格	**糖衣錠・錠** 2mg、4mg、8mg　**散** 1% **注** 2mg（筋注）

〈糖衣錠〉
画像提供：田辺三菱製薬

★注射剤使用時の注意点については ▶P.112 参照。

✔ 特　徴

【作用機序】ドパミン（D_2）受容体遮断作用とともに、セロトニン（5-HT_2）、アドレナリン（α_1）、ムスカリン性アセチルコリン（Ach）受容体遮断作用を有する。

★本剤は中力価薬剤である。高力価薬剤と比べると錐体外路（EPS）症状が出にくく、低力価薬剤と比べると鎮静作用が少ないのが長所で、比較的穏やかな抗精神病効果を示す。

【代謝経路】主に肝臓で代謝される。
【半減期】該当資料なし。

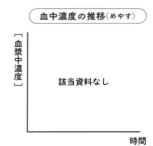
（血中濃度の推移（めやす）

該当資料なし

［血漿中濃度］　時間

✔ 使用時の注意点

【適応】統合失調症、術前・術後の悪心・嘔吐、メニエール症候群（めまい、耳鳴り）。
【用法・用量（統合失調症）】通常6〜48mgを症状に応じて分割して経口投与。
★術前・術後の悪心・嘔吐に対しては2〜5mgを筋注または経口投与、メニエール症候群に対しては6〜12mgを経口投与とするのが有効。

【投与量の調整が必要な場合】下表参照。

増量を検討	●幻覚・妄想に改善がみられない場合 ●易怒性・衝動性が高く、行動化のリスクを認める場合など
減量・中止を検討	●EPS症状や傾眠・ふらつきなどの症状が出現した場合、適宜減量や中止を検討 ●悪性症候群やイレウスといった重篤な副作用が出現した際は原則中止

【禁忌】昏睡状態、循環虚脱状態、中枢神経抑制薬の強い影響下、フェノチアジン系化合物・その類似化合物の過敏症。
【併用禁忌】アドレナリン（アナフィラキシーの救急治療、歯科麻酔に使用する場合を除く）。

【併用注意】中枢神経抑制薬(バルビツール酸誘導体・麻酔薬など)、降圧薬、アトロピン様作用を有する薬剤、アルコール(飲酒)、ドンペリドン、メトクロプラミド、リチウム、ドパミン作動薬、パロキセチン、歯科麻酔薬(アドレナリン含有のもの)、有機リン殺虫剤。

✓ 起こりうる代表的な副作用

> POINT 嘔吐症状をきたす身体疾患がある場合、嘔吐症状をマスクしてしまう可能性があることに注意

まれだが重大な副作用	その他よくみられる副作用	
●悪性症候群 ●遅発性ジスキネジア ●麻痺性イレウス ●再生不良性貧血、溶血性貧血、無顆粒球症 ●不整脈(心室頻拍など)　など	頻度5%未満	●月経異常、乳汁分泌 など
	頻度不明	●EPS症状(アカシジア、流涎過多、振戦、筋固縮、構音障害、ジストニア) ●便秘　●嘔気・嘔吐 ●傾眠　●めまい ●倦怠感　●口渇　など

✓ ワンポイントアドバイス

統合失調症の陽性症状(幻覚・妄想など)だけではなく、慢性期にみられる自発性の低下、意欲減退に対しても効果があり、臨床では広く使用される。

適応外ではあるが、うつ病で出現する微小妄想や不安・強い焦燥感に対して用いることがある。

術前・術後の悪心・嘔吐に対しても適応がある。服用が難しい場合には、筋注で対応する。

(池田　竜、根本隆洋)

【ケアのポイント ▶P.100 も参照】

本剤は肝臓で代謝される薬剤であり、長期投与する場合は肝機能の変化に注意する。肝機能が低下すると疲れやすくなるため、精神症状なのか、肝機能低下なのか、検査結果も併せて確認してみる。
(前田　愛)

定型　❶フェノチアジン系　経口　筋注

一般名　フルフェナジン

商品名	フルメジン®、フルデカシン®
剤形と規格	**糖衣錠** 0.25mg、0.5mg、1mg　**散** 0.2%　**注** 25mg（LAI）

〈糖衣錠〉

画像提供：田辺三菱製薬

★注射剤使用時の注意点については ▶P.113 参照。

✔ 特徴

【作用機序】強力なドパミン（D₂）受容体遮断作用をもつ。同時に、弱いながらもD₁、セロトニン（5-HT₂）、アドレナリン（α₁）、ムスカリン性アセチルコリン（Ach）受容体遮断作用をもつ。

★高力価薬剤である。強い抗幻覚・妄想作用がある一方、錐体外路（EPS）症状も生じやすい。

【代謝経路】主に肝臓で代謝される。

【半減期】該当資料なし。

血中濃度の推移（めやす）

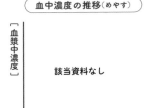

［血漿中濃度］

該当資料なし

時間

✔ 使用時の注意点

【適応】統合失調症。

【用法・用量（経口）】通常1～10mgを症状に応じて分割して経口投与。

★筋注（フルフェナジンデカン酸エステル注射剤）の場合は、1回12.5～75mgを4週間間隔で投与。

【投与量の調整が必要な場合】

増量を検討	●幻覚・妄想に改善がみられない場合 ●易怒性・衝動性が高く、行動化のリスクを認める場合など
減量・中止を検討	●EPS症状や傾眠・ふらつきなどの症状が出現した場合、適宜減量や中止を検討 ●悪性症候群やイレウスといった重篤な副作用が出現した際は原則中止

【禁忌】昏睡状態、循環虚脱状態、中枢神経抑制薬の強い影響下、フェノチアジン系化合物・その類似化合物の過敏症。

【併用禁忌】アドレナリン（アナフィラキシーの救急治療、歯科麻酔時を除く）。

【併用注意】中枢神経抑制薬（バルビツール酸誘導体・麻酔薬など）、降圧薬、アトロピン様作用を有する薬剤、アルコール（飲酒）、ドンペリドン、メトクロプラミド、リチウム、ドパミン作動薬、有機リン殺虫剤、歯科麻酔薬（アドレナリン含有のもの）。

✔ 起こりうる代表的な副作用

> **POINT** EPS症状が出現しやすいので注意が必要

まれだが重大な副作用	その他よくみられる副作用	
●悪性症候群 ●遅発性ジスキネジア ●麻痺性イレウス ●再生不良性貧血、溶血性貧血、無顆粒球症 ●不整脈（心室頻拍など）　など	頻度5%未満	●月経異常、乳汁分泌など
	頻度不明	●EPS症状（アカシジア、流涎過多、振戦、筋固縮、構音障害、ジストニア） ●便秘　●嘔気・嘔吐 ●傾眠　●めまい ●倦怠感　●口渇

✔ ワンポイントアドバイス

統合失調症の陽性症状主体の急性期、ならびに亜急性期から慢性期にみられる陽性症状や陰性症状などに対して広く使用される。

高力価の薬剤でD_2遮断作用が強いため、EPS症状（パーキンソン症状、アカシジア、ジストニアなど）が出現しやすいことに注意が必要である。

陰性症状や認知機能障害などが遷延し、服薬遵守が困難な患者に対しては、筋注製剤による確実な投薬を行う。
★症状再燃・悪化を防ぐことを目的に、4週間間隔の筋注投与を行う。

（池田　竜、根本隆洋）

【ケアのポイント ▶P.100 も参照】

本剤に限らず、精神科薬物療法によってイライラ感が改善されると、患者とのコミュニケーションも、よりいっそうとりやすくなる。

薬物療法によって改善された症状をフィードバックしつつ、今まで聞けなかった患者の「これまでの生活スタイル」や「好きなもの・嫌いなもの」を尋ね、「その人らしさ」をケアの中心に取り入れてみるとよい。

（前田　愛）

ペルフェナジン、クロルプロマジン注射剤（筋注）使用時のポイント

●ペルフェナジンの注射剤にはピーゼットシー®筋注2mg、クロルプロマジンの注射剤にはコントミン®筋注10mg・25mg・50mgがある。

●注射剤（筋注）は、経口投与困難な場合や緊急の場合、また、経口投与が不十分と考えられる場合にのみ使用する。

★経口投与が可能で効果が十分と判断された場合には、すみやかに経口投与に切り替える。

●筋肉内投与による「局所の発赤・発熱・腫脹・壊死・化膿」などに注意する。

●組織・神経などへの影響を避けるため、神経走行部位を避け、同一部位に反復注射しない。

★上腕（三角筋）の場合は橈骨神経、殿部（中殿筋）の場合は坐骨神経、大腿部（大腿外側広筋）の場合は大腿神経が近くを走行している。

●注射針を刺入したとき、患者が激痛を訴えたり、血液の逆流が生じたりした場合は、ただちに針を抜き、部位を変えて注射する。

●起立性低血圧が出現することがある。注射方法について十分注意し、できるだけ遅い速度で筋肉内投与する。

（池田　竜、根本隆洋）

ここもおさえる！

フルフェナジン注射剤（LAI）使用時のポイント

持続性注射剤（LAI）の特徴を理解する ▶P.119

● フルフェナジンの注射剤（フルデカシン®筋注25mg）は、持続性抗精神病薬注射薬（LAI）である。

★ LAIは、肩もしくは殿部に筋注すると、組織内に留まった薬剤がゆっくりと吸収されるのが特徴。

● 通常1回12.5〜75mgを4週間間隔で筋肉内投与する。

★ 初回用量は可能な限り少量より始め、50mgを超えないものとする。

● 起こりうる副作用の症状は内服製剤と同様だが、持効性注射剤の場合、ただちに薬物を体外に排除する方法がない。副作用の予防・発現時の処置、過量投与などに十分留意する。

筋注時の注意点をおさえる

● 筋肉内投与により局所の発赤・発熱・腫脹・壊死・化膿などがみられることがある。

● 組織・神経などへの影響を避けるため、特に同一部位への反復注射は行わない。

★ 長期に同じ部位に注射し続けると、注射部位に血管新生や筋肉の線維化が生じる。その状態でさらに筋注を行うと、血中濃度が急激に上がりやすくなる可能性があるため、左右交互に注射することが推奨されている。

● 神経走行部位を避ける。

★ 注射針を刺入したとき、患者が激痛を訴えた場合や、血液の逆流が生じた場合は、ただちに針を抜き、部位を変更して注射する。

（池田　竜、根本隆洋）

一般名 # プロペリシアジン

〈錠剤〉

商 品 名	ニューレプチル®

剤形と規格	錠	5mg、10mg、25mg	細粒 10%
	液	1%	

画像提供：高田製薬

✓ 特 徴

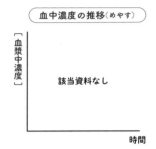

血中濃度の推移（めやす）

[血漿中濃度]

該当資料なし

時間

【作用機序】初めて抗精神病薬として用いられたクロルプロマジンと同様に、強い抗幻覚・妄想作用を有する。ドパミン（D_2）受容体のみならず、セロトニンやノルアドレナリン受容体を遮断することから、副作用の発生に注意を要する。

【代謝経路】主に肝臓で代謝される。

★肝障害のある患者にはそれを悪化させる可能性があり、慎重な投与が求められる。

【半減期】該当資料なし。

✓ 使用時の注意点

【適応】統合失調症。

【用法・用量（成人）】通常1日10〜60mgを分割して経口投与。

★臨床では2回以上に分割して投与することが多い。

【禁忌】昏睡状態・循環虚脱状態、フェノチアジン系化合物・類似化合物に対する過敏症、中枢神経抑制薬の強い影響下。

★皮質下の脳障害（脳炎、脳腫瘍、頭部外傷後遺症など）の疑いのある患者も原則として禁忌（高熱が発生する恐れがある）。

【併用禁忌】アドレナリン（アナフィラキシーの救急治療、歯科治療に使用する場合を除く）。

★重篤な血圧低下を起こすことがある。

【併用注意】中枢神経抑制薬（バルビツール酸誘導体、麻酔薬など）、アルコール、降圧薬、アトロピン様作用を有する薬剤、リチウム、メトクロプラミド、ドンペリドン）、ドパミン作動薬（レボドパ製剤、ブロモクリプチンなど）、有機リン殺虫剤、歯科麻酔（アドレナリン含有のもの）。

✔ 起こりうる代表的な副作用

> POINT 錐体外路症状（パーキンソン症状、ジスキネジア、アカシジア）に注意が必要

まれだが重大な副作用	その他よくみられる副作用	
●悪性症候群 ●突然死 ●再生不良性貧血、無顆粒球症、白血球減少 ●眼障害 ●麻痺性イレウス ●SIADH ●遅発性ジスキネジア ●SLE様症状 ●肺塞栓症、深部静脈血栓症	頻度5%以上または頻度不明	●過敏症状　●光線過敏症　●血圧降下 ●頻脈　●不整脈　●心疾患悪化 ●持続勃起　●不眠　●眠気 ●パーキンソン症状　●ジスキネジア ●アカシジア　●口渇　●嘔気・嘔吐 ●便秘　●浮腫　●縮瞳　●眼圧亢進 ●視覚障害　など
	頻度5%未満	●乳汁分泌　●女性化乳房　●月経異常 ●射精不能　●体重増加　など

✔ ワンポイントアドバイス

遅発性ジスキネジアは、抗精神病薬の長期投与中に出現する「口周囲や四肢の不随意運動」を指し、投与中止後にも持続することがある。症状出現時には他の抗精神病薬への変更や適切な治療薬の投与が必要となる。

本剤は、アメリカで発売されていないこともあり、現代で求められるエビデンスレベルでの報告が乏しい薬剤の1つであるため、古い薬剤として認識されている。

現代では使用する機会はきわめて限定的で、副作用の多彩さから他剤で効果がみられなかった症例に対して用いられる。

★現実的には、高齢の統合失調症患者で、いくつかの薬剤に加えて使用されていることを見かける程度である。他にも多くの抗精神病薬は発売されていることから、新しく使用を開始するべき薬剤とはいえない。

(坂口　文、金沢徹文)

【ケアのポイント ▶P.100 も参照】

本剤のような第1世代抗精神病薬は、非常に強力な効果を発揮するぶん、副作用も強く出現しやすい。そのため、薬剤を覚える際には「作用と副作用をセットで」覚えると、現場での観察スキルがレベルアップする。　　　　　(前田　愛)

定型　❷ブチロフェノン系　経口　筋注　静注

一般名 ハロペリドール

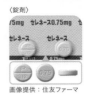
〈錠剤〉
画像提供：住友ファーマ

商　品　名	セレネース®、ハロマンス®、ハロペリドール
剤形と規格	錠 0.75mg、1mg、1.5mg、3mg 細粒 1%　液 0.2% 注 5mg（筋肉内、静脈内）、 　50mg、100mg（LAI）

★注射剤については ▶P.118 参照。

✓ 特徴

【作用機序】ドパミン（D₂）受容体に対する選択性
が比較的高く、同受容体においてドパミンと競合
することで抗幻覚・妄想作用を示す。

★代表的な第1世代抗精神病薬の1つ。リスペリドン
▶P.134 につながる第2世代抗精神病薬は、本剤を
もとに作られた。

【代謝経路】主に肝臓で代謝される（主要な代謝生
成物は還元型ハロペリドール）。

【半減期（1mg経口投与時）】83.2±55.6時間（投与
後6.0±3.0時間で最高血中濃度に達する）。

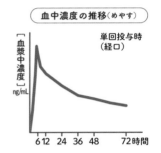
（血中濃度の推移（めやす））
単回投与時
（経口）
［血漿中濃度］ng/mL
6 12　24　36　48　　　72 時間

★本剤は血中濃度を測定可能で、その有効治療濃度は3～17ng/mLである。20ng/mLを
超えた場合、パーキンソン症状に加えて過鎮静や意識障害が出現する場合がある。

✓ 投与時の注意点

【適応】統合失調症、躁病。

★興奮を伴うせん妄、行動障害を認める高次脳機能障害、BPSD（興奮、徘徊）を伴う認知症
など、広範な病態に用いられる。

★汚言を伴う運動チックと音声チックの両方が1年以上続くトゥレット症候群に使用される
こともある。

【用法・用量（成人への経口投与）】通常1日0.75～2.25mgから開始し、徐々に増量。
維持量は1日3～6mgを経口投与。

★経口剤には、1%の細粒（3mgで0.3g）、1mg・2mgなどの錠剤、0.2%の内服液（3mg
で1.5mL）がある。

【禁忌】昏睡状態、パーキンソン病・レビー小体型認知症、妊婦（妊娠の可能性）。

★授乳の中止も要請される。

【併用禁忌】アドレナリン(アナフィラキシーの救急治療に使用する場合を除く)。
★重篤な血圧低下を起こすことがある。
【併用注意】中枢神経抑制薬、アルコール、リチウム、抗コリン作用を有する薬剤、抗ドパミン作用を有する薬剤、タンドスピロン、ドパミン作動薬、CYP3A4誘導薬・阻害薬、CYP2D6阻害薬。

✓ 起こりうる代表的な副作用

> POINT 錐体外路症状(パーキンソン症状、ジスキネジア、アカシジア)、便秘に注意が必要

まれだが重大な副作用	その他よくみられる副作用	
●悪性症候群 ●SIADH ●心室細動、心室頻拍 ●麻痺性イレウス ●横紋筋融解症 ●遅発性ジスキネジア ●無顆粒球症、白血球減少、血小板減少 ●肺塞栓症、深部静脈血栓症 ●肝機能障害、黄疸	頻度5%以上	●パーキンソン症状 ●アカシジア ●不眠 ●焦燥感 ●神経過敏
	頻度5%未満	●ジスキネジア ●ジストニア ●血圧降下 ●起立性低血圧 ●月経異常 ●体重増加 ●眠気 ●めまい ●頭痛・頭重 ●不安 ●幻覚 ●興奮 ●けいれん ●性欲異常 ●脱力感・倦怠感・疲労感 ●発熱 ●発汗 ●潮紅 ●鼻閉

✓ ワンポイントアドバイス

剤形が豊富なことから、第2世代抗精神病薬の登場前には、主要な抗精神病薬として、精神科を中心に広く臨床現場で用いられた。
★錠剤、粉末剤、液剤、(即効性)注射剤、持効性注射剤が開発された。特に持効性注射剤は、1か月に1回の使用により血中濃度が安定するため、統合失調症の慢性期治療に適応があったが、悪性症候群の発生が懸念され、限定された使用にとどまった。

副作用の発生が多く、特に多彩な錐体外路症状の出現がみられる。抗パーキンソン病薬により症状が改善することはあるが、抗パーキンソン病薬にも嗜眠や認知機能障害などの副作用がある。
★遅発性ジスキネジアは、長期投与中に出現する口周囲や四肢の不随意運動で、投与中止後にも持続することがある。症状出現時には、他の抗精神病薬への変更や、適切な治療薬の投与を行う。

副作用として便秘の出現頻度も高く、イレウスが発生することもあるため、厳重な管理が求められる。

(坂口 文、金沢徹文)

ハロペリドール注射剤使用時のポイント

●即効性注射剤と持続性注射剤がある。どちらも一般的な適応や副作用に関する留意点は錠剤などに準じる。

●ただし、持続性注射剤は、ただちに薬物を排除する方法がないため、副作用の予防、副作用発現時の処置、過量投与に十分留意する。

即効性の注射剤（筋注・静注）

●ハロペリドールには、5mg用量の注射剤が発売されており、統合失調症や躁病などによる急激な精神運動興奮に対し、静注または筋注で投与される。

●静注の場合、一般的に生理食塩液と混ぜて点滴で使用されることが多い。

★夜間せん妄に用いられる場合、静脈路が確保されていれば「0.5A（2.5mg）＋生理食塩液500mL」とし、8時間程度で緩徐に投与を行うことが多い。

●静脈路が確保されていないが、急な対応を要する場合には筋注により投与する。この場合、神経走行部位を避け、同一部位へ反復注射しないように注意する必要がある。

★一般的には、肩峰から3横指下の三角筋中央部または前半部の重要な血管の少ない、筋肉の豊富な部位を選択する。

●約20分程度で有効血中濃度に達するが、個人差が大きいため、可能な限り少量から始める。

★鎮静効果を得るために投与量をどんどん増やすことは避けなければいけない。

●半減期は15時間程度と長い。過量投与の場合、翌朝にも血中に薬剤が存在するため、覚醒遅延が認められることが多い。

持続性注射剤（LAI）

●ハロペリドールデカン酸エステル（ハロマンス®）が発売されている。

●4週間間隔で筋注することで安定した血中濃度が得られるため、定期的な経口服用から解放され、「服用しているかどうか、患者・家族が心配しなくてよくなる」といったメリットがある。

●初回用量は、経口ハロペリドール1日用量の10〜15倍をめやすとし、可能な限り少量より始め、100mgを超えないものとする。

★初回用量の例：経口ハロペリドール3mg服用患者の場合、30〜45mgが初回用量となる。

（坂口　文、金沢徹文）

ここもおさえる！

精神科で使用される
持続性注射剤（LAI、デポ剤）の種類

●持続性注射薬は、1回注射すると体内に薬液がとどまり、徐々に血液内に取り込まれて持続的に効果を発揮する薬剤である。
●薬剤ごとに効果が持続する期間は異なるが、筋注（上腕か殿部）で投与する。

第1世代	**ハロペリドール**（ハロマンス® 1回/4週間） **規格** 50mg、100mg ●油性製剤：殿部筋・三角筋に注射
	フルフェナジン（フルデカシン® 1回/4週間） **規格** 25mg ●油性製剤：殿部筋・三角筋に注射
第2世代 （SDA）	**リスペリドン**（リスパダールコンスタ® 1回/2週間）　RLAI とも呼ばれる **規格** 25mg、37.5mg、50mg ●懸濁製剤：殿部筋に注射 ●3週間後に作用が出現し、投与開始6週間後に定常状態濃度に達する ●専用懸濁用液とともに2〜8℃で遮光保存し、使用直前に薬剤と懸濁用液を常温に戻し、薬剤を水溶性の基剤に懸濁させ、投与直前に激しく振盪させて投与 ●初回は25mgから開始し適宜増量（50mgは超えない）
	パリペリドン（ゼプリオン® 水懸筋注は1回/4週間、TRIは1回/12週間）　PP とも呼ばれる **規格** 25mg、50mg、75mg、100mg、150mg、175mg、263mg、350mg、525mg ●水溶性注射剤：殿部筋・三角筋に注射（経口薬で忍容性、有効性を確認後開始） ●投与後すぐに加水分解されて全身循環に移行し、11〜18日で最高濃度に達する ●シリンジ内の懸濁液が均質になるように10秒以上振盪して投与 ●初回は150mg、1週間後に100mgを三角筋に投与（導入レジメン）。その後、4週間に1回、75mgを三角筋または殿部筋に投与
第2世代 （DPA）	**アリピプラゾール**（エビリファイ® 1回/4週間）　AOM とも呼ばれる **規格** 300mg、400mg ●水溶性注射剤：殿部筋・三角筋に注射 ●使用前に経口薬に切り替え、症状安定後に使用（2週間は併用） ●懸濁用液と注射用水2mLを懸濁させ投与

（眞野三奈子）

119

一般名 **ブロムペリドール**

〈錠剤〉

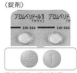

画像提供：沢井製薬

商　品　名	ブロムペリドール
剤形と規格	**錠** 1mg、3mg、6mg　**細粒** 1%

✔ 特 徴

【作用機序】ハロペリドール（ブチロフェノン系抗精神病薬の代表薬 ▶P.116 ）と同様に、ドパミンD₂受容体遮断により、抗精神病症状（幻覚・妄想）を現す。

【代謝経路】主に肝臓で代謝される。

【半減期（3mg経口投与時）】38.7±21.5時間（投与後5.3±0.8時間で最高血中濃度に達する）。

★ハロペリドールと比べて効果発現がすみやかで、半減期が比較的長いことから、1日1回投与が可能。
　錐体外路症状がハロペリドールより少ないこともあり、外来患者で使用されることが多い。

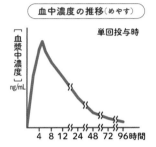

血中濃度の推移（めやす）

単回投与時

［血漿中濃度］ng/mL

4　8 12 24 48 72 96時間

✔ 投与時の注意点

【適応】統合失調症。

★他の抗精神病薬と同様に、興奮を伴う認知症などにも使用される（1mgでも効果が期待できる）。

【用法・用量（成人）】通常1日3〜18mgを経口投与（最大量は1日36mg）。

★高齢者への投与は錐体外路症状の発生が予想されるため、少量から開始するなど慎重に投与を行うこと。

【禁忌】昏睡状態、パーキンソン病・レビー小体型認知症、妊婦（妊娠の可能性のある女性）。

★授乳の中止も要請される。

【併用禁忌】アドレナリン（アナフィラキシーの救急治療に使用する場合を除く）。

★重篤な血圧低下を起こすことがある。

【併用注意】中枢神経抑制薬、アルコール、リチウム、抗コリン作用を有する薬剤、抗ドパミン作用を有する薬剤、ドンペリドン、タンドスピロン、ドパミン作動薬、CYP3A4誘導薬・阻害薬。

✓ 起こりうる代表的な副作用

POINT 錐体外路症状（パーキンソン症状、ジスキネジア、アカシジア）に注意が必要

まれだが重大な副作用	その他よくみられる副作用	
●悪性症候群 ●SIADH ●心室細動、心室頻拍 ●麻痺性イレウス ●遅発性ジスキネジア ●無顆粒球症、白血球減少 ●横紋筋融解症 ●肺塞栓症、深部静脈血栓症	頻度5%以上	●パーキンソン症状 ●アカシジア　など
	頻度5%未満	●ジスキネジア　●ジストニア ●不眠　●焦燥感　●神経過敏 ●血圧降下　●起立性低血圧 ●月経異常　●体重増加　●眠気 ●めまい　●頭痛・頭重　●不安 ●幻覚　●興奮　●けいれん ●性欲異常　●脱力感・倦怠感・疲労感 ●発熱　●発汗　●潮紅　●鼻閉　など

✓ ワンポイントアドバイス

遅発性ジスキネジアは、抗精神病薬の長期投与中に出現する「口周囲や四肢の不随意運動」を指し、投与中止後にも持続することがある。症状出現時には、他の抗精神病薬への変更や、適切な治療薬の投与が必要となる。

現在では非定型抗精神病薬が多数発売されているため、使用される機会は激減している。

（坂口　文、金沢徹文）

【ケアのポイント ▶P.100 も参照】

本剤をはじめとするブチロフェノン系抗精神病薬 ▶P.116 - ▶P.121 や、フェノチアジン系抗精神病薬 ▶P.104 - ▶P.115 を使用するときには、「興奮や攻撃性の根っこには"不安"が潜んでいる」ことを意識するとよい。

怒りや猜疑心（疑い深さ）を生み出す状況の現実味をジャッジするのではなく、そのような不快な気持ちをもつ苦しさや恐怖に寄り添い、不安を和らげるケアを提供することが大切である。　　　　　　　　　　（前田　愛）

一般名 スルピリド

商 品 名	ドグマチール®、スルピリド
剤形と規格	**錠** 50mg、100mg、200mg **カプセル** 50mg　**細粒** 10%、50% **注** 50mg、100mg（筋注）

〈錠剤〉

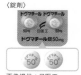

画像提供：日医工

★注射剤については ▶P.124 参照。

✓ 特徴

【作用機序】低用量（150〜300mg）では前シナプスのドパミン（D₂）自己受容体を刺激し、高用量（300mg以上）では後シナプスのドパミン（D₂）受容体を阻害する。

★上記から、用量によって適応疾患が異なるというユニークな作用をもつ。

【代謝経路】主として腎臓から排泄される。

★腎排泄性であるため、腎障害患者では高い血中濃度が持続するため、慎重に用いるべきである。

★脳内移行性が悪いため、内分泌系副作用（プロラクチン値上昇など）が出現しやすい。

【半減期】15.6±11.0時間（投与後4.3±0.8時間で最高血中濃度に達する）。

血中濃度の推移（めやす）

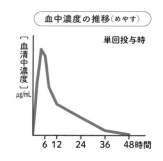

単回投与時

✓ 投与時の注意点

【適応】胃・十二指腸潰瘍、うつ病・うつ状態、統合失調症。

【用法・用量】下表参照。

胃・十二指腸潰瘍	●1日150mgを3回に分割して経口投与 ‥‥‥‥‥‥‥‥‥低用量
うつ病・うつ状態	●1日150〜300mgを分割して経口投与（最大600mg）‥‥‥‥高用量
統合失調症	●1日300〜600mgを分割して経口投与（最大1,200mg）‥‥‥‥高用量

【禁忌】本剤成分に対する過敏症の既往歴、プロラクチノーマ（抗ドパミン作用によりプロラクチン分泌が促され、病態が悪化する恐れ）、褐色細胞腫の疑い（急激な昇圧発作を起こす恐れ）。

★**プロラクチノーマ**：プロラクチン分泌性の下垂体腫瘍。

【併用注意】QT延長を起こすことが知られている薬剤、ジギタリス、ベンザミド系薬剤、フェノチアジン系薬剤、ブチロフェノン系薬剤、中枢神経抑制薬、ドパミン作動薬、アルコール。

✓ 起こりうる代表的な副作用

> POINT　高プロラクチン血症に基づく特徴的な副作用（＊）に注意。錐体外路症状は他の抗精神病薬に比べると軽度

まれだが重大な副作用	その他よくみられる副作用	
●悪性症候群 ●けいれん ●QT延長、心室頻拍 ●無顆粒球症、白血球減少 ●肝機能障害、黄疸 ●遅発性ジスキネジア ●肺塞栓症、深部静脈血栓症	頻度5%未満	●錐体外路症状（パーキンソン症状、ジスキネジア、アカシジア） ●乳汁分泌＊　●女性化乳房＊ ●月経異常＊　●射精不能＊　●不眠 ●眠気　●めまい・ふらつき　●口渇 ●嘔気・嘔吐　●便秘　●体重増加 ●浮腫　●血圧下降など
	頻度0.1%未満	●乳房腫脹＊　●勃起不全＊　●胸やけ

✓ ワンポイントアドバイス

フランスで1967年（日本でも1979年）に発売された古い薬剤である。他の抗精神病薬に比べ、最近の手法によるエビデンスが蓄積されておらず、ガイドラインなどではあまり推奨されていないが、臨床効果は高い。
特に、外来でよくみられる下表に示すような患者には、ぴったり当てはまる。

不定愁訴（胃痛・食欲不振などを伴う肩こりや頭痛、倦怠感）に加え、いくらか抑うつ的となっている患者	150mgを投与	●必要時はベンゾジアゼピン系薬剤を併用 ●一定の効果が得られたらベンゾジアゼピン系薬剤は中断 ●副作用の発生に注意して経過を追うという治療方策は有効性と忍容性のバランスがよい
罪責感（自分が悪いことをしてしまったと必要以上に述べる）を訴え、うつ病か統合失調症かで迷うような患者	300mgを投与	

特徴的な副作用に高プロラクチン血症に基づく症状がある。これは、医療者が問わないと患者が訴えないことも多いため注意する。
★性別を問わず、乳汁分泌が生じると、アドヒアランスが極端に低下する場合も多い。
★適応外使用だが、低用量のアリピプラゾールがプロラクチン値を下げることもあり、併用を行う場合もある。

心血管系に対する副作用がまれなことも重要な点である。

遅発性ジスキネジアは、投与中止後も持続することがある。症状出現時には、他の抗精神病薬への変更や、適切な治療薬の投与が必要となる。

（坂口　文、金沢徹文）

スルピリド注射剤使用時のポイント

●スルピリドには、100mg筋注製剤が発売されており、経口投与が困難な場合に用いられる。
●経口投与が可能になった際は、すみやかに経口投与に変更することが求められる。
●最高血中濃度到達は、錠剤や細粒（約2〜3時間）より早い。
●適応や用法・用量は、経口剤に準じる。

(坂口　文、金沢徹文)

筋肉注射のポイント

●注射針は「注射部位に対して90度」の角度で刺入する。
●筋肉内は血管も多いため、穿刺後、注射器内に血液が逆流してきたら、すみやかに針を抜いて圧迫する。激痛がした場合もただちに針を抜く。
●精神科で扱う注射剤は、薬剤の吸収を緩やかにするため、注射後にもまないようにする。
★硬結（しこり）や疼痛、変色などを防ぐため、次回の接種部位は、入浴時によくマッサージをしておくとよい。
●実施後は、注射部位の硬結、腫脹、発赤の有無を観察する。

上腕の注射部位

●肩峰からおろした垂線と、前後の腋窩線の頂点と頂点を結ぶ線が交わる部位。
★上腕への筋肉注射は、腕をおろしたまま穿刺する。看護師も座って実施する。
★肩峰の3横指下とする場合もあるので、自施設の手順書を事前に確認しておくこと。

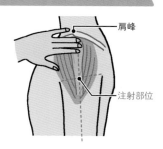

肩峰

注射部位

殿部（中殿筋）の注射部位

❶クラークの点：上前腸骨棘と上後腸骨棘を結ぶ線の外前から1/3の部分。

★上前腸骨棘は、骨盤最大の骨である両側腸骨の前方の突き出た部分（腰に手を当てたとき、前に触れる突き出た部分）。

★上後腸骨棘は両側腸骨後方の突き出た部分（腰に手を当てたとき、後方に触れる部分を後ろにたどると、上後腸骨棘に触れる）。

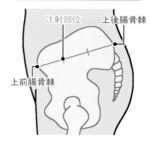

クラークの点

上後腸骨棘

注射部位

上前腸骨棘

❷4分3分法：片側の殿部を4等分し、中心から上側外側45度の線の外側から1/3の部分。

★片側殿部の中心（4等分した中心）から上方の外側45度の角度で線を引き、引いた線を3等分する。

★注射部位は、引いた線の外側1/3の位置となる。

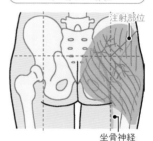

4分3分法の部位

注射部位

坐骨神経

❸ホッホシュテッターの部位：実施者の手掌を大転子部に置いて指を開き、第2指を上前腸骨棘に置いたときに、第2指・第3指・腸骨稜に囲まれた中心。

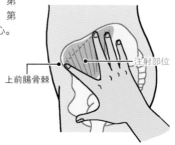

ホッホシュテッターの部位

注射部位

上前腸骨棘

（眞野三奈子）

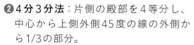

125

定型　❸ベンズアミド系　経口

一般名 **スルトプリド**塩酸塩

商　品　名｜バルネチール®

剤形と規格｜**錠** 50mg、100mg、200mg　**細粒** 50%

〈錠剤〉
画像提供：共和薬品工業

✓ 特　徴

【作用機序】中枢性抗ドパミン作用により効果を発揮する。他の抗精神病薬と異なり、ドパミン（D₁）受容体遮断作用を欠き、より選択的なドパミン（D₂）受容体遮断作用をもつ。

★スルピリドに似た化学構造をもつベンズアミド系抗精神病薬である。

【代謝経路】経口投与時の消化管吸収はすみやか。多くは尿中に排泄される。

【半減期】3時間（投与後1時間程度で最高血中濃度に達する）。

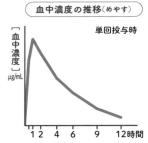

〔血中濃度の推移（めやす）〕

単回投与時

[血中濃度 μg/mL]

1 2　4　6　9　12時間

✓ 使用時の注意点

【適応】躁病、統合失調症の興奮・幻覚・妄想状態。

【用法・用量（成人）】通常1日300〜600mgを分割して経口投与（年齢・症状により適宜増減）。

★1日1,800mgまで増量することができる。

【禁忌】本剤成分に対する過敏症の既往、昏睡状態、重症心不全、脳障害の疑い、プロラクチノーマ、パーキンソン病・レビー小体型認知症。

【併用禁忌】QT延長を起こすことが知られている薬剤（イミプラミンなど）。

【併用注意】中枢神経抑制薬（バルビツール酸誘導体、麻酔薬など）、アルコール（飲酒）、アドレナリン、ドパミン作動薬（レボドパなど）。

✓ 起こりうる代表的な副作用

POINT 錐体外路症状のなかでも、パーキンソン症状とアカシジアは、高頻度に出現

まれだが重大な副作用	その他よくみられる副作用	
●悪性症候群 ●麻痺性イレウス ●けいれん ●遅発性ジスキネジア ＊QT延長・心室頻拍、無顆粒球症・白血球減少、肺塞栓症・深部静脈血栓症も起こりうる	頻度5％以上	●パーキンソン症状 ●アカシジア
	頻度5％未満	●ジスキネジア ●ジストニア ＊月経異常や乳汁分泌、眠気・傾眠、めまい・ふらつきや立ちくらみ、口渇、嘔気・嘔吐、便秘、血圧低下なども起こりうる

✓ ワンポイントアドバイス

国内臨床試験における躁病の改善率（中等度改善以上）は75.1％、統合失調症の興奮と幻覚・妄想状態の改善率（中等度改善以上）は45.9％である。

現状では、その副作用の出現率の高さゆえ、統合失調症や躁病に対する第一選択とはなりえない。
★本剤を漫然と長期間投与すべきではない。他の非定型抗精神病薬（クエチアピン、オランザピンなど）に置き換えが可能であれば、試みるべきである。

錐体外路症状が出現しやすく、抗パーキンソン病薬の併用が必要になることがある。
★錐体外路症状が出現した場合、まず行うべきであるのは、本剤の減量もしくは他剤への変更である。他剤に変更する場合、本剤は漸減し終了する。

（福田陽明、針間博彦）

【ケアのポイント ▶P.100 も参照】

本剤をはじめ、抗精神病薬のなかには、心電図変化や不整脈（QT延長など）が発現しやすいものもある。

心電図変化が起きたときには、以下の点を確認して医師に報告するとよい。
①出現時の患者の状態（安静にしていたか・活動していたか・眠っていたか）
②自覚症状の有無
③バイタルサイン（普段のバイタルサインとの違いにも注意）
④内服・注射を行った時間
⑤処方薬の変更の有無

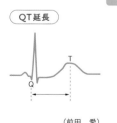

QT延長

（前田　愛）

一般名 チアプリド塩酸塩

商　品　名	グラマリール®、チアプリド
剤形と規格	錠 25mg、50mg　細粒 10%

〈錠剤〉

画像提供：日医工

✓ 特　徴

【作用機序】各種ドパミン（D）受容体のなかでもD₂受容体に対する拮抗作用により、鎮静効果が得られる。

【代謝経路】大部分は肝代謝を受けず、腎臓から排出される。

★腎排泄のため、肝臓への影響が少ない。

【半減期】3.91時間（投与後2時間で最高血中濃度に達する）。

★作用時間が短く、鎮静作用は弱く、錐体外路症状の発現頻度は低い。

血中濃度の推移（めやす）

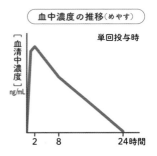

単回投与時

[血清中濃度] ng/mL

2　8　　　24時間

✓ 使用時の注意点

【適応】脳梗塞後遺症に伴う攻撃的行為、精神興奮、徘徊、せん妄の改善、特発性ジスキネジア・パーキンソン症状に伴うジスキネジア。

★主に、脳梗塞後遺症および各種認知症（アルツハイマー型・脳血管性・前頭側頭型・レビー小体型など）の攻撃性・衝動性の緩和、せん妄に使用される。ジスキネジアに対する処方機会は現実的には少ない。

【用法・用量】下表参照。

攻撃性・衝動性の緩和	●通常：1回25mgを1日3回より開始し、徐々に増量（1日150mgまで増量可能） ●頓用時：1回25mgを4時間以上の間隔を空けて1日3回程度を上限とすることが多い
ジスキネジア	●1日1回25mgから開始し、徐々に増量（1日150mgまで増量可能）

【投与量の調整が必要な場合】下表参照。

増量を検討	●攻撃性・衝動性が高い場合
減量・中止を検討	●日中の眠気、ふらつき、嚥下障害、動作緩慢などが出現した場合

★主として腎臓から排出されるが、高齢者では腎機能が低下していることが多いため、低用量（1回25mg、1日1〜2回）からの投与開始を検討する。

【禁忌】プロラクチノーマ（抗ドパミン作用によりプロラクチン分泌が促進し、病態悪化の恐れがある）。

★**プロラクチノーマ**：プロラクチン分泌性の下垂体腫瘍。

【併用注意】QT延長を起こすことが知られている薬剤、ベンザミド系・フェノチアジン系・ブチロフェノン系薬剤、ドパミン作動薬、中枢神経抑制薬、アルコール。

✓ 起こりうる代表的な副作用

> POINT　錐体外路症状の発現頻度は低い（ジストニアと嚥下障害の出現頻度は0.1％未満）

まれだが重大な副作用	その他よくみられる副作用	
●悪性症候群 ●昏睡 ●けいれん ●QT延長、心室頻拍	頻度0.1〜5%	●錐体外路症状（パーキンソン症状、ジスキネジア、アカシジア） ●流涎　●姿勢・歩行障害　●言語障害 ●月経異常　●眠気　●めまい・ふらつき ●倦怠感など ＊女性化乳房・乳汁分泌、不眠、口渇、嘔気・嘔吐、便秘なども生じうる

✓ ワンポイントアドバイス

認知症の精神症状および行動障害に対する第一選択は、非定型抗精神病薬に移行している。

定型抗精神病薬に属する本剤は、鎮静作用が弱いため、眠気やふらつきが少なく、錐体外路症状の発現頻度も低いため、安全性が利点としてあり、高齢者に向いている。

高齢者の不穏時に、頓用薬として使用されることも多い。

(田口春菜、針間博彦)

【ケアのポイント ▶P.100 も参照】

不穏時が出現し、患者が大声で叫んだり、暴力的な行動をとったりするときには、「患者とスタッフ、お互いの安全が最優先」である。ケアのポイントを以下に示す。
①1人で無理に対応しない
②凶器になる危険物を除去する
③大声で話しかけて興奮を煽らない
④必ずよくなると信じて「落ち着くための手伝いにきた」と伝え続ける
⑤不穏な状況によって恐怖をもつ他患者やスタッフへのフォローを行う　　　(前田　愛)

一般名 **ゾテピン**

商品名	ロドピン®、ゾテピン
剤形と規格	**錠** 25mg、50mg、100mg **細粒** 10%、50%

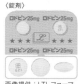

〈錠剤〉

画像提供：LTLファーマ

✓ 特徴

【作用機序】ドパミンD_2受容体に対する拮抗作用と、セロトニン5-HT_{2A}受容体への強い拮抗作用を持ち、統合失調症の陽性症状・陰性症状の改善に有効である。ヒスタミンH_1受容体、アドレナリンα1受容体に拮抗するため鎮静作用ももつ。

【代謝経路】主にCYP3A4が関与する。

★上記の他、CYP1A2・2B6・2C9・2C19・3A5が関与すると考えられる。

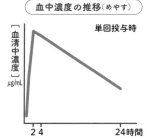

血中濃度の推移（めやす）

単回投与時

[血清中濃度] μg/mL

2 4　　　　　　24時間

【半減期（単回投与時）】約8時間（投与後1〜4時間で最高血中濃度に達する）。

✓ 使用時の注意点

【適応】統合失調症。

【用法・用量】通常1日75〜150mgを分割して経口投与（1日450mgまで増量可能）。

【投与量の調整が必要な場合】下表参照。

増量を検討	●幻覚・妄想や精神運動興奮に十分な改善がみられない場合
減量・中止を検討	●錐体外路症状、過鎮静傾向、ふらつきなどの副作用が出現した場合、適宜減量や中止を検討

【慎重投与】肝障害、呼吸器疾患、てんかん発作の既往、高齢者。

【禁忌】昏睡状態、本剤成分・類似化合物に対する過敏症の既往歴、中枢神経抑制薬の強い影響下。

【併用禁忌】アドレナリン。

【併用注意】降圧薬、抗コリン作用を有する薬剤、メトクロプラミド、ドンペリドン、ドパミン作動薬、アルコール、歯科麻酔薬（アドレナリン含有のもの）など。

✓ 起こりうる代表的な副作用

POINT 錐体外路症状（特にパーキンソン症状）の出現頻度が高い。血圧低下、便秘も生じうる

重大な副作用	その他の副作用		
●悪性症候群 ●心電図異常 ●麻痺性イレウス ●けいれん発作	頻度5%以上	●パーキンソン症状　●眠気 ●脳波異常　●血清尿酸低下	
●無顆粒球症 ●SIADH ●肺塞栓、深部静脈血栓症 ●遅発性ジスキネジア	頻度5%未満	●ジスキネジア　●アカシジア ●血圧低下　●便秘　●発疹 ●視覚障害など	

✓ ワンポイントアドバイス

臨床では、精神運動興奮の目立つ統合失調症患者と、双極症の躁状態に対して使用されることが多い。精神運動興奮と躁症状に対しては、1週間程度で効果発現が期待できる。
★躁状態に対する使用は保険適用外であるが、抗躁効果に優れている。しかし躁状態の患者への高用量の投与は、うつ状態へ転じることがあるため注意が必要である。

1日300mg以上の投与時には、けいれん発作が生じるリスクが増加するため注意が必要である。

イレウスの発現に注意する。本剤には制吐作用があり、嘔吐症状が不顕在化されることがあるため、慎重な観察が必要である。

鎮静作用が強く、また効果発現が早いため、過鎮静を招きやすい。傾眠・ふらつきに注意する。

（邊土名智代、針間博彦）

【ケアのポイント ▶P.100 も参照】

本剤の使用により、けいれんとQT延長の出現リスクが高まる。

検温の際には、けいれんの予兆（変なにおいがする・光が眩しく感じる・いつもより物を落とす、もしくはつかみにくいなど）や、脈拍の減少がないか確認する。
特に、てんかんの既往には十分留意する。（前田　愛）

非定型抗精神病薬

非定型抗精神病薬の特徴と種類

- 双極性障害（双極症・躁うつ病）、大うつ病性障害（うつ病）、小児期の自閉スペクトラム症（ASD）、認知症の行動・心理症状（BPSD）、せん妄などに対しても投与される。
- 定型抗精神病薬と同様、ドパミンD_2受容体遮断作用によって統合失調症の陽性症状を改善するが、セロトニン5-HT_{2A}受容体の遮断作用によってドパミンの遊離が促進されるため、錐体外路症状や高プロラクチン血症といった副作用が軽減され、陰性症状への悪影響も少ない。
- 他にもさまざまな受容体に作用し、多彩な薬理作用をもつ。
- 患者の病状やニーズに合わせて、剤形を選択することが可能である。
- ★基本は「錠剤を経口投与」だが、薬剤によっては口腔内崩壊錠、舌下錠、徐放錠、液剤、注射剤、持効性注射剤、貼付剤もある。

セロトニン-ドパミン拮抗薬（SDA）

- **代表的な薬剤**：リスペリドン ▶P.134 、ペロスピロン ▶P.138 、ブロナンセリン ▶P.140 、ルラシドン ▶P.144 、パリペリドン ▶P.146
- **特徴**：ドパミンD_2受容体遮断作用よりも、相対的にセロトニン5-HT_{2A}受容体遮断作用が強い。

多元受容体作用抗精神病薬（MARTA）

- **代表的な薬剤**：クエチアピン ▶P.150 、オランザピン ▶P.152 、クロザピン ▶P.156 、アセナピン ▶P.158
- **特徴**：ドパミンD_2受容体遮断作用、セロトニン5-HT_{2A}受容体遮断作用の他、さまざまな受容体に結合して作用をもたらす。
- ★アドレナリンα_1受容体、ヒスタミンH_1受容体、ムスカリン性アセチルコリンM_1受容体などに作用する。

ドパミン部分作動薬（DPA）

- **代表的な薬剤**：アリピプラゾール ▶P.162
- 他の抗精神病薬と同様にドパミンD_2受容体に作用するが、完全な遮断作用をもたない。

●非定型（第2世代）抗精神病薬は、副作用（錐体外路症状や高プロ
ラクチン血症）が少ないため、統合失調症治療の第一選択薬と
なることが多い。
●統合失調症のみならずさまざまな精神障害に使用されるため、
この薬を飲んでいるからといって統合失調症とは限らない。

<hr/>

セロトニン-ドパミン・アクティビティモジュレーター（SDAM）

●**代表的な薬剤**：ブレクスピプラゾール ▶P.164
●**特徴**：DPAに類似するが、セロトニン系の受容体（5-HT$_{1A}$、5-HT$_{2A}$）に対して、
より強力に作用する。

☑ 非定型抗精神病薬の適応となる疾患

●統合失調症、双極性障害・大うつ病性障害、小児ASDの易刺激性に適応となる（下
表参照）。
★保険適用外だが、BPSDやせん妄などの器質性精神障害に投与されることもある。

薬剤名	統合失調症	双極性障害うつ状態	双極性障害躁状態	うつ病	小児ASD
リスペリドン	○				○
ペロスピロン	○				
ブロナンセリン	○				
ルラシドン	○	○			
パリペリドン	○				
クエチアピン*	○	○			
オランザピン*	○	○	○		
クロザピン	○				
アセナピン	○				
アリピプラゾール	○		○	○	○
ブレクスピプラゾール	○			○	

＊クエチアピンとオランザピンは、糖尿病（既往歴含む）患者には禁忌。

☑ 代表的な副作用

●高血糖や体重増加など、代謝性の副作用を起こしやすいものがある。
★特にMARTAのオランザピン、クエチアピンでは要注意。
●錐体外路症状、高プロラクチン血症、悪性症候群、麻痺性イレウス、不整脈は、
非定型抗精神病薬でも起こりうる。 （藤原和之）

133

一般名 リスペリドン

商 品 名	リスパダール®、リスペリドン
剤形と規格	錠 1mg、2mg、3mg　OD錠 0.5mg、1mg、2mg　細粒 1%　液 1mg/mL 液分包 0.5mL、1mL、2mL、3mL 注 25mg、37.5mg、50mg（LAI）

〈錠剤〉

画像提供：ヤンセンファーマ

★注射剤については ▶P.136 参照。

✓ 特 徴

【作用機序】ドパミンD₂受容体に対する拮抗作用により統合失調症の陽性症状を改善する他、セロトニン5-HT₂ₐ受容体への拮抗作用により陰性症状を改善する。鎮静作用により、小児期の自閉スペクトラム症で認められる易刺激性による自傷行為や攻撃性を改善する。

【代謝経路】主に肝臓で代謝され、約70％が尿中に排泄される。

【半減期】約4時間（投与後約1時間で最高血中濃度に達する）。

★主要代謝産物パリペリドンの最高血中濃度到達時間は約3時間、半減期は約21時間。

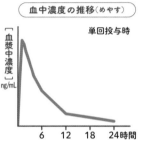

血中濃度の推移（めやす）

単回投与時

血漿中濃度 ng/mL

6　12　18　24時間

✓ 代表的な使用時の注意点

【適応】統合失調症、小児期の自閉スペクトラム症に伴う易刺激性。

【用法・用量（経口投与時）】下表参照。

統合失調症	●通常：1回1mg1日2回より開始し、徐々に増量 　➡維持：通常1日2mg〜6mgを原則として1日2回に分けて投与（1日12mgを超えない） ●頓用：1回0.5mg〜2mgを、2〜3時間以上の間隔を空けて1日3回程度を上限とすることが多い
小児期の自閉スペクトラム症に伴う易刺激性 原則5歳以上18歳未満	●体重15kg以上20kg未満：通常1日1回0.25mgより開始し、4日目より1日0.5mgを1日2回に分けて投与 　➡増量時：1週間以上の間隔を空けて1日0.25mgずつ増量（1日1mgを超えない） ●体重20kg以上：通常1日1回0.5mgより開始し、4日目より1日1mgを1日2回に分けて投与 　➡増量時：1週間以上の間隔を空けて1日量として0.5mgずつ増量（1日量は、体重20kg以上45kg未満の場合は2.5mg、45kg以上の場合は3mgを超えない）

【投与量の調整が必要な場合】下表参照。

増量を検討	●幻覚・妄想に改善がみられない場合 ●易怒性・衝動性が高く行動化のリスクを認める場合など
減量・中止を検討	●EPS(錐体外路)症状や傾眠・ふらつきなどの症状が出現した場合には、適宜減量や中止を検討 ●悪性症候群やイレウスといった重大な副作用が出現した際には、原則中止

【禁忌】昏睡状態、バルビツール酸誘導体など中枢神経抑制薬の強い影響下、アドレナリン投与中、リスペリドンおよびパリペリドンに対する過敏症の既往歴。

【併用禁忌】アドレナリン(アナフィラキシーの救急治療に使用する場合を除く)。

【併用注意】中枢神経抑制薬、ドパミン作動薬、降圧薬、アルコール、CYP2D6阻害薬、CYP3A4誘導薬・阻害薬、QT延長を起こすことが知られている薬剤、歯科麻酔(アドレナリン含有のもの)。

✔ 起こりうる代表的な副作用

POINT 錐体外路症状（特にアカシジア）の出現頻度が高い

まれだが重大な副作用	その他よくみられる副作用	
●悪性症候群 ●遅発性ジスキネジア ●麻痺性イレウス ●横紋筋融解症 ●不整脈など	頻度5%以上	●アカシジア　●流涎過多　●振戦　●筋固縮 ●構音障害　●便秘　●嘔気・嘔吐　●傾眠 ●めまい・ふらつき　●倦怠感　●口渇 ●月経異常など
	頻度5%未満	●仮面様顔貌　●ジストニア　●乳汁漏出症 ●射精障害など

✔ ワンポイントアドバイス

強固なドパミン受容体遮断作用を有することから、臨床では、幻覚・妄想が活発な統合失調症患者に対して通常よく使用される。

即効性が期待できる(最高血中濃度到達時間が約1時間)ため、不穏時の頓用薬として使用されることも多い。
★その場合、剤形としては最も即効性が高い「液剤」が選択されることが多い。

ドパミン遮断作用が強いため、非定型抗精神病薬のなかでは、比較的錐体外路症状が出やすい傾向があるため、副作用の発現に一定の注意が必要となる。

(中村　暖、長井友子)

リスペリドン注射剤使用時のポイント

- **リスペリドン注射剤は、持続性注射剤（LAI）である。**
  ★商品名：リスパダール コンスタ®　★規格：25mg、37.5mg、50mg
- **本剤は、2週間間隔で殿部に筋肉内投与を行う薬剤であり、服薬アドヒアランス低下による再発が問題となっている患者に適する。**
- **以下に、経口製剤との違いをまとめる。**

用法・用量

2週間間隔で殿部に筋肉内投与（下表参照）

初回	●初回量は25mg。その後、症状により適宜増減 （1回量は50mgを超えない） ★臨床効果は投与3週間後以降に現れると考えられるため、初回投与後3週間は適切な治療（経口抗精神病薬の併用など）を行う	1回あたり、シリンジ内の全量を投与
増量	●少なくとも同一用量で4週間以上投与した後、原則として12.5mgずつ増量 ★増量後3週間も、必要に応じて経口抗精神病薬の併用を考慮する	

半減期（反復投与時）

94〜99時間程度（血中濃度は投与後3〜4週で上昇し、4〜6週で最高血中濃度に達する）。

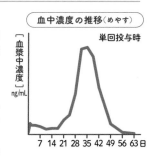

血中濃度の推移（めやす）

単回投与時

[血漿中濃度] ng/mL

7 14 21 28 35 42 49 56 63 日

☑ ワンポイントアドバイス

- 持続性注射剤であり、ただちに薬物を体外に排除する方法がないため、リスペリドンでの治療経験がない患者に対しては、まず、リスペリドン経口製剤を投与し、副作用が出現しないことを確認したうえで投与する。

★経口製剤により病状の改善を認めるが、怠薬や服薬自己中断による症状悪化を認める場合には、本剤の導入を積極的に検討する。

★経口製剤によって重大な副作用や顕著な錐体外路症状が出現した場合は、本剤を使用すべきでない。

注射部位は「左右殿部の外側上部」とし、他の部位には投与しない。

★注射部位は毎回左右交互とし、同一部位への反復注射は行わない。

★筋注のポイントについては 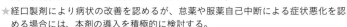 ▶P.125 参照。

（中村　暖）

ここもおさえる！

せん妄発症時の対応とケア

- せん妄は、幻覚・錯覚・見当識障害・激しい不安や恐怖感・精神興奮などを伴う意識障害（比較的軽度）で、意識変容の一種である。JCSで評価する「意識混濁」とは異なる。
- 夜間せん妄（多少の意識混濁があり、夜間の幻覚・興奮を伴う）、振戦せん妄（アルコール離脱症状のような全身の振戦・発熱・血圧上昇から混乱・妄想・幻聴・幻覚が出現する）、作業せん妄（その動作が自分の仕事に関係したもの）などがある。

対応のポイント

- できるだけ周囲に物を置かないようにして安全を確保し、静かな環境を提供できるよう配慮する。
- ★患者が興奮状態にある場合、思わぬ怪我を負うこともある。
- 興奮の度合いにもよるが、鎮静効果が高い薬剤を使用した場合は転倒などに注意し、興奮の状態の観察を密にする。

せん妄発症時の治療とケア

- 幻覚・妄想状態の際にはリスペリドン（リスパダール®）を使用することが多い。
- ★注射剤を使用する場合、第一選択はハロペリドール（セレネース®）となる。
- 薬剤投与時は、薬剤の効果について観察する。
- ★鎮静効果が高い薬剤を使用した場合は、呼吸抑制の有無を注意深く観察する。
- 必要に応じて心電図モニターを装着してモニタリングや補液を行い、バイタルサイン、水分摂取量、排泄状況、血液検査結果などを確認する。
- 患者と接する際は、日時・場所の説明を行うとともに、日中の覚醒を促す。
- コミュニケーションをとる際は、静かな落ち着いたトーンで話しかけ、最初から言動を否定せず、理由を聞きながら、会話の流れでせん妄かどうかを確かめるようにする。
- ★自尊心を傷つけないように対応し、話の内容を的確に理解し、混乱を増強させないようにすることが大切である。
- リスク因子の有無にかかわらず、違和感（何か変だ、いつもと違う）がある場合は、アセスメントスケールを用いて評価することもある。
- ★**スケール**の例：日本語版ニーチャム混乱・錯乱スケール、せん妄評価尺度など。

(眞野三奈子)

非定型 ❶SDA（セロトニン・ドパミン拮抗薬） 経口

画像提供：住友ファーマ

一般名 ペロスピロン塩酸塩水和物

商品名｜ルーラン®、ペロスピロン塩酸塩
剤形と規格｜錠 4mg、8mg、16mg

✔ 特徴

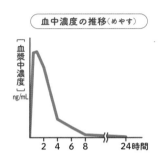

血中濃度の推移（めやす）

【作用機序】ドパミンD_2受容体に対する拮抗作用により統合失調症の陽性症状を改善する他、セロトニン5-HT_{2A}受容体への拮抗作用により陰性症状を改善する。

★セロトニン5-HT_1部分作動作用を併せもつことから、不安や抑うつ症状の改善効果が望める。

【代謝経路】主に肝臓のCYP3A4で代謝される。
【半減期】約2.3時間（約1.4時間で最高血中濃度に達する）。

✔ 使用時の注意点

【適応】統合失調症。
★鎮静作用は強くないため、興奮が強い患者に使用されることは少ない。
【用法・用量（成人）】下表参照。

開始	●通常1回4mgを1日3回（食後）経口投与より開始し、徐々に増量
維持	●通常1日12mg〜48mgを1日3回に分けて食後に経口投与（1日48mgを超えない）

【投与量の調整が必要な場合】下表参照。

増量を検討	●幻覚・妄想に改善がみられない場合 ●易怒性・衝動性が高く行動化のリスクを認める場合など
減量・中止を検討	●錐体外路症状や傾眠・ふらつきなどの症状が出現した場合、適宜減量や中止を検討 ●悪性症候群やイレウスといった重大な副作用が出現した際は、原則中止

【禁忌】昏睡状態、中枢神経抑制薬の強い影響下、本剤成分に対する過敏症の既往歴。
【併用禁忌】アドレナリン（アナフィラキシー救急治療・歯科治療時を除く）。
【併用注意】歯科麻酔薬（アドレナリン含有のもの）、中枢神経抑制薬、ドパミン作動

138

薬、降圧薬、ドンペリドン、メトクロプラミド、アルコール、H_2受容体遮断薬、CYP3A4選択的阻害薬、CYP3A4で代謝される薬剤。

✔ 起こりうる副作用

> POINT　倦怠感・脱力感、口渇なども生じうる。ただし、眠気や過鎮静、体重増加などは比較的少ない

まれだが重大な副作用	その他よくみられる副作用	
●悪性症候群 ●SIADH ●遅発性ジスキネジア ●麻痺性イレウス ●けいれん ●横紋筋融解症 ●無顆粒球症、白血球減少など	頻度5%以上	●パーキンソン症状　●アカシジア ●ジスキネジア　●便秘　●嘔気 ●食欲不振　●プロラクチン上昇 ●不眠　●眠気　●不安・焦燥 ●めまい・ふらつき　●過度鎮静
	頻度5%未満	●心悸亢進　●胸内苦悶感　●血圧低下 ●ジストニア　●AST・ALT上昇 ●食欲亢進　●月経異常　●排尿障害 ●興奮・易刺激性　●うつ状態 ●頭重・頭痛など

✔ ワンポイントアドバイス

▌ドパミンD_2・セロトニン5-HT_{2A}受容体以外の受容体への結合親和性が比較的低いため、眠気や過鎮静・体重増加といった副作用のリスクが比較的少ない。

▌同じSDAであるリスペリドンなどと比べて、錐体外路症状や高プロラクチン血症などの副作用の出現率も低く、全体的に副作用の少ない薬剤である。

(中村　暖)

【ケアのポイント ▶P.100 も参照】

本剤は、副作用の出現が少ないため、高齢者にもよく処方される。

肝臓で代謝される薬剤であるため、肝機能の変化をモニタリングする。処方開始時の検査データ（AST・ALT・γ-GTP・ALP・総タンパク・アルブミン・総ビリルビン・LDHなど）と比較するとよい。　　　　　　　　　　　　　　　　　　　　　　　(前田　愛)

一般名 **ブロナンセリン**

商 品 名	ロナセン®、ロナセン®テープ、ブロナンセリン
剤形と規格	**錠** 2mg、4mg、8mg　**散** 2% **貼付剤** 20mg、30mg、40mg

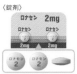

〈錠剤〉

画像提供：住友ファーマ

★貼付剤については ▶P.142 参照。

✓ 特徴

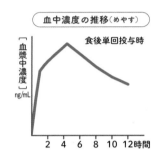

血中濃度の推移（めやす）

食後単回投与時

［血漿中濃度］ng/mL

2　4　6　8　10　12時間

【作用機序】ドパミンD₂受容体に対する拮抗作用により統合失調症の陽性症状を改善する他、セロトニン5-HT₂ₐ受容体への拮抗作用により陰性症状を改善する。

★第二世代抗精神病薬の多くは、セロトニン5-HT₂ₐ受容体への結合親和性がドパミンD₂受容体より高いが、本剤は逆にD₂受容体結合親和性のほうが高い。

★強固なドパミン受容体遮断作用を有し、幻覚・妄想が活発な統合失調症患者によく使用される。

【代謝経路】主に肝臓のCYP3A4で代謝され、約59％が尿中、約30％が糞便中に排泄される。

【半減期（反復投与時）】約67.9時間。

★食後単回投与の場合、約3.8時間で最高血中濃度に到達する。

✓ 使用時の注意点

【適応】統合失調症。

【用法・用量（成人）】下表参照。

開始	●通常1回4mgを1日2回（食後）経口投与より開始し、徐々に増量
維持	●通常1日8〜16mgを1日2回に分けて食後に投与（1日24mgを超えない）

★小児の場合、1回2mg1日2回から開始し、徐々に増量（1週間以上間隔を空ける）。維持量は成人と同様（ただし1日16mgを超えない）。

【投与量の調整が必要な場合】下表参照。

増量を検討	●幻覚・妄想に改善がみられない場合 ●易怒性・衝動性が高く行動化のリスクを認める場合など
減量・中止を検討	●錐体外路症状や傾眠・ふらつきなどの症状が出現した場合、適宜減量や中止を検討 ●悪性症候群やイレウスといった重大な副作用が出現した際は、原則中止

【禁忌】昏睡状態、中枢神経抑制薬の強い影響下、本剤成分に対する過敏症の既往歴。
【併用禁忌】アドレナリン（アナフィラキシーの救急治療・歯科治療時を除く）、CYP3A4を強く阻害する薬剤。
【併用注意】歯科麻酔薬（アドレナリン含有のもの）、中枢神経抑制薬、アルコール、ドパミン作動薬、降圧薬、エリスロマイシン、グレープフルーツジュース、CYP3A4誘導薬・阻害薬。

✓ 起こりうる副作用

POINT 錐体外路症状は高頻度に出現する。不眠や眠気などの出現頻度も高い

まれだが重大な副作用	その他よくみられる副作用	
●悪性症候群 ●SIADH ●遅発性ジスキネジア ●麻痺性イレウス ●横紋筋融解症 ●無顆粒球症、白血球減少など	頻度5%以上	●錐体外路症状（パーキンソン症状、アカシジア、ジスキネジア、ジストニア） ●便秘　●食欲不振　●嘔気 ●プロラクチン上昇
	頻度5%未満	●発疹・湿疹　●瘙痒　●血圧低下・上昇 ●肝機能異常　●頻脈・徐脈・不整脈 ●眼の調節障害　●霧視　●羞明 ●腹痛・下痢 ●口唇炎　●月経異常 ●乳汁分泌 ●射精障害　●女性化乳房 ●勃起不全　●排尿困難・尿閉 ●尿失禁 ●頻尿　など

✓ ワンポイントアドバイス

ドパミンD₂・セロトニン5-HT₂A受容体以外の受容体への結合親和性が低いため、眠気や過鎮静・体重増加といった副作用のリスクが比較的少ない。

食事の影響を受けやすく、空腹時投与と比較して食後投与時の吸収効率が有意に上昇するため、食後に服用することが望ましい。

（中村　暖）

【ケアのポイント ▶P.100 も参照】

本剤の貼付剤（ロナセン®テープ ▶P.142）は、テープを剥がすと効果が消失するため、副作用が出現しても比較的安全に使用できる。以下の点を意識するとよい。
①テープかぶれやシール剤の残り（特にテープの縁に残ったシール剤に汚れがつきやすい）を観察してスキンケアする
②テープを貼るタイミングや位置の工夫（入浴直後は汗で剥がれやすい・患者が剥がしてしまうことがある）
③テープを貼る際はタッチングやコミュニケーションの時間になる　　　（前田　愛）

ブロナンセリン貼付剤使用時のポイント

- ブロナンセリン貼付剤は、経皮吸収型薬剤である。
  - ★商品名：ロナセン®テープ　★規格：20mg、30mg、40mg
- 内服に対する抵抗感が強い患者に有用性が高い。
- 急性期の幻覚・妄想状態で、経口での拒薬を認める場合などにも使用可能である。
- 以下に、経口剤との違いをまとめる。

用法・用量（成人）

- 通常40mgを1日1回、胸部・腹部・背部のいずれかに貼付し、24時間ごとに貼り替える。
  - ★患者状態に応じて適宜増減するが、1日80mgを超えないこと。
  - ★小児での有効性は確立されていない。

血中濃度の推移（めやす）

単回投与時

[血漿中濃度 ng/mL]

24　48　72　96時間

半減期

- 約41.9時間（貼付後約25時間で最高血中濃度に到達する）。

貼付に関する注意点

- 皮膚刺激を避けるため、貼付箇所を毎回変更する。
- 創傷面や湿疹・皮膚炎などがみられる部位への貼付は避ける。
- 貼付部位の皮膚を拭い、清潔にしておくほか、水分を十分に取り除いた上で貼付する。
- ハサミなどで切って使用しない。
- 皮膚から一部剥離して粘着力が弱くなった場合は、サージカルテープなどで縁を押さえる。
  - ★剥がれてしまった場合は、再度貼付するか、必要に応じて新しいものを貼付する。

☑ ワンポイントアドバイス

- 皮膚トラブルの出現に注意が必要。症状出現時には、適切な処置を行うか、休薬または中止する。
- 光線過敏症が発現する恐れがあるため、衣服で覆うなど、貼付部位への直射日光は避ける。
  - ★剥がした後1〜2週間は、貼付していた部位への直射日光を避ける。

（中村　暖）

ここもおさえる！

精神科で使用される貼付剤の種類

●経皮吸収型製剤（貼付剤）は、皮膚から徐々に血液内に取り込まれることで、持続的に効果を発揮するタイプの薬剤である。
●薬剤によって貼付部位が異なるため、注意が必要である。

貼付剤の種類

貼付部位は毎日変更

抗精神病薬	ブロナンセリン（ロナセン®） テープ 20mg、30mg、40mg	●胸・腹部・背部に貼付
認知症治療薬	リバスチグミン（イクセロン®） パッチ 4.5mg、9mg、13.5mg、18mg	●胸部・上腕部・背部に貼付
	リバスチグミン（リバスタッチ®パッチ） パッチ 4.5mg、9mg、13.5mg、18mg	●胸部・上腕部・背部に貼付
	リバスチグミン（リバスチグミンテープ） テープ 4.5mg、9mg、13.5mg、18mg	●胸部・上腕部・背部に貼付
	ドネペジル（アリドネ®パッチ） パッチ 27.5mg、55mg	●背部、上腕部、胸部に貼付

（眞野三奈子）

一般名 **ルラシドン**塩酸塩

画像提供：住友ファーマ

商 品 名	ラツーダ®
剤形と規格	錠 20mg、40mg、60mg、80mg

✓ 特徴

【作用機序】統合失調症の陽性症状や陰性症状をはじめとする各種精神症状や双極性障害のうつ症状への改善効果を示す。ドパミンD_2受容体・セロトニン5-HT_{2A}受容体・5-HT_7受容体に対する拮抗作用、セロトニン5-HT_{1A}受容体を部分的に活性化させる作用により、効果を発揮すると考えられている。

【代謝経路】主にCYP3A4によって代謝される。

【半減期】22時間程度（投与後1.5時間程度で最高血中濃度に達する）。

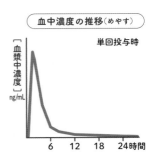

血中濃度の推移（めやす）

単回投与時

[血漿中濃度] ng/mL

6　12　18　24時間

✓ 使用時の注意点

【適応】統合失調症、双極性障害におけるうつ症状の改善。

【用法・用量（成人）】下表参照。

統合失調症	●通常、40mgを1日1回、食後に経口投与（年齢、症状により適宜増減） ●1日80mgを超えない
双極症の うつ症状	●通常、20〜60mgを1日1回食後に経口投与（年齢、症状により適宜増減） ●1日60mgを超えない（投与量は必要最小限にとどめる）

【投与量の調整が必要な場合】腎機能障害・肝機能障害がある場合は適宜減量（下表参照）。

統合 失調症	腎機能 障害	●中等度：20mgで開始。10mgずつ増量し、40mgで維持（最大60mg） ●重度：20mgで開始。10mgずつ増量し、20mgで維持（最大60mg）
	肝機能 障害	●中等度：20mgで開始。10mgずつ増量し、40mgで維持（最大60mg） ●重度：20mgで開始。10mgずつ増量し、20mgで維持（最大30mg）
双極症の うつ症状	腎機能 障害	●中等度〜重度：10mgで開始し、10mgずつ増量（最大60mg）
	肝機能 障害	●中等度：10mgで開始し、10mgずつ増量（最大60mg） ●重度：10mgで開始し、10mgずつ増量（最大30mg）

【禁忌】昏睡状態、本剤成分に対する過敏症の既往歴、中枢神経抑制薬（バルビツール酸誘導体など）の強い影響下にある場合。

【併用禁忌】CYP3A4を強く阻害あるいは誘導する薬剤、アドレナリン（アナフィラキシーの救急治療、歯科麻酔時を除く）。

【併用注意】歯科麻酔（アドレナリン含有のもの）、中枢神経抑制薬、アルコール、ドパミン作動薬、CYP3A4の阻害薬・誘導薬、グレープフルーツ含有食品。

★セントジョーンズワート含有食品にも注意が必要。

✓ 起こりうる代表的な副作用

> POINT 錐体外路症状には注意が必要。特にアカシジアの出現頻度が高い（8.3％）

まれだが重大な副作用	その他よくみられる副作用	
●悪性症候群 ●遅発性ジスキネジア（長期投与時） ●けいれん ●高血糖・糖尿病悪化 ●血栓塞栓症 ●横紋筋融解症 ●無顆粒球症、白血球減少	頻度5％以上	●アカシジア
	頻度5％未満	●瘙痒　●不安　●傾眠 ●不眠　●頭痛　●めまい ●振戦　●ジストニア ●パーキンソン症状　●ジスキネジア ●プロラクチン上昇　●嘔気・嘔吐 ●便秘　●体重増加　など

✓ ワンポイントアドバイス

空腹時に服用すると効果が半減する恐れがあるため、必ず食後に服用するよう指導する。

5-HT$_7$受容体拮抗作用とセロトニン5-HT$_{1A}$受容体アゴニスト作用を有しており、抗うつ、抗不安効果に優れているため、抑うつ症状や不安症状が強いケースで有効性が高い。

ヒスタミンH$_1$およびムスカリンM$_1$受容体に対してほとんど親和性を示さないため、鎮静作用が比較的少ない。眠気・ふらつきなどの副作用は比較的少ないため、使用しやすさはあるが、逆に、興奮性が強く急速な鎮静が必要な患者の場合、鎮静作用の強い他剤との併用が必要なことがある。

MARTA系抗精神病薬と比較すると代謝系副作用は比較的少ない。

アカシジアが比較的出現しやすい傾向があるため、出現した場合はすみやかに抗パーキンソン薬の併用や減量を行う。それでも改善が見られない場合には投与を中止したうえで、他剤への変更を検討する。

統合失調症と双極症のうつ状態では用法・用量が異なることに注意が必要である。

（中村　暖）

非定型 **❶SDA**(セロトニン-ドパミン拮抗薬) 経口

一般名 パリペリドン

商品　名 | インヴェガ®

剤形と規格 | 錠 3mg、6mg、9mg

画像提供：ヤンセンファーマ

✓ 特徴

【作用機序】リスペリドン ▶P.134 の主活性代謝物であり、リスペリドンと同様に、主としてドパミンD_2受容体拮抗作用とセロトニン5-HT_{2A}受容体拮抗作用に基づいて効果を発揮する。

★浸透圧を利用した放出制御システムを応用した徐放錠である（下図参照）。

【代謝経路】肝臓での代謝率は低いと推定される。多くは代謝されずに尿中に排泄される（尿中排泄率は約80％）。

【半減期】3mg反復投与時には、25.4±3.5時間（投与後12時間程度で最高血中濃度に達する）。

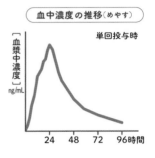

血中濃度の推移（めやす）

単回投与時

[血漿中濃度] ng/mL

24　48　72　96時間

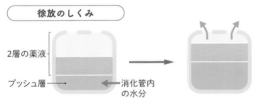

徐放のしくみ

2層の薬液

プッシュ層 ← 消化管内の水分

浸透圧を利用した放出制御システム（OROS®）を応用した徐放錠

✓ 使用時の注意点

【適応】統合失調症。

【用法・用量】下表参照。

成人	●通常6mgを1日1回（朝食後）に経口投与 ●年齢・症状により1日12mgを超えない範囲で適宜増減 ●増量：5日間以上の間隔を空け、1日3mgずつ
軽度腎機能障害	●1日3mgから開始（1日6mgを超えない）

146

【投与量の調整が必要な場合】下表参照。

増量を検討	●効果が不十分で、かつ、副作用の発現がみられない場合
減量・中止 を検討	●悪性症候群のような重篤な副作用が発現した場合は原則中止

【禁忌】昏睡状態、中枢神経抑制薬の強い影響下、本剤成分に対する過敏症の既往歴、中等度～重度の腎機能障害。

【併用禁忌】アドレナリン（アナフィラキシーの救急治療に使用する場合を除く）。

【併用注意】中枢神経抑制薬、ドパミン作動薬、降圧薬、アルコール、カルバマゼピン、バルプロ酸、QT延長を起こすことが知られている薬剤、歯科麻酔薬（アドレナリン含有のもの）。

✓ 起こりうる代表的な副作用

> POINT 体重増加や便秘が出現することも多い

まれだが重大な副作用	その他よくみられる副作用	
●悪性症候群 ●遅発性ジスキネジア ●麻痺性イレウス ●SIADH ●横紋筋融解症　など	頻度5％以上	●血中プロラクチン増加 ●トリグリセリド増加 ●錐体外路障害　など
	頻度5％未満	●高プロラクチン血症　●多飲症　●過食 ●アカシジア　●パーキンソン症状 ●ジストニア　●ジスキネジア　など

✓ ワンポイントアドバイス

本剤は、リスペリドンの活性代謝物を単離し、徐放性製剤とした薬剤であるため、作用時間が長い。

リスペリドンに比べ副作用が軽減されており、日常生活への影響が少ない薬である。

★一言でいうと「鎮静作用が弱く、副作用が軽減されたリスペリドン」となる。

副作用としては、高プロラクチン血症に気をつけながら使うことがポイントとなる。

(森尾保徳、住吉太幹)

【ケアのポイント ▶P.100 も参照】

本剤の服用開始後、頭痛を訴える患者もいる。安心して内服を継続できるよう、疼痛コントロールを行う必要がある。

内服する時間帯や頓用薬の必要について、医師と協働して検討する。その際には、患者の要望（内服への思い・日常生活への支障など）も伝えられるようにしておく。　　(前田 愛)

非定型 | **❶SDA**(セロトニン・ドパミン拮抗薬) | **筋注**

一般名 パリペリドン パルミチン酸エステル

商 品 名	ゼプリオン®、ゼプリオン TRI®
剤形と規格	**注(シリンジ)**
	25mg、50mg、75mg、100mg、150mg(ゼプリオン®)
	175mg、263mg、350mg、525mg(ゼプリオンTRI®)

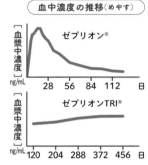
画像提供：ヤンセンファーマ

✔ 特 徴

【作用機序】本剤は、活性本体のパリペリドンに加水分解されて薬効を示す。

★パリペリドンはリスペリドンの主活性代謝物で、リスペリドンと同様、主にドパミンD_2受容体拮抗作用とセロトニン5-HT_{2A}受容体拮抗作用に基づいて効果を発揮する。

【代謝経路】主にセリンエステラーゼによって、パリペリドンに加水分解される(詳細は ▶P.146 参照)。

【半減期(単回投与時)】ゼプリオン®25mgでは47.2±46.8日、ゼプリオンTRI®175mgでは56.6±32.6時間。

血中濃度の推移(めやす)

ゼプリオン®
[血漿中濃度] ng/mL
28 56 112 日

ゼプリオンTRI®
[血漿中濃度] ng/mL
120 204 288 372 456 日

✔ 使用時の注意点

【適応】統合失調症。

【用法・用量(成人)】下表参照。

ゼプリオン®	●通常、初回150mg、1週間後に2回目100mgを三角筋内に投与。その後は4週間に1回75mgを三角筋か殿部筋内に投与 ●症状・忍容性に応じて25～150mgの範囲で適宜増減(増量は1回あたり25mgを超えない) ★過去にパリペリドンまたはリスペリドンでの治療経験がない場合は、一定期間いずれかの経口製剤を投与し、治療反応性・忍容性があることを確認後、経口製剤を併用せずに本剤の投与を開始
ゼプリオンTRI®	●通常、ゼプリオン®最終投与の3.5倍量を、12週間に1回、三角筋か殿部筋に筋肉内投与 ★ゼプリオン®により適切に治療され、少なくとも最後の2回が同用量である患者に投与する

【禁忌】昏睡状態、中枢神経抑制薬の強い影響下、本剤成分に対する過敏症の既往歴、中等度～重度の腎機能障害。
【併用禁忌】アドレナリン(アナフィラキシーの救急治療・歯科治療時を除く)、クロザピン。
【併用注意】中枢神経抑止得薬、ドパミン作動薬、降圧薬、アルコール、カルバマゼピン、QT延長を引き起こすことが知られている薬剤、歯科麻酔薬(アドレナリン含有のもの)。

✓ 起こりうる代表的な副作用：ゼプリオン®の場合

> POINT　ゼプリオンTRI®の副作用の発現頻度は、ゼプリオン®より低い

まれだが重大な副作用	その他よくみられる副作用	
●悪性症候群 ●SIADH	頻度5%以上	●高プロラクチン血症 ●アカシジアなど
●遅発性ジスキネジア ●麻痺性イレウス ●横紋筋融解症など	頻度5%未満	●トリグリセリド増加 ●錐体外路障害 ●ジストニアなど

✓ ワンポイントアドバイス

ゼプリオン®は、インヴェガ®の効果が持続するように作られた4週間に1回投与するタイプの注射製剤である。効果や副作用のおおまかな特徴は変わらないが、血漿中濃度が安定するため、副作用はインヴェガ®よりも少ない。
★統合失調症患者に多い「薬の飲み忘れ」は生じない。ただし、注射なので注射部位の痛みはある。

ゼプリオンTRI®は、12週間に1回投与するタイプの注射製剤である。注射間隔が長く、より患者に寄り添った薬剤となっている。
★基本的には、インヴェガ®を長く服用し、安全性と有効性が確認されたらゼプリオン®に切り替え、ゼプリオン®を長く経験した患者のみがゼプリオンTRI®に到達するというイメージである。

(森尾保徳、住吉太幹)

【ケアのポイント ▶P.100 も参照】

持続性注射剤(LAI)を使用した際には、注射部位の自覚症状や処置手順にも目を向ける。筋肉や皮膚が硬くなっていないか・痛みが気にならないか・同一部位で連続して注射をしていないかなどを確認し、必要に応じた助言をする ▶P.125 。 (前田　愛)

一般名 クエチアピンフマル酸塩

商 品 名	セロクエル®、クエチアピン
剤形と規格	**錠** 12.5mg、25mg、50mg、100mg、200mg
	細粒 10％、50％

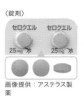

画像提供：アステラス製薬

✔ 特 徴

【作用機序】ドパミンD$_2$受容体に比してセロトニン5-HT$_{2A}$受容体に対する親和性が高いこと、かつ、ドパミンD$_1$、セロトニン5-HT$_{1A}$、ヒスタミンH$_1$、アドレナリンα$_1$およびα$_2$受容体といった種々の受容体に対して親和性がある薬剤である。

【代謝経路】主に肝臓で代謝され、約70％が尿中に排泄される。

【半減期（単回投与時）】2時間程度（投与後約1時間で最高血中濃度に達する）。

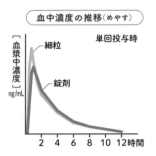

血中濃度の推移（めやす）

✔ 使用時の注意点

【適応】統合失調症。

★アメリカでは、統合失調症以外にも、双極性障害やうつ病の患者にも使用されている。

【用法・用量（成人）】下表参照。

開始	●通常、1回25mgを1日2〜3回経口投与から開始（患者の状態に応じて徐々に増量） ★食事の影響を受けない
維持	●通常、1日投与量（150〜600mg）を、2または3回に分けて経口投与（1日750mgを超えない）

【投与量の調整が必要な場合】下表参照。

増量を検討	●効果が不十分で、かつ、副作用の発現がみられない場合
減量・中止を検討	●著しい血糖値の上昇がみられた場合 ●口渇、多飲、多尿、頻尿などの異常がみられた場合

【禁忌】昏睡状態、中枢神経抑制薬の強い影響下、本剤成分に対する過敏症の既往歴、糖尿病（既往歴含む）。

【併用禁忌】アドレナリン(アナフィラキシーの救急治療に使用する場合を除く)。
【併用注意】中枢神経抑制薬、アルコール、CYP3A4誘導薬・阻害薬、QT延長を起こすことが知られている薬剤、歯科麻酔(アドレナリン含有のもの)。

✓ 起こりうる代表的な副作用

> POINT 口内乾燥や体重増加がみられることもある

まれだが重大な副作用	その他よくみられる副作用	
●高血糖、糖尿病性ケトアシドーシス、糖尿病性昏睡 ●低血糖 ●悪性症候群 ●横紋筋融解症 ●けいれんなど	頻度5%以上	●不眠　●易刺激性　●傾眠　●不安 ●アカシジア　●振戦　●便秘 ●食欲減退　●高プロラクチン血症　など
	頻度5%未満	●筋強剛　●流涎過多　●ジスキネジア ●ジストニア　●嘔気 ●高コレステロール血症　など

✓ ワンポイントアドバイス

▌ 統合失調症の治療薬としては、比較的、作用が穏やかであり、副作用も少ない。

▌ 主に統合失調症の治療に使われるが、興奮を落ち着かせる鎮静作用や催眠作用があるので、睡眠薬として使われることがある。

▌ 体重増加や糖脂質代謝異常に気をつけながら使うことが大切である。

▌ 糖尿病患者には禁忌となっていることに注意する。

(森尾保徳、住吉太幹)

【ケアのポイント ▶P.100 も参照】

本剤は副作用が少ないため、高齢者にもよく使われている。しかし、副作用が少ないとはいえ、「太りやすい」という副作用がある。

食欲を増進する効果により、食事や間食が増えるのもその要因となる。「内服したから太った」と安易に決めつけないよう、食事の見直し(ノンカロリーもしくは低カロリーのおやつ・食器を小さくする・時間をかけて食べるなど)を患者と一緒に検討してみるとよい。

(前田　愛)

非定型 | ❷MARTA（多元受容体作用抗精神病薬） | 経口 | 筋注

一般名 オランザピン

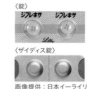
〈錠〉
〈ザイディス錠〉
画像提供：日本イーライリリー

商　品　名	ジプレキサ®、オランザピン
剤形と規格	錠 2.5mg、5mg、10mg ザイディス錠 2.5mg、5mg、10mg 細粒 1%　注 10mg（筋注）

★注射剤については ▶P.154 参照。

✔ 特 徴

【作用機序】脳内のドパミンD_2受容体への拮抗作用により統合失調症の陽性症状、セロトニン5-HT_{2A}受容体への拮抗作用により陰性症状の改善が期待できる。その他、ドパミンD_1・D_3・D_4、セロトニン5-HT_{2C}・5-HT_6、ノルアドレナリンα_1、ヒスタミンH_1、ムスカリンM_1などの神経伝達物質が働く多彩な受容体に対して作用する。

血中濃度の推移（めやす）

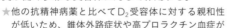

単回投与時

[血漿中濃度] ng/mL

24　48　72　96時間

★他の抗精神病薬と比べてD_2受容体に対する親和性が低いため、錐体外路症状や高プロラクチン血症が出にくい。気分安定作用を有することから双極性障害の躁症状およびうつ症状の改善、再発防止も期待できる。

★H_1受容体阻害による眠気や体重増加、α_1受容体抑制による起立性低血圧などの副作用が起こりうる。

【代謝経路】主に肝臓（肝薬物代謝酵素CYP1A2、CYP2D6）で代謝される。

★喫煙者は血中濃度が低くなることに注意（喫煙はCYP1A2を誘導し代謝が促進するため）。

【半減期】約28時間（投与約5時間で最高血中濃度に達する）。

★作用時間が長いため、1日1回の投与で持続的な効果が期待できる。

✔ 使用時の注意点

【適応】統合失調症、双極性障害における躁症状・うつ症状の改善、抗がん薬投与に伴う消化器症状（悪心・嘔吐）。

【用法・用量（精神科領域）】下表参照。

統合失調症	●開始：通常1日1回5〜10mgを経口投与 ●維持：1日1回10mgを経口投与（年齢・症状により適宜増減するが、1日20mgを超えない）
双極性障害	●躁症状：通常、1日1回10mg経口投与により開始（1日20mgを超えない） ●うつ症状：通常、1日1回5mgを経口投与により開始し、その後1日1回10mgに増量。いずれも就寝前に投与（1日量は20mgを超えない）

【禁忌】糖尿病(筋注製剤は除く)、本剤成分に対する過敏症の既往歴、昏睡状態、中枢神経抑制薬の強い影響下。

【併用禁忌】アドレナリン(アナフィラキシーの救急治療に使用する場合を除く)。

★アドレナリン作用を逆転させ、重篤な血圧低下を起こすことがあるため。

【併用注意】中枢神経抑制薬、アルコール、抗コリン作用を有する薬剤、ドパミン作動薬、フルボキサミン、シプロフロキサシン、カルバマゼピン、オメプラゾール、リファンピシン、喫煙、歯科麻酔薬(アドレナリン含有のもの)。

✓ 起こりうる代表的な副作用

POINT 特に出現頻度が高いのは、傾眠、興奮、体重増加である

まれだが重大な副作用	その他よくみられる副作用	
●高血糖、糖尿病性ケトアシドーシス、糖尿病性昏睡 ●低血糖 ●悪性症候群 ●遅発性ジスキネジア ●横紋筋融解症 ●麻痺性イレウス ●無顆粒球症、白血球減少	頻度5%以上	●精神神経系症状(傾眠) ●体重増加　など
	頻度5%未満	●錐体外路症状(アカシジアなど) ●循環器系症状(起立性低血圧) ●消化器系症状(口渇、食欲増進、便秘、腹部膨満) ●脂質代謝異常　など

✓ ワンポイントアドバイス

▌強い鎮静作用を有するため、統合失調症や双極性障害で、不眠が強い患者に比較的使いやすい。

▌過鎮静になりうるため、日常生活に支障が出ている場合は投与量の調整を検討する必要がある。

▌糖尿病患者に対して禁忌であるため、投与前に必ず糖尿病の既往歴を確認する。

▌喫煙により血中濃度が低下し、効果不十分となるケースもあるため、喫煙歴を確認する。

▌体重増加や食欲増進などの副作用は、特に若年女性の服薬アドヒアランス低下の原因の1つであるため、投与前から十分な説明が必要となる。

(眞銅佑之介、古郡規雄)

オランザピン注射剤使用時のポイント

●オランザピンは、筋肉注射による非経口投与が可能である。
★商品名：ジプレキサ®筋注用　★規格：10mg

●経口投与と作用機序は同じだが、筋肉注射することで経口投与よりも吸収が早く、即効性が期待できる。
★即効性が期待できる筋肉注射製剤として、唯一の非定型抗精神病薬である。

●急性精神運動興奮で経口投与困難な患者に対して選択されることが多く、約15〜30分程度で興奮を軽減できる。

●経口投与と違い、糖尿病患者に対して使用可能である。

注意点

用法・用量

本剤を2.1mLの注射用水で溶解し、1回10mgを筋肉内注射（1日2回まで）。
★効果不十分な場合には、前回の投与から2時間以上空けて1回10mgまで追加投与可能。
★連続投与できるのは3日間まで。

投与量の調整が必要な場合

年齢、症状に応じて減量を考慮（高齢者は2.5〜5mgでの投与を検討）。
★過鎮静などの副作用が生じうる。追加投与の必要性は慎重に判断し、追加投与後は患者の状態を十分に観察。
★経口抗精神病薬などによる管理が可能になった場合はすみやかに本剤の投与を終了。

注意が必要な副作用

過量投与時に、頻脈、激越／攻撃性、構語障害、種々の錐体外路症状、鎮静から昏睡に至る意識障害が10％以上で出現すると報告されている。その他、せん妄、けいれん、悪性症候群、呼吸抑制、誤嚥、高血圧/低血圧、不整脈・心肺停止が生じることがある。

☑ ワンポイントアドバイス

● 糖尿病患者に対して使用可能だが、著しい血糖値の上昇から糖尿病性ケトアシドーシス、糖尿病性昏睡などが発現し、死に至る場合がある。投与前に血糖値測定などを行い、治療上の有益性が危険性を上回ると判断される場合以外は投与しないようにする。

★ 投与前の血糖値測定などが困難な場合は、投与後に血糖値をモニタリングするなど、観察を十分に行う。

● 口渇、多飲、多尿、頻尿などの副作用の出現に注意し、このような症状が現れた場合は、ただちに医師の診察を受けるよう指導する。

(眞銅佑之介、古郡規雄)

ここもおさえる！

鎮静処置時のポイント

● 激しい興奮や攻撃性の出現などにより、患者自身の安全が脅かされるような場合、抗精神病薬などで鎮静を図ることとなる。

● 鎮静実施時に、看護師が気をつけたいポイントを以下にまとめる。

❶ モニターを装着し、身体管理を行う

❷ 酸素吸入・吸入・心電図モニター・パルスオキシメーターを準備し、呼吸状態を中心に観察を行う

❸ 覚醒状態の観察を行う

★ 覚醒後は状況の理解が不十分であることから、現状について具体的に説明する

❹ 身体拘束が必要な場合は、深部静脈血栓症予防のため、点滴の維持、弾性ストッキング、間欠的空気圧迫法を用いる

(眞野三奈子)

一般名 クロザピン

商　品　名｜クロザリル®

剤形と規格｜錠 25mg、100mg

画像提供：ノバルティスファーマ

✓ 特徴

【作用機序】ドパミンD_2受容体の遮断作用が弱いため錐体外路症状や高プロラクチン血症が出現しにくく、セロトニン5-HT_{2A}受容体への拮抗作用により陰性症状の改善が期待できる。その他、ドパミンD_1・D_3・D_{24}、ノルアドレナリンα_1・α_2、ヒスタミンH_1、ムスカリンM_1などの神経伝達物質が働く多彩な受容体に対して作用するが、作用機序は明らかになっていない。

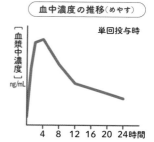

血中濃度の推移（めやす）

単回投与時

［血漿中濃度］ng/mL

4　8　12　16　20　24時間

★抗幻覚・妄想作用が強く、錐体外路症状も出にくいのが最大の特徴で、自殺率を低下させるとの報告もある。しかし、重篤な副作用が出現することがあるため、厳格な規約のもとで使用できるようになった。

【代謝経路】主に肝臓（肝薬物代謝酵素であるCYP1A2、CYP3A4）で代謝される。
★喫煙者は血中濃度が低くなることに注意（喫煙はCYP1A2を誘導し、代謝が促進するため）。
【半減期】約12時間（投与後約2時間で最高血中濃度に達する）。
★食事による吸収への影響はみられない。

✓ 使用時の注意点

【適応】治療抵抗性統合失調症。
★**治療抵抗性**：2種類以上の抗精神病薬で治療を行ったが、「十分量十分期間使用したが反応性不良」もしくは「錐体外路症状などの副作用が強く忍容性不良」の患者のこと。本剤は、そのような患者に対して唯一適応をもつ非定型抗精神病薬である。

【用法・用量】下表参照。

開始	●初日は12.5mg（25mg錠の半分）、2日目は25mgを1日1回経口投与 ●3日目以降は、症状に応じて1日25mgずつ増量し、原則3週間以上かけて1日200mgまで増量（1日量が50mgを超える場合は2〜3回に分けて経口投与）
維持	●1日200〜400mgを2〜3回に分けて経口投与（症状に応じて適宜増減） ●1回の増量は4日以上の間隔を空け、増量幅は1日100mgを超えない ●最高用量は1日600mgまで

【禁忌】本剤成分に対する過敏症の既往歴、CPMSへの患者登録前の血液検査で白血球数4,000/mm^{3}未満または好中球数2,000/mm^3、CPMSの規定を遵守できない、無顆粒球症発現の危険性、骨髄機能障害、重度のけいれん性疾患、治療により十分な管理がされていないてんかん、アルコール・薬物による急性中毒、昏睡状態、循環虚脱状態、中枢神経抑制状態、重度の心疾患（心筋炎など）、重度の腎機能障害・肝機能障害、麻痺性イレウス。

★本剤は、Webで運用されているCPMS（クロザリル患者モニタリングサービス）に登録された医師・薬剤師のいる医療機関への入院が必須であり、登録患者に対してのみ処方可能である（2024年2月時点）。

★投与初期に重篤な副作用が出現しやすいため、原則として投与開始〜18週間は入院治療が必須。処方継続には投与日数と白血球数に応じて1〜4週間に1回以上の定期的な血液検査・CPMSへの検査値の登録が必要。

【併用禁忌】アドレナリン（アナフィラキシーの救急治療時を除く）、骨髄抑制を起こす可能性のある薬剤、放射線療法や化学療法など骨髄抑制を起こす可能性のある治療、持効性抗精神病薬。

✔ 起こりうる代表的な副作用

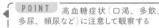

POINT 高血糖症状（口渇、多飲、多尿、頻尿など）に注意して観察する

まれだが重大な副作用	その他よくみられる副作用	
●無顆粒球症、白血球減少、好中球減少症 ●心筋炎、心筋症、心膜炎、心嚢液貯留 ●胸膜炎　●悪性症候群 ●高血糖、糖尿病性ケトアシドーシス、糖尿病性昏睡 ●てんかん発作、けいれん、ミオクローヌス発作 ●起立性低血圧、失神、循環虚脱 ●肺塞栓症、深部静脈血栓症 ●劇症肝炎、肝炎、胆汁うっ滞性黄疸 ●腸閉塞、麻痺性イレウス、腸潰瘍、腸管穿孔	頻度 5%以上	●口渇　●傾眠 ●体重増加　●振戦 ●アカシジア ●遅発性ジスキネジア ●便秘　●流涎過多 ●嘔気・嘔吐 ●倦怠感　など
	頻度 5%未満	●鎮静　●筋固縮 ●ジストニア ●QT延長　●尿閉　など

✔ ワンポイントアドバイス

┃ 原則としてクロザピン単剤での治療を試みるため、頓用を含め、他の抗精神病薬を併用しない。

┃ 副作用は、特に投与初期に出現しやすい。そのため、緩徐に増量することで副作用の出現頻度を減らすことができる。身体的な変化があれば早急に医師に相談する。

┃ 鎮静作用が強いため、ふらつき、転倒に注意が必要である。

┃ 2日以上休薬した場合は再び治療開始時と同様の用量設定を行う必要があるため、残薬の有無を確認する。残薬がある場合は薬局に持参する必要がある。

（眞銅佑之介、古郡規雄）

一般名　アセナピンマレイン酸塩

商 品 名	シクレスト®
剤形と規格	舌下錠 5mg、10mg

画像提供：MeijiSeika ファルマ

✔ 特徴

【作用機序】脳内のドパミンD_2受容体への拮抗作用により統合失調症の陽性症状、セロトニン5-HT_{2A}受容体への拮抗作用により陰性症状の改善が期待できる。

★上記の他、ドパミンD_1・D_3、セロトニン5-HT_{1A}・5-HT_{1B}・5-HT_{2B}・5-HT_{2C}・5-HT_6・5-HT_7、ノルアドレナリンα_1・α_2、ヒスタミンH_1・H_2受容体それぞれのサブタイプへ高い親和性を有するが、ムスカリン性アセチルコリン受容体に対する親和性は低い。

★セロトニン5-HT_{1A}受容体を刺激することで陰性症状、認知機能、うつ・不安症状を改善する可能性が示唆されている。

【代謝経路】舌下から吸収され直接血管に移行し、脳内へ運ばれ作用した後、肝臓（主に代謝酵素CYP1A2）で代謝される。

★即効性が期待でき、胃での5-HT_{2B}、5-HT_{2C}遮断が生じないため、体重増加が生じにくい。

【半減期】約17時間（投与後約1時間で最高血中濃度に達する）。

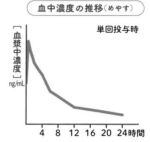

血中濃度の推移（めやす）

単回投与時

[血漿中濃度] ng/mL

4　8　12　16　20　24時間

✔ 使用時の注意点

【適応】統合失調症。

【用法・用量】下表参照。

開始	●通常、1回5mgを1日2回舌下投与
維持	●1回5mgを1日2回舌下投与（年齢、症状に応じ適宜増減） ●1回10mgを1日2回まで

【投与量の調整が必要な場合】下表参照。

増量を検討	●幻覚・妄想に改善がみられない場合 ●焦燥や激越が強く、鎮静作用を強めたい場合など
減量・中止を検討	●舌の違和感が強い場合や起立性低血圧、過鎮静、口渇、尿閉、脂質異常などの症状が出現した場合は適宜減量・中止を検討 ●悪性症候群などの重大な副作用が出現した際は原則中止

【禁忌】本剤成分に対する過敏症の既往歴、昏睡状態、中枢神経抑制薬の強い影響下、重度の肝機能障害（Child-Pugh分類C）。

【併用禁忌】アドレナリン（アナフィラキシーの救急治療に使用する場合を除く）。
★ アドレナリン作用を逆転させ、重篤な血圧低下を起こすことがある。

✓ 起こりうる代表的な副作用

 POINT　特に、傾眠、口の感覚鈍麻は高頻度に出現する

重大な副作用	その他の副作用	
●悪性症候群 ●遅発性ジスキネジア ●肝機能障害 ●舌腫脹、咽頭浮腫 ●高血糖、糖尿病性ケトアシドーシス、 　糖尿病性昏睡 ●低血糖 ●横紋筋融解症 ●麻痺性イレウス ●無顆粒球症、白血球減少 ●肺塞栓症、深部静脈血栓症	頻度5%以上	●傾眠 ●アカシジア ●体重増加 ●錐体外路症状 ●口の感覚鈍麻　など
	頻度5%未満	●味覚障害 ●鎮静 ●便秘 ●嘔気・嘔吐 ●口渇 ●口内の不快感 ●倦怠感　など

✓ ワンポイントアドバイス

鎮静作用が強く、糖尿病患者の焦燥や激越に対して使用できるのが特徴である。舌下錠なので内服困難な患者や内服に拒否的な患者に使いやすく、即効性があるため頓用で使用されることも多い。
★ 水なしで飲み込まず舌下に置き、溶けるのを待つ。舌下以外の投与経路で吸収効率が下がるため、服用後10分間の飲水・飲食・うがいをしないように指導する。

口腔・舌の疼痛、感覚鈍麻、味覚異常が生じやすく、服薬アドヒアランス低下につながりやすいため、患者への事前説明が求められる。

他の抗精神病薬よりも体重増加や脂質代謝異常、錐体外路症状、高プロラクチン血症、尿閉・口渇などの抗コリン作用が生じにくい。そのため、他の抗精神病薬から切り替える際には抗コリン薬の離脱症状（不安・不眠・頭痛・嘔吐・めまいなど）の出現に注意する。

（眞銅佑之介、古郡規雄）

非定型　❸DPA（ドパミン部分作動薬）　経口

一般名　アリピプラゾール

〈錠剤〉

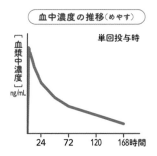

エビリファイ錠1mg
Otsuka

1mg　OG74　1mg

画像提供：大塚製薬

商品名	エビリファイ®、アリピプラゾール
剤形と規格	錠 1mg、3mg、6mg、12mg　散 1% OD錠 3mg、6mg、12mg、24mg 液 1mL、3mL、6mL、12mL

✓ 特徴

【作用機序】ドパミン D_2・D_3 およびセロトニン 5-HT_{1A} 受容体の部分アゴニスト作用とセロトニン 5-HT_{2A} 受容体のアンタゴニスト作用を併せもつ。
【代謝経路】主に肝臓においてCYP3A4とCYP2D6で代謝される。
【半減期（3mg製剤14日間投与の場合）】約65時間（投与後約4時間で最高血中濃度に到達）。
★血中濃度が定常状態に達するまで約2週間かかるため、投与量が適切かの判断には2週間を要する。ただし、統合失調症急性期に投与開始した場合は2週間を待たずに増量することも考慮する。

〈血中濃度の推移（めやす）〉

単回投与時

［血漿中濃度］
ng/mL

24　72　120　168時間

✓ 使用時の注意点

【適応】統合失調症、双極性障害における躁症状の改善、うつ病・うつ状態（既存治療で十分な効果が認められない場合に限る）、小児期の自閉スペクトラム症に伴う易刺激性。
【用法・用量】下表参照。

統合失調症	●開始：通常1日6〜12mgを1回または2回に分けて開始し、徐々に増量 ●維持：通常1日6〜24mgを1回または2回に分けて投与（1日30mgを超えない）	
双極性障害における躁症状	●開始：通常24mgより開始徐々に増量 ●維持：原則通常1日1回12〜24mgを経口投与（1日30mgを超えない）	
うつ病・うつ状態	●開始：通常1日1回3mg ●増量：1日3mgずつ増量（1日15mgを超えない）	
小児期の自閉スペクトラム症に伴う易刺激性	●開始：通常1日1回1mgより開始し、徐々に増量 ●維持：通常1日1〜15mgを経口投与（1日15mgを超えない） ●増量：1日3mgずつ増量	原則6歳以上18歳未満

【投与量の調整が必要な場合】下表参照。

増量を検討	●幻覚・妄想、衝動性、興奮に改善が認められない場合
減量・中止 を検討	●錐体外路症状や傾眠、ふらつきなどの副作用が出現した場合は減量や中止を検討 ●悪性症候群やイレウスといった重大な副作用が出現した場合には原則中止

【禁忌】昏睡状態、中枢神経抑制剤の強い影響下、本剤成分に対する過敏症の既往歴。
【併用禁忌】アドレナリン(アナフィラキシーの救急治療に使用する場合を除く)。
【併用注意】CYP2D6・CYP3A4阻害薬(効果増強の恐れ)、CYP3A4誘導薬(効果限弱の恐れ)。

POINT 遅発性ジスキネジアは数か月、体重増加は数週間で出現するが、その他の副作用は比較的早期(数時間～数日など)に出現

✓ 起こりうる代表的な副作用

まれだが重大な副作用	その他よくみられる副作用	
●悪性症候群 ●遅発性ジスキネジア ●麻痺性イレウス ●横紋筋融解症 ●糖尿病性ケトアシドーシス　など	頻度5%以上	●不眠　●神経過敏　●不安 ●傾眠　●アカシジア　●振戦 ●流涎　●体重増加　など
	頻度5%未満	●プロラクチン低下　など

✓ ワンポイントアドバイス

■ アリピプラゾールは体重増加やQT延長、血糖やコレステロール値の変動など内分泌系の副作用のリスクが比較的低い[1,2]。また、ドパミン部分アゴニスト作用により、性機能不全や骨粗鬆症[3]、乳がんのリスク[4]となる高プロラクチン血症のリスクも比較的低く、長期投与の観点からも有効な選択肢となる。

■ 血中濃度が定常状態に達するまで2週間程度かかるため、他剤からの変薬の際は他剤とアリピプラゾールを2週間程度併用してから変更することが望ましい。

(和田周平、岩本邦弘、尾崎紀夫)

引用文献
1. Huhn M, Nikolakopoulou A, Schneider-Thoma J, et al. Comparative efficacy and tolerability of 32 oral antipsychotics for the acute treatment of adults with multi-episode schizophrenia：a systematic review and network meta-analysis. *Lancet* 2019：394(10202)：939-951.
2. Pillinger T, Mccutcheon RA, Vano L, et al. Comparative effects of 18 antipsychotics on metabolic function in patients with schizophrenia, predictors of metabolic dysregulation, and association with psychopathology：a systematic review and network meta-analysis. *Lancet Psychiatry* 2020：7(1)：64-77.
3. Andrade C. Prolactin-Raising and Prolactin-Sparing Antipsychotic Drugs and the Risk of Fracture and Fragility Fracture in Patients With Schizophrenia, Dementia, and Other Disorders. *J Clin Psychiatry* 2023：84(1)：23f14790.
4. Taipale H, Solmi M, Lahteenvuo M, et al. Antipsychotic use and risk of breast cancer in women with schizophrenia：a nationwide nested case-control study in Finland. *Lancet Psychiatry.* 2021：8(10)：883-891.

一般名 **アリピプラゾール**水和物

商　品　名｜ エビリファイ®
剤形と規格｜ **シリンジ** 300mg、400mg（LAI）

画像提供：大塚製薬

✓ 特　徴

【作用機序】ドパミン D_2・D_3 およびセロトニン 5-HT$_{1A}$ 受容体の部分アゴニスト作用とセロトニン 5-HT$_{2A}$ 受容体のアンタゴニスト作用を併せもつ。

【代謝経路】肝臓で CYP3A4 と CYP2D6 によって代謝される。

【半減期（400mg製剤）】約781時間（最高血中濃度到達時間は約841時間）。代謝物の半減期は605時間。

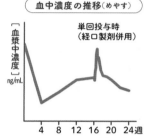

血中濃度の推移（めやす）

単回投与時
（経口製剤併用）

［血漿中濃度 ng/mL］

4　8　12　16　20　24週

★注射剤導入期に2週間、経口製剤を継続した場合、血中薬物濃度は上図のように推移することから、注射剤による血中濃度が定常状態に達するまで時間を要することが想定される。従って、注射剤導入期には経口製剤を4週間程度継続し、精神症状の推移を確認することが求められる。

✓ 使用時の注意点

【適応】統合失調症、双極Ⅰ型障害における気分エピソードの再発・再燃抑制。

【用法・用量】通常1回400mgを4週に1回、殿部筋肉内または三角筋内に投与（症状、忍容性に応じて1回300mgに減量）。

切り替え前の経口製剤投与量	切り替え後の経口製剤投与量（2週間）
6～15mg/日	6mg/日
18～24mg/日	12mg/日
30mg/日	15mg/日

★注射剤導入前に、アリピプラゾール経口製剤の忍容性の確認が必要である。注射後の血中濃度の上昇は緩徐であるため、経口製剤を4週間程度継続して、精神症状の推移を確認する。

【投与量の調整が必要な場合】CYP2D6・CYP3A4阻害薬併用時は血漿中濃度が上昇する恐れがあるため減量を考慮（下表参照）。

通常の投与量	CYP2D6阻害薬またはCYP3A4阻害薬のいずれかを併用する場合	CYP2D6阻害薬・CYP3A4阻害薬のいずれか併用する場合
	調整後の投与量	調整後の投与量
400mg	300mg	200mg
300mg	200mg	160mg

【禁忌】昏睡状態、中枢神経抑制薬の強い影響下、本剤成分に対する過敏症の既往歴。
【併用禁忌】アドレナリン（アナフィラキシーの救急治療に使用する場合を除く）、クロザピン。

✓ 起こりうる代表的な副作用

> POINT　遅発性ジスキネジアは数か月、体重増加は数週間で出現するが、その他の副作用は比較的早期（数時間〜数日など）に出現

まれだが重大な副作用	その他よくみられる副作用	
●悪性症候群 ●遅発性ジスキネジア ●麻痺性イレウス ●横紋筋融解症 ●糖尿病性ケトアシドーシス、 　糖尿病性昏睡　など	頻度5%以上	●アカシジア ●体重増加 ●注射部位の疼痛・紅斑・硬結
	頻度5%未満	●血中インスリン増加・高血糖 ●ジスキネジア　●ジストニア ●振戦　●筋強剛　●流涎　など

✓ ワンポイントアドバイス

本剤注射後すぐに内服を中止すると精神症状が悪化する恐れがある。そのため、4週間程度は経口製剤と併用し、精神症状の推移を確認することが求められる。

持効性注射製剤（LAI）は、内服治療のアドヒアランスが不十分な患者への効果が期待できる。アリピプラゾールを含む第2世代LAIは、その他の治療に比べて、統合失調症患者の死亡リスクを減らす効果が期待できる。

アリピプラゾールLAIは、統合失調症や双極性障害に対して、再発や再入院リスクを下げ、LAIの中では最も忍容性も高く有効な治療法の1つである。

(和田周平、岩本邦弘、尾崎紀夫)

【ケアのポイント ▶P.100 も参照】

本剤のような「持続性注射剤（LAI）」の導入や維持にあたっては、薬剤を使用することのメリットとデメリットを患者とともに確認する。

特に、副作用の出現を心配する患者が多いため、副作用の内容だけでなく、出現頻度や対処方法も伝えるようにする。注射の導入前に「思っていたよりも、副作用がたいしたことないものでした」と不安の解消を語ってくれた患者もいるのである。　　　　(前田　愛)

一般名 ブレクスピプラゾール

商 品 名	レキサルティ®
剤形と規格	錠 1mg、2mg OD錠 0.5mg、1mg、2mg

〈錠〉

〈OD錠〉

画像提供：大塚製薬

✔ 特 徴

【作用機序】ドパミンD$_2$受容体部分アゴニスト作用に加えてセロトニン5-HT$_{1A}$受容体部分アゴニスト作用、セロトニン5-HT$_{2A}$受容体アンタゴニスト作用を併せもつ。

【代謝経路】肝臓でCYP3A4およびCYP2D6が関与して代謝される。

【半減期（1mg製剤1日1回投与時）】約92時間（血中濃度は投与後10日間で定常状態に到達）。

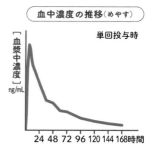

血中濃度の推移（めやす）

単回投与時

［血漿中濃度］ng/mL

24 48 72 96 120 144 168時間

✔ 代表的な使用時の注意点

【適応】統合失調症、うつ病・うつ状態。

【用法・用量】下表参照。

統合失調症	●通常、1日1回1mgから開始 ●4日以上の間隔を空けて増量し、1日1回2mgを投与
うつ病・うつ状態	●通常1日1回1mgから開始 ●忍容性に問題なく、十分な効果が認められない場合は、1日1回2mgまで増量可

【投与量の調整が必要な場合】強いCYP2D6・CYP3A4阻害薬を併用する場合、CYP2D6の活性が欠損していることが判明している患者は、血漿中濃度が上昇する恐れがあるため投与量の調整を行う（下表参照：錠剤の場合）。

●強いCYP2D6阻害薬、強いCYP3A4阻害薬のいずれかを併用する場合 ●CYP2D6の活性が欠損していることが判明している患者	1回1mgを1日1回
●強いCYP2D6阻害薬および強いCYP3A4阻害薬のいずれも併用する場合 ●CYP2D6の活性が欠損していることが判明している患者が、強いCYP3A4阻害薬を併用する場合	1回1mgを2日に1回

【禁忌】昏睡状態、中枢神経抑制薬の強い影響下、本剤成分に対する過敏症の既往歴。
【併用禁忌】アドレナリン（アナフィラキシーの救急治療に使用する場合を除く）。

☑ 起こりうる代表的な副作用

POINT 遅発性ジスキネジアは数か月、体重増加は数週間で出現するが、その他の副作用は数時間から数日など比較的早期に出現

まれだが重大な副作用	その他よくみられる副作用	
●悪性症候群 ●遅発性ジスキネジア ●麻痺性イレウス ●横紋筋融解症 ●高血糖、糖尿病性ケトアシドーシス、糖尿病性昏睡など	頻度5%以上	●アカシジア
	頻度1〜5%	●不眠 ●頭痛 ●傾眠 ●激越 ●浮動性めまい ●鎮静 ●振戦 ●錐体外路症状 ●嘔気 ●便秘 ●高プロラクチン血症 ●体重増加など

☑ ワンポイントアドバイス

代謝内分泌系の副作用（体重・血糖値・コレステロール値の上昇）やQT延長、過鎮静、プロラクチン上昇などの副作用のリスクは比較的低い[1, 2]。

本剤は、アリピプラゾール ▶P.160 と同様に、ドパミンD_2受容体部分アゴニスト作用をもつ。しかし、セロトニンアンタゴニスト作用により、アリピプラゾールと比べてアカシジアが生じるリスクは比較的低い[2]。

本剤は、精神症状の改善のみならず再発予防効果も認め、前述の副作用プロファイルを有しており、忍容性も高いため[3]、長期間の治療が必要となる統合失調症において有用である。
性機能障害と関係する高プロラクチン血症のリスクが低いため、児童思春期の患者を含めた若年者での治療に有用と考えられる。

（和田周平、岩本邦弘、尾崎紀夫）

引用文献
1. Pillinger T, Mccutcheon RA, Vano L, et al. Comparative effects of 18 antipsychotics on metabolic function in patients with schizophrenia, predictors of metabolic dysregulation, and association with psychopathology：a systematic review and network meta-analysis. *Lancet Psychiatry* 2020：7(1)：64-77.
2. Huhn M, Nikolakopoulou A, Schneider-Thoma J, et al. Comparative efficacy and tolerability of 32 oral antipsychotics for the acute treatment of adults with multi-episode schizophrenia：a systematic review and network meta-analysis. *Lancet* 2019：394(10202)：939-951.
3. Watanabe Y, Yamada S, Otsubo T, et al. Brexpiprazole for the Treatment of Schizophrenia in Adults：An Overview of Its Clinical Efficacy and Safety and a Psychiatrist's Perspective. *Drug Des Devel Ther* 2020：14：5559-5574.

抗パーキンソン病薬
知っておきたいポイント

● パーキンソン病の運動症状を改善させる薬剤の総称。ドパミンを補充する薬剤、ドパミンの分解を阻害する薬剤、ドパミン以外の神経伝達物質を調整する薬剤などの種類がある。

● 急激な投与中止によって悪性症候群が生じる可能性があるため、注意する。

✔ 分類と特徴

● パーキンソン病は、黒質緻密層のドパミン神経細胞の変性脱落により、大脳基底核回路の機能不全を起こす神経変性疾患である。

● 中核症状は「①無動、②振戦、③（筋）強剛」を3大症状とするが、姿勢保持障害や、前傾姿勢、すくみ現象なども特徴的な症状である。

★ 上記のような運動症状以外にも、自律神経障害や、うつ病、睡眠障害、認知症なども高頻度に合併する。

● パーキンソン病の運動症状を改善させる薬剤を抗パーキンソン病薬という。

★ ドパミンを補充する薬剤（ドパミン製剤、ドパミンアゴニスト）をはじめ、ドパミンの分解を阻害する作用、ドパミンと類似した作用、ドパミン以外の神経伝達物質を調整する作用を持つ薬剤が含まれる（▶P.167 表参照）。

✔ 治療の基本は「ドパミン補充療法」

● ドパミン補充療法として、基本的にはレボドパ製剤から治療を開始する[1]。

★ ドパミンを直接投与しても、血液脳関門（BBB）が血液から脳組織への移動を制限してしまうため、脳内のドパミンを補充できない。レボドパは、ドパミンが合成される前の前駆体であり、この状態であればBBBを通過できる（▶P.167 図参照）。

● 脳に移行したレボドパは、脳内でドパミンとなり、パーキンソン病の運動症状を改善する。

★ 以前はレボドパ製剤を早期から投与すると効果が低下することが懸念されていたが、今日では否定されており、早期からの投与が推奨されている[1]。

✔ 他の種類の薬剤を用いて、ドパミン補充療法の弱点を補う

● レボドパには短時間で代謝されるという弱点がある。

● パーキンソン病の初期では、投与されたレボドパは、ドパミンとして脳内のドパ

抗パーキンソン病薬の種類

分類	一般名
L-ドパ	●L-ドパ ●L-ドパ・カルビドパ配合 ●L-ドパ・ベンセラジド配合 ●L-ドパ・カルビドパ・エンタカポン配合
カテコール-O-メチル基転移酵素（COMT）阻害薬	●エンタカポン
モノアミン酸化酵素B(MAO-B)阻害薬	●セレギリン ●ラサギリン
麦角系ドパミンアゴニスト	●ブロモクリプチン ●カベルゴリン ●ペルゴリド
非麦角系ドパミンアゴニスト	●アポモルヒネ ●タリペキソール ●プラミペキソール ●ロチゴチン ●ロピニロール
ドパミン遊離促進薬	●アマンタジン
L-ドパ賦活薬	●ゾニサミド
ノルアドレナリン前駆物質	●ドロキシドパ
アデノシンA2A受容体拮抗薬	●イストラデフィリン
抗コリン薬	●トリヘキシフェニジル ●ビペリデン ●ピロヘプチン ●プロフェナミン ●マザチコール ●プロメタジン（抗コリン作用を有する坑ヒスタミン薬）

作用機序

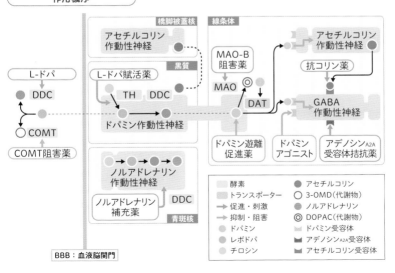

ミン神経に保存されて徐々に使用されることで効果が持続する。しかし、パーキンソン病が進行するとドパミン神経が減少するため、ドパミンを使い切りやすくなり、必要なレボドパの用量が増え、運動合併症が生じる。

★**運動合併症**：薬剤を飲んでも改善されない（ウェアリング・オフ）、急に薬効が切れる（オンオフ現象）、手足や舌のくねくねとした動き（ジスキネジア）や姿勢異常（首下がりや腰曲がり）などが含まれる。

●レボドパの効果を長引かせるため、末梢でのレボドパの分解を抑制するCOMT阻害薬や、脳内ドパミンの分解を抑制するMAO-B阻害薬などをレボドパ製剤と合わせて服用する。

★MAO-B阻害薬は初期治療における単独使用が可能だが、SSRI・SNRI・三環系抗うつ薬との併用はセロトニン症候群を引き起こす可能性があるため禁忌である。

●ドパミン受容体を刺激する薬剤であるドパミン受容体作動薬（ドパミン［受容体］アゴニスト）は、血中半減期がレボドパよりも長い。そのため、運動合併症の発現リスクが高い場合、精神症状の発現リスクが低い場合、早急な治療を要さない場合などは第一選択薬として推奨されている[1]。

●ドパミンの投与やドパミンの分解を防ぐ薬剤ではなく、ドパミンの放出や合成を促進するアマンタジンや、MAO-B阻害作用・ドパミン神経活動活性化などによるドパミン放出の亢進など複数の機序を有するゾニサミドもパーキンソン病の運動症状に有効である。

●ドパミン以外の神経伝達物質を調整することで、運動症状を改善させる薬剤もある。

★アデノシンA_{2A}受容体拮抗薬は脳のドパミンとアデノシンのバランスを調整することで効果を示す。ノルアドレナリン作用増強薬であるドロキシドパは、不足した脳内ノルアドレナリンの量を補うことで、特にすくみ足の改善に効果が期待できる。

●精神・神経科領域では、ドパミン受容体拮抗薬の使用により、薬剤性パーキンソニズムがしばしば生じる。治療の原則は、原因薬剤の減量・中止や、ドパミン受容体遮断作用のより低い薬への変更である。しかし、精神症状が強く、そのような対処が困難となる場合は、抗コリン薬が併用される。

✔ 代表的な副作用

●抗パーキンソン病薬使用において注意しなければならない合併症が、悪性症候群である。

★悪性症候群は、抗精神病薬の投与だけでなく、抗パーキンソン病薬の急激な中止で出現する可能性がある。

●急激な発熱や発汗、意識障害、錐体外路症状、CK上昇、自律神経症状などを呈し、急性腎不全から死亡に至るケースもあるため十分な注意が必要である。

（楠戸恵介、竹内啓善）

引用文献
1．日本神経学会監修、「パーキンソン病診療ガイドライン」作成委員会編：パーキンソン病診療ガイドライン2018．https://www.neurology-jp.org/guidelinem/parkinson_2018.html（2024.2.22アクセス）．

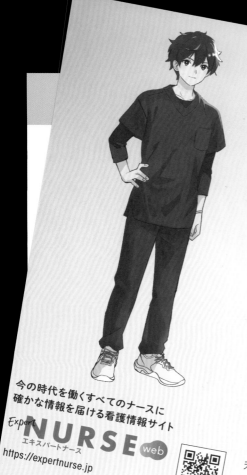

今の時代を働くすべてのナースに
確かな情報を届ける看護情報サイト
Expert NURSE web
エキスパートナース
https://expertnurse.jp

...イント

「...として」注意すべきこと

...を鑑別する

> 剤性パーキンソニズムの特徴
> - ...緩慢・筋強剛が中心であり、静止時
> - ...が少ない
> - ...状の左右差が少ない
> - 日~数週で症状が出現・増悪することが
> - く、パーキンソン病などの神経変性疾患
> - に伴うパーキンソニズムよりも経過が速い

信, 竹内啓善：気づきにくい向精神病薬の副作用
神病薬による錐体外路症状. 精神科治療学, 2019；
5)：489-494. より引用

...ない。
...しない場合は「前臨床期パーキンソン病」と
...が困難な場合は鑑別しにくい。

...する

...うなどを「精神症状の悪化」と誤認して抗精
ジアを悪化させることがあるので慎重に鑑
別する。

★焦燥が亢進し、多動が目立って、........はアカシジアの可能性を疑い、数週間以内の薬剤変更の有無を確認し、「殿部・足底の不快感」「同一姿勢を保てない」といった症状の有無に焦点を当てて問診する。
●アカシジアは、主観症状と客観症状の二側面で評価する（P.170 表参照）。

❸ 投与開始・用量変更時の急性ジストニアに注意する

●抗パーキンソン病薬や抗精神病薬の投与後24時間以内（90％が5日以内）に、「眼球上転」「しめつけられるような声」を出す場合には急性ジストニアを疑う。
★午後～夜に起こることが多いため、薬剤開始・変更時は注意深く観察する。
●著しい痛みや構音障害、嚥下障害、呼吸困難が起こった場合、生命に危険が及ぶ可能性もあるため、10～20分で効果が現れる抗コリン薬（ビペリデン5mg）の筋肉内注射を検討する。
★改善後も抗コリン薬を4～7日間経口投与することが望ましい。

アカシジアの主観症状（DIEPSS）

Code	評価	臨床症状
0	正常	
1	ごく軽度、不確実	非特異的で軽微な内的不穏感
2	軽度	内的不穏に対する軽度な自覚はあるが、それが必ずしも苦痛の原因になっていない。アカシジアに特徴的な運動亢進症状が観察されることがある
3	中等度	中等度の内的不穏。このため、不快な症状や苦痛が認められる。主観的な内的不穏に基づく身体の揺り動かし、下肢の振り回し、足踏みなどの下肢の特徴的な運動不穏が観察される
4	重度	重度の内的不穏があり、このためじっとしていることができず、絶えず下肢を動かしている。睡眠障害や不安感を伴うことがある、明らかに苦痛の状態。被験者はそれらの症状の鎮静を強く望んでいる

【評価のポイント】
● アカシジアは静座不能に対する自覚、下肢のムズムズ感、ソワソワ感、絶えず動いていたいという衝動などの自覚的な内的不穏症状と、それに付随してみられる身体の揺り動かし、下肢の振り回し、足踏み、足の組み換え、ウロウロ歩きなどの客観的な運動亢進状態からなる。その評価にあたっては自覚症状の程度を優先し、運動亢進症状は主観症状を支持する所見として用いること
● 例えば、アカシジアに特徴的な運動不穏の症状が顕著に認められても、内的不穏の自覚がない場合は「0」、非特異的ではっきりしない場合は「1」と評価する（仮性アカシジア）。アカシジアの評価に際しては、評価面接全体を通して落ち着きのなさの有無も考慮に入れること

高野賢児：精神・神経系副作用における薬学的ケア．日病薬誌2010：46（1）：70．より引用

❹ 遅発性ジスキネジアを見逃さない

● 遅発性ジスキネジアは、2～3か月以上の抗パーキンソン病薬や抗精神病薬の投与で起こる。

★ 特に口部ジスキネジアが高頻度に生じる。

● 四肢や体幹に生じた場合、歩行障害による転倒、口部ジスキネジアによる呼吸困難、咀嚼・嚥下障害による誤嚥性肺炎や窒息など致死的な結果を招くこともあるため、軽微な不随意運動も見逃さない。

● 原因薬剤の減量・中止や非定型抗精神病薬への切り替えでも改善しない場合、遅発性ジスキネジアの治療薬であるVMAT2阻害薬（バルベナジン ▶P.182）の投与が検討される。

★ バルベナジンは、ドパミンを減少させるため、うつ症状や自殺念慮が出現することがある。既往がある患者の場合は、自殺企図のリスクを念頭に注意深く観察する。

✅ 錐体外路症状に抗パーキンソン病薬を用いる場合もある

● 錐体外路症状出現時の治療では、原因薬剤の減量・中止が第一選択となる。

★ 臨床では、精神症状の再燃・悪化をきたす危険性から中止できるケースが少ない。そのた

- ●舌ジスキネジアは舌を突出すると消失するので、開口位で口内の舌の動きを観察する
- ●しゃべりにくそうではないか観察する
- ●食事中にむせたり、咳き込んだり、誤嚥しそうになることはないか観察する
- ●何かを噛んでいるように口をもぐもぐと動かさないか観察する
- ●口を少しパクパクさせて「チャッ・チャッ」「チュッ・チュッ」などと音を立てていないか確認する
- ●会話中に、口唇から舌を突出させたり、口唇を舐める動作がないか観察する
- ●舌や口腔粘膜の痛み・飲食物がしみると訴える患者は、顎・口唇・舌ジスキネジアによる損傷を疑う

堀口淳：遅発性ジスキネジア治療の新たな展開－新規治療薬valbenazine　遅発性ジスキネジアの診断のための心得とコツ. 臨床精神薬理2023；26(1)：17. より引用

め、実際には錐体外路症状の頻度がより少ない他の非定型抗精神病薬への切り替えが選択されることが多い。

- ●リスクの高い抗精神病薬(ハロペリドール ▶P.116 、スルピリド ▶P.122 、リスペリドン ▶P.134 など)を開始する場合にのみ予防的な抗コリン薬の投与が検討され、治療実施後は減量・中止が推奨される。

抗コリン薬の副作用に注意する

- ●原疾患が重度で原因薬剤の減量・中止が困難な場合や、減量・中止しても十分に錐体外路症状が改善しない場合、抗コリン薬(ビペリデンやトリヘキシフェニジルなど)が対症療法として選択される。
- ★抗コリン作用(排尿障害、便秘、口渇、統合失調症・認知症患者の認知機能の悪化、高齢者や全身状態が悪化した患者のせん妄の誘発など)を引き起こすリスクが高いため、「副作用止めだから」と安易な予防投与や長期投与は避ける。

✔ 患者指導のポイント

- ●**自覚症状があればすぐに相談してもらう**：服用中に身体の異常な動きや不快感に気づいたらすぐに相談するよう説明する。生活に支障を感じない程度や軽度の場合、患者自身が気づいていない場合も多いため、家族にも注意深く様子を観察するよう伝える。
- ●**自己判断で服薬中断しない**：錐体外路症状は、患者の不快感や苦痛が強く QOL の低下が著しいため，薬物療法のアドヒアランス低下につながりやすい。自己判断での服薬中断は精神症状の再燃・悪化や離脱症状をきたすため、 まずは困っていることを相談するよう説明する。

(春日飛鳥)

一般名 **ブロモクリプチン**メシル酸塩

商 品 名	パーロデル®、ブロモクリプチン
剤形と規格	錠 2.5mg

画像提供：サンファーマ

✓ 特徴

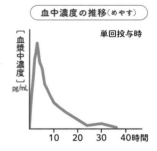

血中濃度の推移（めやす）

単回投与時

[血漿中濃度] pg/mL

10　20　30　40時間

【作用機序】ドパミン受容体を刺激することでパーキンソン病の運動症状を改善する。本剤は麦角系に分類され、主にドパミンD_2・D_3受容体に親和性がある。

★ドパミン受容体にはD_1からD_5までの5種類のサブタイプが存在する。パーキンソン病の運動症状への効果は、主にD_1・D_2受容体に対する作用である。D_3受容体への作用も重要とされるが、衝動制御障害にも関連する。

【代謝経路】肝代謝酵素CYP3A4で代謝され、またこれを阻害する。

★CYP3A4の活性に影響を及ぼす薬剤・CYP3A4で代謝される薬剤の併用には注意を要する。

【半減期】2.86時間（投与後2.7時間で最高血中濃度に達する）。

★レボドパよりも血中半減期が長く、持続的な効果が期待できる。

✓ 使用時の注意点

【適応】パーキンソン症候群、産褥性乳汁分泌抑制、乳汁漏出症、高プロラクチン血性排卵障害、高プロラクチン血性下垂体腺腫（外科的処置を必要としない場合）、末端肥大症、下垂体性巨人症。

【用法・用量（パーキンソン症候群）】1日1回1.25mgまたは2.5mgを朝食直後に経口投与から始め、1または2週ごとに1日2.5mgずつ増量し、維持量（1日量15.0〜22.5mg）を定める。

★1日5.0mgの場合は朝食・夕食直後、7.5mg以上の場合は毎食直後に分けて経口投与。

【禁忌】本剤成分・麦角アルカロイドに対する過敏症の既往歴、妊娠高血圧症候群、産褥高血圧、心臓弁膜の病変（既往含む）。

★麦角系ドパミンアゴニストには、心臓弁膜症や心肺後腹膜線維症の副作用があることを患者へ説明し、開始後は注意深い臨床的観察と、半年に1回程度の心電図・胸部X線・心エコー検査が必要となる。このため、麦角系ドパミンアゴニストは原則として第一選択薬とはならず、非麦角系ドパミンアゴニストから使用する。

★非麦角系ドパミンアゴニストについては、特に突発的睡眠に注意を要し、高所での作業や運転する患者には十分注意する必要がある。

✔ 起こりうる代表的な副作用

POINT　嘔気・嘔吐などの消化器症状、起立性低血圧、幻覚・妄想などは、ドパミンアゴニストに共通する副作用

まれだが重大な副作用	その他よくみられる副作用	
●起立性低血圧	頻度5%以上	●嘔気
●悪性症候群　特に急激な減量・中止による	頻度5%未満	●嘔吐 ●便秘 ●食欲不振 ●腹痛 ●下痢　消化器症状は、ドンペリドンの併用で軽減される場合がある
●幻覚・妄想		●衝動制御障害　など
●心臓弁膜症		
●突発的睡眠　など		

★悪性症候群に対してブロモクリプチンの有効性が報告されているが、わが国における適応はない。

✔ ワンポイントアドバイス

パーキンソン病では、抗パーキンソン病薬による投薬治療や前頭葉・扁桃核の機能障害に関連する衝動制御障害が問題となることがある。
★**衝動制御障害**：病的賭博、性欲亢進、買いあさり、むちゃ食い、強迫的な薬物使用、趣味への没頭、反復常同行動など。

上記のような行動障害はドパミンアゴニストによって引き起こされることがあるため、ドパミンアゴニストの減量・中止や変更を考慮する。
ただし、ドパミンアゴニストの急減な減量・中止に伴い、精神症状や自律神経症状(不安、パニック発作、過敏性、発汗、全身痛、薬物渇望など)が出現する可能性があり、緩徐な減量を要する。
★これはドパミンアゴニスト離脱症候群と呼ばれ、レボドパ投与はあまり有効ではなく、ドパミンアゴニストの増量や再開が必要となる。

(楠戸惠介、竹内啓善)

【ケアのポイント ▶P.169 も参照】

薬剤性パーキンソニズムは、統合失調症の陰性症状や、抑うつ状態による精神運動制止と見間違えやすい。

非定型抗精神病薬でもまれに生じうるため、「スルピリド ▶P.122 とハロペリドール ▶P.116 を使っていないから大丈夫」と判断せずに注意深くアセスメントすることが重要となる。

(春日飛鳥)

引用文献
1. 日本神経学会監修,「パーキンソン病診療ガイドライン」作成委員会編：パーキンソン病診療ガイドライン2018. https://www.neurology-jp.org/guidelinem/parkinson_2018.html(2024.2.22アクセス).

一般名 トリヘキシフェニジル塩酸塩

〈錠剤〉
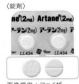
画像提供：ファイザー

商 品 名	アーテン®、セドリーナ®、パーキネス®、トリヘキシフェニジル塩酸塩
剤形と規格	錠 2mg　散 1%

✔ 特徴

【作用機序】ムスカリンM₁受容体を遮断することで、パーキンソン病による相対的なアセチルコリン神経系機能亢進状態を改善する。

★アセチルコリンは副交感神経終末から分泌される神経伝達物質。副交感神経支配器官に存在するムスカリン受容体に結合して作用した後、血漿のコリンエステラーゼにより分解される。

★アセチルコリンは副交感神経や運動神経に働き、血管拡張、心拍数低下、消化機能亢進、発汗などを促す。学習・記憶、睡眠などにも深くかかわる。

【代謝経路】データなし（56％は尿中に排泄される）。

【半減期（単回投与時）】17時間程度（投与後1.2時間で最高血中濃度に達する）。

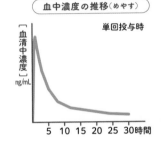

血中濃度の推移（めやす）

単回投与時

［血清中濃度］ng/mL

5　10　15　20　25　30時間

✔ 使用時の注意点

【適応】特発性パーキンソニズム、脳炎後・動脈硬化性のパーキンソニズム、向精神薬投与によるパーキンソニズム・ジスキネジア（遅発性を除く）・アカシジア。

【用法・用量】下表参照。

向精神薬投与による場合	●1日2〜10mgを3〜4回に分割して経口投与
その他の場合	●1日目1mg、2日目2mg、以後1日につき2mgずつ増量 ●1日量6〜10mg（維持量）を3〜4回に分割して経口投与

【禁忌】閉塞隅角緑内障、本剤成分に対する過敏症の既往歴、重症筋無力症。

★抗コリン作用により閉塞隅角緑内障や重症筋無力症を悪化させる可能性がある。

【併用注意】抗コリン作用を有する薬剤（フェノチアジン系抗精神病薬や三環系抗うつ薬など）、中枢神経抑制薬（MAO阻害薬など）、他の抗パーキンソン病薬。

✓ 起こりうる代表的な副作用

まれだが重大な副作用	その他よくみられる副作用(いずれも頻度不明)	
●悪性症候群 ●精神錯乱・幻覚・せん妄 ●閉塞隅角緑内障(長期投与時)	末梢性	●口渇　●便秘　●嘔気・嘔吐 ●食欲不振　　●頻脈・動悸 ●排尿困難　　●陰萎　など
	中枢性	●記憶障害 ●遂行機能障害　など

★ 認知機能障害が出現することがあるが、抗コリン薬の中止もしくは減量で回復する可能性がある。

✓ ワンポイントアドバイス

急速に発症・進行するパーキンソニズムは、抗精神病薬などの薬剤性を疑う必要がある。抗精神病薬を減量や変更しても改善しない場合や、減量・変更できない場合、抗コリン薬が併用されることがある。

せん妄は予防や早期発見、早期対応がきわめて重要である。抗コリン薬が原因でないか、常に注意する。

(楠戸恵介、竹内啓善)

【ケアのポイント ▶P.169 も参照】

本剤をはじめとする抗コリン薬は、排尿障害や便秘、口渇、認知機能の悪化(統合失調症、認知症の患者)、せん妄(高齢者、全身状態が悪化した患者)などを引き起こすリスクが高いため、安易な予防投与・長期投与は避ける。
(春日飛鳥)

ドパミンアゴニストの理解

- ●ドパミンアゴニストは、レボドパと比較して運動症状に対する有効性や継続率が低く、精神症状の副作用が多いなどのデメリットがある。しかし、長期投与におけるウェアリング・オフやジスキネジアなどの運動合併症については、レボドパより優れている。
- ●65歳以下の若年発症者では、レボドパは運動合併症を生じるリスクが高いため、ドパミンアゴニストで治療開始することが推奨されている。また、精神症状の発現リスクが低い場合、早急な治療を要さない場合などには、MAO-B阻害薬と並んで第一選択薬として推奨されている[1]。
- ●ドパミンアゴニストは、麦角系と非麦角系に分類される。
- ★麦角はイネ科植物の花穂に寄生する真菌植物で、菌核が麦に生えたツノのように見えることからこう名づけられた。麦角に含まれるアルカロイドをもとに作られた医薬品を麦角系と総称する。

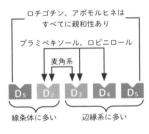

- ●特に、高齢者・認知機能障害患者の幻覚・妄想などの精神症状は、レボドパよりドパミンアゴニストで生じやすい。
- ●精神症状が出現した場合は、直近に加えた薬剤の中止と、レボドパ以外の抗パーキンソン病薬の減量および中止がガイドラインでは推奨されている。

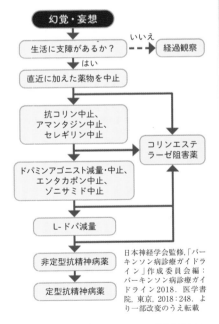

日本神経学会監修、「パーキンソン病診療ガイドライン」作成委員会編：パーキンソン病診療ガイドライン 2018. 医学書院、東京、2018：248. より一部改変のうえ転載

（楠戸惠介、竹内啓善著）

引用文献
1. 日本神経学会監修、「パーキンソン病診療ガイドライン」作成委員会編：パーキンソン病診療ガイドライン 2018. 医学書院、東京、2018.

ここもおさえる！

抗コリン薬の理解

- パーキンソン病では、黒質線条体系のドパミンが減少し、相対的に線条体のムスカリン性アセチルコリン神経系の機能が亢進状態にある。そのため、抗コリン薬のようなムスカリン受容体を遮断する薬物が有効と考えられている。

- ムスカリン受容体にはM_1からM_5までの5種類のサブタイプがあり、抗コリン薬はM_1受容体を遮断して作用を示す。

抗コリン薬が
遮断するのはココ

M_1	M_2	M_3	M_4	M_5
皮質、海馬、交感神経、胃などに存在	脳幹、視床、心臓などに存在	平滑筋、腺などに存在	線条体、皮質、海馬などに存在	黒質、腹側被蓋野などに存在

- 抗コリン薬のパーキンソン病に対する治療の歴史は深く、19世紀にはベラドンナという植物（古くは散瞳薬として使用された）に由来する天然アルカロイドが使用された。

★ ベラドンナの含有成分であるアトロピンは代表的な副交感神経遮断作用薬であるが、持続時間が長く、選択性がないため副作用が問題となる。

- トリヘキシフェニジル ▶P.174 は末梢性の作用が弱く、平滑筋弛緩、分泌抑制、散瞳作用などの作用はアトロピンより弱い。また、ビペリデン ▶P.178 も同様の作用があり、注射剤も使用可能である。

★ 第一世代の抗ヒスタミン薬であるプロメタジンは抗コリン作用を有するため、抗精神病薬により出現した錐体外路症状に使用することがある。

- 抗コリン薬は、早期パーキンソン病の振戦を含めた全般的な症状や、ドパミン受容体遮断作用をもつ薬剤（抗精神病薬や制吐薬など）によって生じる薬剤性パーキンソニズムにも有効で、精神症状への影響などにより原因薬剤の減量や中止が困難な場合は、抗コリン薬を併用する。レボドパに反応しない振戦への有効性も示されている。

★ ただし、寡動、（筋）強剛にはあまり効かないとされる。

- パーキンソン病以外の不随意運動のうち、ジストニアに対して有効であるが、ジスキネジアに対しては症状を悪化させる可能性があるので注意を要する。

（楠戸恵介、竹内啓善）

❷抗コリン薬 経口 筋注

一般名 # ビペリデン

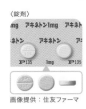

〈錠剤〉

画像提供：住友ファーマ

商 品 名	アキネトン®、ビペリデン塩酸塩、乳酸ビペリデン
剤形と規格	錠 1mg、2mg　細粒・散 1%　注 5mg（筋注）

★ここでは主に経口剤についてまとめる。

✔ 特 徴

【作用機序】抗アセチルコリン（抗コリン）作用でドパミンとのバランスを修正することで、振戦を改善する。

★パーキンソン症候群では、ドパミンの減少によりアセチルコリンが優位になり、手足の振戦などが起こりやすくなる。

【代謝経路】詳細はわかっていない。

【半減期】錠剤では8時間程度、細粒では10時間程度（錠剤・細粒ともに、投与後1時間程度で最高血中濃度に達する）。

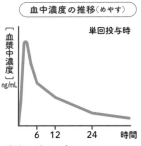

血中濃度の推移（めやす）

単回投与時

［血漿中濃度］ng/mL

6　12　　24　　時間

✔ 使用時の注意点

【適応】特発性パーキンソニズム、その他のパーキンソニズム（脳炎後、動脈硬化性、中毒性）、向精神薬投与によるパーキンソニズム・ジスキネジア・アカシジア。

★遅発性ジスキネジアは適応外となる。

【用法・用量（成人）】通常、1回1mgを1日2回経口投与より開始。その後漸増し、1日3～6mgを分割して経口投与（年齢、症状により適宜増減）。

★高齢者の場合、精神症状（せん妄、不安など）や抗コリン作用による症状（口渇、排尿困難、便秘など）が生じやすいので、慎重に投与する。

★妊婦、産婦、授乳婦などへの投与は避けるのが望ましい。

【禁忌】閉塞隅角緑内障、重症筋無力症、本剤成分に対する過敏症。

【併用注意】抗コリン作用を有する薬剤（フェノチアジン系薬剤、ブチロフェノン系薬剤、三環系抗うつ薬など）、中枢神経抑制薬（バルビツール酸誘導体、MAO阻害薬など）、他の抗パーキンソン薬（レボドパ、アマンタジン、ブロモクリプチンなど）。

✔ 起こりうる代表的な副作用

> POINT　抗コリン作用を有する他の薬剤と併用すると、抗コリン作用による副作用症状が増悪する可能性がある

まれだが重大な副作用	その他よくみられる副作用
●巨大結腸 ●悪性症候群 ●幻覚・妄想 ●依存性	●口渇　●便秘 ●尿閉　●頻脈 ●胃部不快感 ●せん妄　●精神錯乱 ●嗜眠 ●記憶障害　など

✔ ワンポイントアドバイス

本剤には注射剤(乳酸ビペリデン注射液[アキネトン®注射液5mg])が存在する。成人の場合、通常5〜10mgを筋注する。静注は、特殊な場合にのみ行う。

高齢者では認知症状やせん妄が出現しやすいことに注意する。
★認知機能に重要な脳内コリン系の神経伝達が遮断されてしまうため。

眠気、調節障害、注意力・集中力・反射機能などの低下が生じうるため、危険を伴う機械の操作(自動車の運転など)は避けるよう指導する。

(戸田重誠)

【ケアのポイント ▶P.169 も参照】

本剤をはじめとする抗コリン薬は、薬剤によって錐体外路症状が生じ、原因薬剤の減量・中止が困難な場合や、減量・中止によっても症状が回旋しない場合に使用されるが、抗コリン作用が生じるリスクが高い。「副作用止めだから」と安易な予防投与・長期投与は避ける。
(春日飛鳥)

❸ドパミン遊離促進薬 | 経口

一般名 アマンタジン塩酸塩

〈錠剤〉

画像提供：サンファーマ

商 品 名	シンメトレル®、アマンタジン塩酸塩
剤形と規格	錠 50mg、100mg　**細粒** 10%

✔ 特 徴

【作用機序】詳しい機序は不明。

★NMDA受容体拮抗作用がある。

【代謝経路】主に腎排泄。

【半減期】約12時間（投与後約3時間で最高血中濃度に達する）。

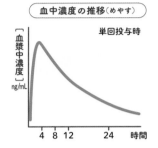

血中濃度の推移（めやす）

単回投与時

[血漿中濃度 ng/mL]

4　8　12　　24　　時間

✔ 使用時の注意点

【適応】脳梗塞後遺症に伴う意欲・自発性低下の改善、パーキンソン症候群、A型インフルエンザウイルス感染症。

★抗パーキンソン病薬の副作用として生じる舞踏運動様の不随意運動に有効。

【用法・用量（精神科領域）】下表参照。

脳梗塞後遺症	●1日100〜150mgを2〜3回に分割して経口投与（年齢、症状により適宜増減）
パーキンソン症候群	●初期には1日100mgを1〜2回に分割して経口投与。1週間後、1日200mgを2回に分割して経口投与（維持量） ●年齢、症状により適宜増減するが、1日300mg（3回に分割して経口投与）まで

★心血管疾患、肝障害、低血圧のある患者、高齢者に対しては、慎重に投与する。

【禁忌】重篤な腎障害、妊婦（妊娠の可能性を含む）や授乳婦、本剤成分に対する過敏症の既往歴。

【併用注意】抗パーキンソン病薬（レボドパ、抗コリン薬、プラミペキソール、タリペキソール、ドロキシドパ）、中枢興奮薬（メタンフェタミン、アルコール、カフェインなど）、食欲抑制薬（マジンドール）、抗利尿薬（チアジド系、カリウム保持性）、NMDA受容体拮抗薬（メマンチン、デキストロメトルファン、ケタミンなど）。

郵便はがき

料金受取人払郵便

小石川局承認

8069

差出有効期間
2026年4月
20日まで

（このはがきは、
切手をはらずに
ご投函ください）

112 - 8790

065

（受取人）

東京都文京区

小石川二丁目三-二三

照林社　書籍編集部行

ᚎᏐᏐᏐᏐᏐᏐᏐᏐᏐᏐᏐᏐᏐᏐᏐᏐᏐᏐᏐᏐᏐᏐᏐᏐᏐᏐᏐ

□□□-□□□□	TEL　－　－
都道府県　市区郡	

（フリガナ）	年齢
お名前	歳

あなたは　1.学生　2.看護師・准看護師　3.看護教員　4.医師　5.薬剤師　6.その他

学生の方　1.大学　2.短大　3.専門学校　4.高等学校　5.その他（　　　　）
　　　　　1.レギュラーコース　2.進学コース　3.准看護師学校

臨床の方　病棟名（　　　）病棟　役職　1.師長　2.主任　3.その他（　　　　）
　1.大学病院　2.国公立病院　3.公的病院(日赤、済生会など)　4.民間病院(医療法人など)　5.その他（　　　　）

その他の所属の方　1.訪問看護ステーション　2.老人保健福祉施設　3.その他（　　　　）

看護教員の方　担当科目　1.総論　2.成人　3.小児　4.母性　5.その他（　　　　）

今後、出版物（雑誌・書籍等）のご案内、企画に関係するアンケート、セミナー等のご案内を希望される方は E-mail アドレスをご記入ください。

E-mail

ご記入いただいた情報は厳重に管理し、第三者に提供することはございません。

「精神科のくすり ポイントチェックBOOK」
愛読者アンケート

(200610)

★アンケートにお答えいただいた方、先着100名様に
オリジナルクリアファイルをプレゼント！

★ご愛読ありがとうございました。今後の出版物の参考にさせていただきますので、アンケートにご協力ください。

●現在、看護師になって何年目ですか？
　1. 1年目　2. 2〜4年目　3. 5年目以上

●本書はどのようにして購入されましたか？
　1. 書店で　2. インターネット書店で　3. 学会等の展示販売で
　4. その他（　　　　　　　　　　　　　　　　　　　　　　　　　　　）

●本書を何でお知りになりましたか？(いくつでも)
　1. 書店で実物を見て　2. 病院・学校から紹介されて
　3. 友人・知人に紹介されて　4. 書店店員に紹介されて　5. チラシを見て
　6. エキスパートナース・プチナースの広告を見て　7. SNSで
　8. インターネットで調べて　9. その他（　　　　　　　　　　　　　）

●本書を購入いただいた動機は下記のどれですか？(いくつでも)
　1. タイトルを見て　2. 表紙に惹かれて　3. 目次を見て　4. 編者・執筆者を見て
　5. 内容を立ち読みして　6. 初版を持っているから
　7. 新しい情報が入っていたから　8. その他（　　　　　　　　　　　）

●本書をごらんになったご意見・ご感想をお聞かせください。
　1. やさしかった　　2. 難しかった　　3. 読みやすかった　　4. 読みにくかった
　5. 内容は十分だった　6. 物足りなかった　7. 新鮮さを感じた
　8. 従来の本と変わりなかった　9. レベルが高かった　10. レベルが低かった
　11. 定価は(高い　普通　安い)
　12. その他（　　　　　　　　　　　　　　　　　　　　　　　　　　　）

●精神疾患をもつ患者さんのケアで苦手なこと、困っていることがあればお書きください。

●あなたがいま欲しいと思っている本の内容・テーマを教えてください。

✔ 起こりうる代表的な副作用

POINT　てんかん（既往歴を含む）、けいれん素因のある患者に対して投与すると、発作を誘発・悪化させることがある

まれだが重大な副作用	その他よくみられる副作用	
●悪性症候群（投与中止による） ●中毒性表皮壊死融解症（TEN）、皮膚粘膜眼症候群（SJS） ●視力低下を伴うびまん性表在性角膜炎、角膜浮腫様症状 ●心不全 ●肝障害 ●腎障害 ●意識障害 ●けいれん ●横紋筋融解症	頻度5%未満	●筋肉のこわばり ●睡眠障害 ●精神症状 ●認知障害　など

✔ ワンポイントアドバイス

▎本剤は、抗精神病薬（特に第一世代）を投与する際に併用されることが多い。抗精神病薬は、振戦などの副作用が出やすいため。

▎高齢者に本剤を投与すると、副作用（興奮、見当識障害、幻覚、妄想、錯乱などの精神症状）が現れやすい。低用量から開始し、慎重に投与する必要がある。
★高齢者では排泄遅延が起こりやすく、高い血中濃度が持続しやすい。

（戸田重誠）

【ケアのポイント ▶P.169 も参照】

抗パーキンソン病薬は、定型抗精神病薬を高用量で服用中の場合や、減量や非定型抗精神病薬への切り替えが困難な場合に「副作用止め」として併用されることが多い。
★現在は、鎮静を避け、錐体外路症状を防ぎ、QOLを保つ「非定型抗精神病薬の単剤使用」が第一選択だが、治療歴が長い患者の中には定型抗精神病薬を服用中の患者が一定数いる。
わずかな錐体外路症状も、患者のQOLに悪影響を及ぼす。微細な振戦や筋固縮であっても歩行障害につながり転倒しやすく、口部や舌振戦による咀嚼・嚥下障害から誤嚥性肺炎や窒息を起こしやすい。ふだんから錐体外路症状の観察に加え、生活に支障がないか患者に尋ね、出現時はすみやかに医師に報告する。

（春日飛鳥）

一般名 バルベナジントシル酸塩

商　品　名｜ジスバル®

剤形と規格｜ カプセル 40mg

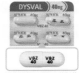

画像提供：田辺三菱製薬

✔ 特徴

【作用機序】詳細はわかっていない。

★本剤成分と活性代謝物は、神経の前シナプスに存在し、ドパミンやノルアドレナリンを貯蔵するシナプス小胞へのモノアミンの取り込みを制御しているVMAT2（小胞モノアミントランスポーター）を選択的に阻害する。その結果、ドパミンやノルアドレナリンの放出は減少する。

★本作用は主に活性代謝物による。

【代謝経路】本剤成分はCYP3Aで、活性代謝産物は主にCYP2D6・CYP3Aで代謝される。

【半減期】本剤成分は約16時間、活性代謝物は約16～19時間（投与後、本剤成分は約1時間、活性代謝産物は約4～6時間で最高血中濃度に達する）。

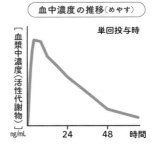

血中濃度の推移（めやす）

単回投与時

[血漿中濃度（活性代謝物）]　ng/mL

24　　48　　時間

✔ 使用時の注意点

【適応】遅発性ジスキネジア。

【用法・用量】1日1回40mgを経口投与（年齢、症状により適宜増減）。

★1日80mgを超えない。

【禁忌】先天性QT延長症候群あるいはTorsade de pointes（TdP）の既往、本剤成分に対する過敏症の既往歴。

★遺伝的にCYP2D6活性を欠損している患者、QT延長を起こしやすい患者、中等度以上の肝機能障害患者、CYP2D6・CYP3Aを強く阻害する薬剤やQT延長を引き起こす薬剤を使用している患者に投与する場合、QT延長が生じるリスクがある。本剤投与前～投与中は定期的に心電図検査を行うなど、患者の状態を慎重に観察する必要がある。

【併用注意】MAO阻害薬、テトラベナジン、中程度以上のCYP3A阻害薬・誘導薬、CYP2D6阻害薬、P-gpの基質となる薬剤、QT延長を起こすことが知られている薬剤。

✔ 起こりうる代表的な副作用

まれだが重大な副作用	その他よくみられる副作用	
●悪性症候群　など ★傾眠・鎮静、錐体外路障害（流涎過多、振戦、アカシジアなど）、臨床でよくみられる症状も「重大な副作用」に分類されている	頻度5%以上	●倦怠感
	頻度5%未満	●抑うつ ●血圧低下 ●嚥下障害　など
	頻度不明	●高プロラクチン血症

✔ ワンポイントアドバイス

遅発性ジスキネジアは、抗精神病薬の長期使用で生じる難治性の不随意運動である。
本剤は、同症状に対して唯一適応のある薬剤である。

本剤は、ドパミンやノルアドレナリン放出を抑えるため、傾眠や低血圧、うつ症状が生じやすい。

精神症状（うつ病や不安など）の可能性について十分に説明し、慎重な観察を行う必要がある。

(戸田重誠)

【ケアのポイント ▶P.169 も参照】

遅発性ジスキネジアは、高用量の抗精神病薬、5～10年の長期服用、高齢者が発症リスクである。抗精神病薬の服用開始から数年～十数年後に遅発性ジスキネジアが出現する場合もある。
咀嚼・嚥下障害や不快感をそれほど自覚していない場合には、自ら訴えない、または自覚できない患者もいるため、ふだんから客観症状を注意深く観察する。
統合失調症や認知症をもつ患者では、窒息しかかっても食べ物を口いっぱいにかき込む、丸呑みする場合が少なくない。誤嚥性肺炎や窒息を予防するために、食前・食後の口腔ケア、摂食嚥下訓練、摂食姿勢の調整、食器・食具の選択、食事形態の選択を行う。リスクが高い場合には、食事中の見守りや食事介助も検討する。

(春日飛鳥)

抗うつ薬 知っておきたいポイント

- ●抗うつ薬には三環系抗うつ薬、四環系抗うつ薬、新規抗うつ薬（SSRI、SNRIなど）があるが、副作用の少なさから新規抗うつ薬での治療が主流となっている。
- ●うつ病の治療は、軽症では非薬物療法（精神療法や心理教育）を、中等症〜重症では薬物療法（新規抗うつ薬、三環系抗うつ薬など）を中心に用いる。

✔ 抗うつ薬によるうつ病の治療

- ●抗うつ薬は、セロトニンやノルアドレナリンなどの神経伝達物質の濃度を増加させることで、うつ状態を改善させる（下図参照）。

抗うつ薬の薬理作用の図解

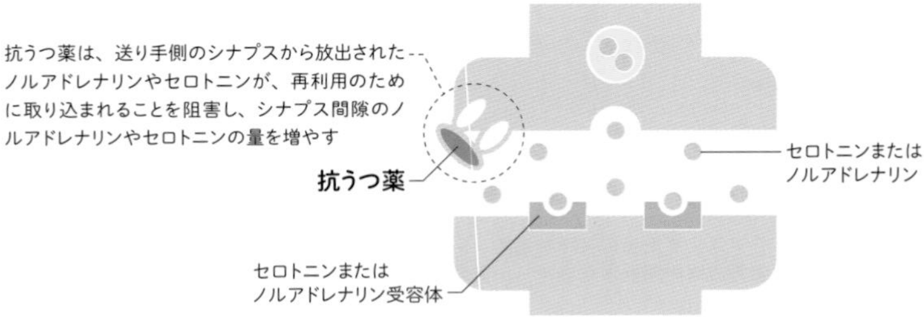

抗うつ薬は、送り手側のシナプスから放出された
ノルアドレナリンやセロトニンが、再利用のため
に取り込まれることを阻害し、シナプス間隙のノ
ルアドレナリンやセロトニンの量を増やす

抗うつ薬

セロトニンまたは
ノルアドレナリン

セロトニンまたは
ノルアドレナリン受容体

- ●軽症のうつ病では、薬物療法を行う前に、支持的精神療法や心理教育などの非薬物療法を優先して行う。
- ●中等症〜重症のうつ病では、新規抗うつ薬（SSRIやSNRI）を中心に処方を行い、三環系抗うつ薬や電気けいれん療法などを組み合わせることがある。
- ★抗うつ薬の有効性には優劣はなく、それぞれの副作用の特徴や患者背景をふまえて薬剤選択を行う。
- ●うつ病の薬物療法は、抗うつ薬を単剤で使用し、初期用量から開始して数週間かけて漸増し、十分な量を十分な期間内服することが基本となる。
- ●抗うつ薬の有効性が現れるまで数日〜数週間かかる場合があるため、うつ病治療の初期には、不安や不眠を対象としたベンゾジアゼピン系抗不安薬を併用する場合がある。

抗うつ薬の種類

種類		代表的な薬剤
新規抗うつ薬	SSRI(選択的セロトニン再取込み阻害薬)	エスシタロプラム ▶P.192 、パロキセチン ▶P.190
	SNRI(セロトニン・ノルアドレナリン再取込み阻害薬)	デュロキセチン ▶P.200 、ベンラファキシン ▶P.198
	S-RIM(セロトニン再取込み阻害・セロトニン受容体調節薬)	ボルチオキセチン ▶P.202
	NaSSA(ノルアドレナリン作動性・特異的セロトニン作動性抗うつ薬)	ミルタザピン ▶P.204
三環系抗うつ薬		イミプラミン ▶P.206 、アミトリプチリン ▶P.210
四環系抗うつ薬		マプロチリン ▶P.220 、ミアンセリン ▶P.222

✔ 代表的な副作用

● SSRIでは5-HT$_3$受容体刺激により生じる嘔気や嘔吐などの消化器症状が現れやすい。投与初期にみられ、薬剤を継続使用するうちに自然軽快することが多い。

● 三環系抗うつ薬では、抗コリン作用による口渇、便秘、排尿障害、起立性低血圧、抗ヒスタミン作用による眠気やふらつきなど、さまざまな副作用が出現しやすい。

● 24歳以下の若年患者では、抗うつ薬の投与による自殺関連行動の増加、賦活症候群(不安、焦燥、パニック発作、不眠、衝動性、落ち着きのなさ、軽躁など)に注意する。

● 抗うつ薬の急激な中断による嘔気、めまい、不安、不眠、頭痛などの中断症候群の出現に注意する。症状が現れた場合は再投与を促すことで対処が可能である。

(音羽健司)

看護で知っておきたいポイント

✓ 最も重要なのは「自殺予防」

- 自殺念慮があるか否かの確認が一番大事である。「死にたい気持ち」を問うことを躊躇しない。
- 患者の自殺に対する気持ちをきちんと確認し、「死にたい」と打ち明けられたときには、はぐらかさずに患者の話をゆっくり聞き、誠実に対応する。

> **初期対応の基本姿勢として役立つ「TALK」の原則**
> - **Tell**：誠実な態度で話しかける
> - **Ask**：自殺についてはっきりと尋ねる
> - **Listen**：相手の訴えを傾聴する
> - **Keep safe**：安全を確保する

- ★「死にたい気持ちはありますか?」「自殺を考えたりしますか?」「具体的な方法まで考えたりしていますか?」など、ストレートに確認する。
- 自殺念慮に関連する発言があったら「それだけつらいのですね」とつらさに共感する。抑うつ状態により極端な考え方をする傾向があることを伝え、大きな決断、特に自殺行為をしない約束をしてもらう。
- 自殺既遂しやすい時期は「発症直後」と「回復期」である。
- ★急性期では、まったく動けないため、自殺を実行する行動力もない。

✓ 抗うつ薬使用時に「看護師として」注意すべきこと

❶ 信頼関係の構築と、支持的・受容的・共感的態度での援助

- 患者が苦しい状態に置かれていることを受け止め、焦らないように伝える。訴えは傾聴し、理解と共感を示す。叱咤激励は、最も悪い対応である。
- ★「がんばってください」などの励ましは、患者を「これ以上、どうがんばれというのか」「もうがんばりようがない」という気持ちにさせる。
- 活動や意思決定までに時間がかかることがあるが、焦らず、患者のペースでできるように時間をかけて見守り、待つ姿勢が大切である。

❷ 安心して休養できる環境の調整

- ゆっくり静養できる環境を整える。患者との語りをもとに、安全面も考慮した環境調整を思考していくことが重要である。
- ★個室がよい場合も、多床室がよい場合もある。

❸ セルフケア不足に伴う援助

● 気力減退・活動性低下により不足しているセルフケア(食事、排泄、洗面、入浴など)を援助する。

● 患者のペースを尊重し、無理強いはしないことが大切である。

★ 抑うつ状態の患者は、状況の否定的な側面ばかりとらえ、非現実的な解釈をするため、抑うつ気分・自己の無価値観などにつながりやすい。

❹ 薬物療法への援助

● 抗うつ薬が抗うつ作用を発揮するには、2〜4週間を要する。一方、抗うつ薬の副作用は服用後早期より生じることに注意が必要である。

★ 副作用を引き起こすモノアミン再取り込み阻害作用は数時間〜数日で発揮されるが、セロトニンやノルアドレナリンの調節が行われるのは長い時間を要するため。

● 副作用について知っておかないと、服用が続かず、効果を得られない。患者・家族に適切な情報を提供し、服用を継続できるよう援助する。

★ **注意が必要な副作用**:消化器症状(胃部不快感、嘔気など)、性機能障害(性欲減退、インポテンツ、射精遅延)、起立性低血圧やふらつき、眠気、抗コリン作用による症状(口渇、排尿困難、便秘など)、まれにセロトニン症候群(錯乱、発汗、頻脈、振戦、頭痛など)。

● 抗うつ薬投与初期の2週間に生じやすい「賦活(アクチベーション)症候群」が出現すると、うつの症状としての自殺念慮がより刺激され、自殺に至ることがあるため十分に注意する。

★ **賦活症候群の症状**:不安、焦燥、パニック発作、不眠、易刺激性、自殺念慮、衝動性、軽躁・躁状態(多弁、活動量増加)。

★ 賦活症候群はSSRI、SNRIに多いが、三環系抗うつ薬でも生じうる。症状出現時には、いったん服用を中止する。

❺ 身体的苦痛の緩和

● 抑うつ状態が、身体症状(倦怠感、疼痛、嘔気、頭痛や便秘など)の影響で生じている可能性がある場合、その症状の軽減を図る。

★ 心身は相関しているので、身体的苦痛を取り除くことは心理的支援に直結する。

❻ 専門領域へのコンサルテーション

● 介入が必要な状況がみられた場合、組織のリソースとしての心のケアのサポート部門(精神科医、リエゾン精神看護専門看護師など)に相談する。

(平井尚子)

一般名 フルボキサミンマレイン酸塩

商 品 名	ルボックス®、デプロメール®、フルボキサミンマレイン酸塩
剤形と規格	錠 25mg、50mg、75mg

画像提供：アッヴィ

✓ 特 徴

【作用機序】セロトニン・トランスポーター（セロトニン再取り込み部位）を選択的に阻害することで、脳内シナプス間隙のセロトニンを増加させてセロトニン神経伝達を促進し、抑うつ・不安・強迫症状を改善する。

★シグマ1受容体作動薬としても働くが、その臨床的な意義はわかっていない。

【代謝経路】主に肝薬物代謝酵素CYP2D6で代謝される。

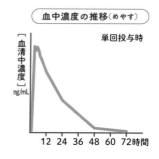

血中濃度の推移（めやす）

単回投与時

血清中濃度 ng/mL

12 24 36 48 60 72時間

★本剤は肝薬物代謝酵素のうちCYP1A2、CYP2C9、CYP2C19、CYP2D6、CYP3A4を阻害する。特にCYP1A2、CYP2C19の阻害作用が強いため、併用薬物には注意が必要。

【半減期（単回投与時）】8〜14時間程度（投与後3〜5時間程度で最高血中濃度に達する）。

✓ 使用時の注意点

【適応】うつ病・うつ状態、強迫性障害、社交不安障害。

★18歳未満のうつ病患者に投与する際には適応を慎重に検討する（抗うつ薬投与により自殺念慮・自殺企図のリスクが増加するとの報告がある）。

★強迫性障害の小児に投与する際は、保護者に自殺念慮・自殺企図のリスクなどを十分に説明する。

【用法・用量】下表参照（強迫性障害や社交不安障害では高用量が必要なことが多い）。

成人の場合	●1日50mgが初期用量 ●1日150mgまで増量し、1日2回に分割して経口投与 ★年齢・症状に応じて適宜増減
小児の強迫性障害（8歳以上）	●1日1回（就寝前）25mg経口投与から開始 ●1週間以上の間隔を空け、1日50mgを1日2回（朝・就寝前）に経口投与 ★年齢・症状に応じて1日150mgを超えない範囲で適宜増減 ●増量は1週間以上の間隔を空けて1日25mgずつ

【併用禁忌】MAO阻害薬（投与中～中止後2週間）、チザニジン、ラメルテオン、メラトニン。

【併用注意】CYP1A2・CYP2C19・CYP3A4などで代謝される薬剤（血中濃度上昇）、抗凝固薬やNSAIDs（出血傾向）、喫煙者（血中濃度低下）。

★ CYP1A2・CYP2C19・CYP3A4などで代謝される薬剤：クロザピン、三環系抗うつ薬、テオフィリン、カルバマゼピン、ベンゾジアゼピン系薬剤、スタチン系脂質異常症治療薬。

✔ 起こりうる代表的な副作用

> **POINT** 多くはSSRIに共通。SSRIでは嘔気など消化器症状の出現頻度が高く、服用中止の主な原因となりうる

よくみられる副作用		まれだが重大な副作用
頻度5%以上	● 眠気　　● 嘔気　● 口渇　● 便秘	● けいれん・せん妄・錯乱・幻覚・妄想 ● セロトニン症候群 ● 悪性症候群　など
頻度5%未満 （頻度不明含む）	● 食欲不振　● 下痢　● 出血傾向 ● 性機能障害（性欲減退、無オルガスム症、射精遅延、勃起障害） ● 低Na血症（特に高齢者）　など ＊賦活症候群、中止後症候群、アパシーなども生じうる	

✔ ワンポイントアドバイス（SSRIに共通の留意点）

▌投与開始時・増量時には、特に若年者では賦活症候群の出現に留意する。
　★賦活症候群が出現した場合、基礎疾患の悪化、自殺念慮・自殺企図、他害行為が生じる。症状が増悪した場合は徐々に減量・中止するなど適切な処置を行う。

▌投与初期にみられる消化器症状は、多くの場合、時間経過とともに軽快することをあらかじめ伝えておくとよい。

▌抗うつ効果がみられるまでには、2～4週程度かかることが多い。

▌中止後症状を避けるため、急な減量や断薬は避ける。

▌うつ病エピソードは、双極性障害の初発症状である可能性がある。抗うつ薬単独で治療した場合、躁転や病相の不安定化を招くことが知られているため、双極性障害を適切に鑑別する必要がある。

（白川　治）

【ケアのポイント ▶P.186 も参照】

本剤は少し苦みのある薬剤である。

SSRIの場合、服用開始時に消化器症状（嘔気、胃部不快感など）が出現することがあり、つらい場合は胃薬や制吐薬を一時的に使用可能であることを説明する。　　（平井尚子）

❶ SSRI (選択的セロトニン再取り込み阻害薬) 経口

一般名 パロキセチン塩酸塩水和物

〈錠剤〉

画像提供：グラクソ・スミスクライン

商品名	パキシル、パロキセチン
剤形と規格	**錠・OD錠** 5mg、10mg、20mg **CR錠** 6.25mg、12.5mg、25mg

✓ 特徴

【作用機序】セロトニン・トランスポーター（セロトニン再取り込み部位）を選択的に阻害することで、脳内シナプス間隙のセロトニンを増加させてセロトニン神経伝達を促進し、抑うつ・不安・強迫症状を改善する。

【代謝経路】主に肝薬物代謝酵素CYP2D6で代謝される。

★同時にCYP2D6を阻害するので、投与量増加により血中濃度は非線形的に上昇する。CYP2D6阻害作用が強いため、併用薬物に注意が必要。

【半減期（単回投与時）】14時間程度（投与後4〜5時間程度で最高血中濃度に達する）。

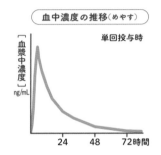

血中濃度の推移（めやす）

単回投与時

[血漿中濃度] ng/mL

24　48　72時間

✓ 使用時の注意点

【適応】うつ病・うつ状態、パニック障害、強迫性障害、社交不安障害、外傷後ストレス障害。

★CR錠（腸溶性徐放錠）の適応は、うつ病・うつ状態のみ。

【用法・用量（成人の場合）】下表参照。

錠・OD錠	うつ病・うつ状態	●1日1回（夕食後）20〜40mgを経口投与 ●1回10〜20mgより開始。原則1週間ごとに10mg/日ずつ増量（1日40mgが上限）
	パニック障害	●1日1回（夕食後）30mgを経口投与 ●1回10mgより開始。原則1週間ごとに10mg/日ずつ増量（1日30mgが上限）
	強迫性障害	●1日1回（夕食後）40mgを経口投与 ●1回20mgより開始。原則1週間ごとに10mg/日ずつ増量（1日50mgが上限）
	社交不安障害	●1日1回（夕食後）20mgを経口投与 ●1回10mgより開始。原則1週間ごとに10mg/日ずつ増量（1日40mgが上限）
	外傷後ストレス障害	●1日1回（夕食後）20mgを経口投与 ●1回10〜20mgより開始。原則1週間ごとに10mg/日ずつ増量（1日40mgが上限）
CR錠		●1日1回（夕食後）初期用量として12.5mgを経口投与。その後1週間以上かけて1日25mgに増量（1日50mgが上限） ●増量は1週間以上間隔を空けて1日12.5mgずつ行う

【併用禁忌】MAO阻害薬（投与中～中止後2週間以内）。

★本剤投与中止後2週間以内にMAO阻害薬投与を開始しない。

【併用注意】CYP2D6で代謝される薬剤（血中濃度上昇）、タモキシフェン（抗がん作用減弱の可能性）、テオフィリン（血中濃度上昇）、抗凝固薬・NSAIDs（出血傾向）。

★CYP2D6で代謝される薬剤：抗精神病薬、三環系抗うつ薬、アトモキセチンなど。

✓ 起こりうる代表的な副作用

POINT 多くはSSRIに共通。ただし本剤はSSRIのなかでもとりわけ中止後症状を起こしやすいことに注意

よくみられる副作用		まれだが重大な副作用
頻度10%以上	●眠気　●めまい　●嘔気	●セロトニン症候群 ●悪性症候群 ●けいれん・せん妄・錯乱・幻覚など
頻度10%未満 （高齢者では特に注意）	●食欲不振　●下痢　●便秘 ●口渇　●賦活症候群 ●性機能障害（性欲減退、無オルガスム症、射精遅延、勃起障害） ●中止後症状　●出血傾向 ●低Na血症 ●感情反応性の低下・アパシー ●体重増加　など	

✓ ワンポイントアドバイス（SSRIに共通の留意点は ▶P.189 を参照）

▌SSRIではあるが、弱いながら抗コリン作用・ノルアドレナリン再取り込み阻害作用を示し、体重増加をきたすことがある。

▌効果が強い反面、賦活症候群にも注意が必要である。

▌中止後症状をきたしやすいので、患者に必ず指示されたとおりに服用するよう指導する。また、突然の投与中止を避け、徐々に減量する必要がある。

★**中止後症状**：中止後2～3日以内にみられる身体症状（めまい、頭痛、嘔気、倦怠感、しびれ、耳鳴など）や精神症状（イライラ、不安、ソワソワ感など）。飲み忘れによって生じることが多い。

★減量・中止時には5mg錠の使用を考慮する。

▌CYP2D6阻害による併用薬剤の血中濃度上昇に注意する。

▌CR錠は、投与初期の消化器症状や中止後症状の軽減に有用である。

（白川　治）

一般名 エスシタロプラムシュウ酸塩

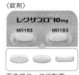

〈錠剤〉

画像提供：持田製薬

商　品　名｜ レクサプロ®、エスシタロプラム

剤形と規格｜ 錠・OD錠　10mg、20mg

✓ 特 徴

【作用機序】以下の2つの機序により、抗うつ作用、抗不安作用を有する[1]。

①5-HTトランスポーターへの選択性が非常に高く、5-HTトランスポーターを阻害することで、5-HT再取り込みを阻害し軸索終末の5-HT放出を増加させる。

②さらに5-HT再取り込み阻害作用を持続させるアロステリック作用を有する。

【代謝経路】主に肝臓のCYP2C19で代謝される。

【半減期】24〜27時間程度（投与後3〜4時間程度で最高血中濃度に達する）。

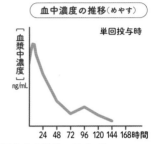

血中濃度の推移（めやす）

単回投与時

[血漿中濃度] ng/mL

24 48 72 96 120 144 168時間

✓ 使用時の注意点

【適応】うつ病、うつ状態、社会不安障害。

【用法・用量】初期は1日1回（夕食後）10mg経口投与。1週間以上間隔を空けて増量（1日20mgを超えない）。

【投与量の調整が必要な場合】下表参照。

増量を検討	●抑うつ症状、不安症の症状の改善がみられない場合
減量・中止を検討	●副作用により内服の継続が困難になった場合 ●十分量まで増量しても効果が得られなかった場合

【禁忌】先天性QT延長症候群、本剤成分に対する過敏症の既往歴。

【併用禁忌】MAO阻害薬（投与中〜中止後14日間以内）。

✓ 起こりうる代表的な副作用

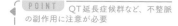 POINT QT延長症候群など、不整脈の副作用に注意が必要

まれだが重大な副作用	その他よくみられる副作用	
●QT延長症候群 ●賦活化症候群 ●セロトニン症候群 ●SIADH ●けいれん、昏睡など	頻度 1%以上	●傾眠 ●消化器症状(嘔気・嘔吐、下痢、食欲不振) ●肝機能障害 ●性機能障害(性欲の低下、勃起障害、射精障害) など
	頻度不明	●消化管出血　など

✓ ワンポイントアドバイス

不整脈(QT延長症候群など)の副作用に注意し、定期的な心電図検査を行う[2]。

投与後1〜2週間は嘔気・嘔吐、下痢、食欲不振といった消化器症状に注意が必要である。

未成年者に対する投与では、12歳以上のうつ病に対して有効性の報告がある。一方、若年者では賦活症候群(不安、焦燥感、不眠、パニック発作、易刺激性、衝動性など)により自殺や自傷のリスクが高いので、使用においては慎重な検討が必要である。
★使用する際は患者、患者家族と共同意思決定を行い、診療録に記載する[3]。

長期間服用している場合、急激に中断・減量すると、中止後症候群(消化器症状、錯覚感、電気ショック様感覚といった知覚障害、不眠、不安、焦燥)を生じる可能性があるので、漸減する。

うつ病の症状のなかでも、特に不安症状に対して有効性が高く、不安感の強いうつ病患者に対してよく用いられる[4]。

(西川大曜、村岡寛之、稲田　健)

【ケアのポイント ▶P.186 も参照】

SSRIの服用開始時にさまざまな副作用があることを説明しておく。その際、抗うつ薬の副作用は、服用開始時に1〜2週間に強く出ること、それ以降は治まってくることを伝える。また、SSRIの服用開始時・増量時には賦活化症候群(アクチベーションシンドローム)出現の有無を注意深く観察する。出現した際は、医師と症状の程度を共有し、特に生活に支障が少ない場合は、少しずつ薬に慣れていくことを説明し、不安の低減を図る。
また、不安や焦燥感が出現した際は、リラックス法(自律訓練法など)を一緒に行うなどのかかわりを大切にする。　　　　　　　　　　　　　　　　　　　　　　　(平井尚子)

引用文献
1. 下田和孝, 古郡規雄：専門医のための臨床精神神経薬理学テキスト. 星和書店, 東京, 2021：190-198.
2. 稲田健：本当にわかる精神科の薬 はじめの一歩 改訂第3版. 羊土社, 東京, 2023：56-70.
3. 日本うつ病学会気分障害の治療ガイドライン作成委員会 編：日本うつ病学会治療ガイドライン Ⅱうつ病(DSM-5)/大うつ病性障害2016. https://www.secretariat.ne.jp/jsmd/iinkai/katsudou/data/20190724-02.pdf(2024.2.22アクセス).
4. Spadone C. Effects of escitalopram on anxiety symptoms in depression. *Encephale* 2002：28：461-465.

一般名 **セルトラリン**

〈錠剤〉

画像提供：ヴィアトリス製薬

商　品　名	ジェイゾロフト®、セルトラリン
剤形と規格	錠・OD錠 25mg、50mg、100mg

✓ 特徴

【作用機序】以下の２つの機序により、抗うつ作用、抗不安作用を発揮する[1]。

①5-HTトランスポーターを阻害することで5-HT再取り込みを阻害し、軸索終末の5-HT放出を増加させる。

②ノルアドレナリン（NA）トランスポーター阻害作用も有し、NAの軸索終末の濃度を上昇させる。

【代謝経路】主に肝臓のCYP2C19・2C9・2B6・3A4で代謝される。

【半減期（単回投与時）】22〜24時間程度（投与後6〜8時間程度で最高血中濃度に達する）。

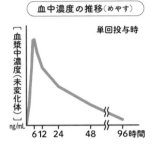

血中濃度の推移（めやす）

単回投与時

[血漿中濃度（未変化体）] ng/mL

6 12 24 48 96時間

✓ 使用時の注意点

【適応】うつ病、うつ状態、パニック障害、外傷後ストレス障害。

【用法・用量】初期は1日1回25mg経口投与。1日1回100mgまで漸増（1日100mgを超えない）。

【投与量の調整が必要な場合】下表参照。

増量を検討	●抑うつ症状、不安症の症状の改善がみられない場合
減量・中止を検討	●副作用により内服の継続が困難になった場合 ●十分量まで増量しても効果が得られなかった場合

【禁忌】本剤成分に対する過敏症の既往歴。

【併用禁忌】MAO阻害薬（投与中〜中止後14日間以内）。

✔ 起こりうる代表的な副作用

> POINT 副作用は消化器症状が多く、服用早期からみられる。

まれだが重大な副作用	その他よくみられる副作用	
●賦活化症候群 ●セロトニン症候群 ●SIADH ●けいれん、昏睡　など	頻度 1%以上	●傾眠 ●消化器症状（嘔気・嘔吐、下痢、食欲不振） ●肝機能障害
	頻度 1%未満	●性機能障害（性欲の低下、勃起障害、射精障害） ●消化管出血　など

✔ ワンポイントアドバイス

▌うつ病に対してだけでなく、パニック障害にも保険適用を有する。

▌月経前不快気分症候群（PMDD）に対して、月経前1〜2週間のみの内服が気分症状の改善に有効とされ、使用することがあるが、わが国では適応外である[2]。

▌嘔気・嘔吐、下痢、食欲不振といった消化器症状は、投与後1〜2週間で一過性に生じるため、一時的に制吐薬などを併用することがある。

▌未成年者に対する投与では、6歳以上のうつ病に対して有効性の報告がある。ただし、若年者においては賦活化症候群（不安、焦燥感、不眠、パニック発作、易刺激性、衝動性など）により自殺や自傷のリスクが高いので、使用においては慎重な検討が必要である。
★使用する際は患者、患者家族と共同意思決定を行い、診療録に記載する[3]。

▌長期間服用している場合、急激に中断・減量すると、中止後症候群（消化器症状、錯覚感、電気ショック様感覚といった知覚障害、不眠、不安、焦燥）が起こる可能性があるので漸減する。

（西川大曜、村岡寛之、稲田　健）

【ケアのポイント ▶P.186 も参照】

SSRI服用中の患者に「うつ状態はよくなったが、体重が増えてしまって飲み続けるのが怖い」と相談されることがある。自己判断で服用を中止しないよう、まずは患者の話をよく聞き、悩みや苦しみに共感的な態度を示す支持的精神療法や、疾患・薬の説明、症状改善のための指導を行う心理教育が重要となる。　　　　　　　　　　　（平井尚子）

引用文献
1. 下田和孝, 古郡規雄：専門医のための臨床精神神経薬理学テキスト. 星和書店, 東京, 2021：190-198.
2. Halbreich U, Smoller JW. Intermittent luteal phase sertraline treatment of dysphoric premenstrual syndrome. *J Clin Psychiatry* 1997：58：399-402.
3. 日本うつ病学会気分障害の治療ガイドライン作成委員会 編：日本うつ病学会治療ガイドライン Ⅱうつ病（DSM-5）/大うつ病性障害2016. https://www.secretariat.ne.jp/jsmd/iinkai/katsudou/data/20190724-02.pdf（2024.2.22アクセス）.

一般名 **ミルナシプラン** 塩酸塩

📄 商　品　名｜トレドミン®、ミルナシプラン塩酸塩
剤形と規格｜錠 12.5mg、15mg、25mg、50mg

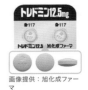
画像提供：旭化成ファーマ

✔ 特徴

【作用機序】神経終末にあるセロトニンとノルアドレナリンの再取り込み部位に選択的に結合し、シナプス間隙のセロトニン・ノルアドレナリンの濃度を上昇させることで効果を発揮する。

★イミプラミン ▶P.206 よりも効果は若干弱いが、α_1受容体やH_1受容体に対する効果や心毒性が少なく、相互作用も比較的起こしにくい安全性の高い抗うつ薬という位置づけとされる。

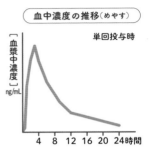

血中濃度の推移（めやす）

単回投与時

［血漿中濃度］ ng/mL

4　8　12　16　20　24時間

【代謝経路】主にグルクロン酸抱合により代謝される。
★CYPで代謝されないため、他の薬との相互作用が起きにくい。
【半減期】約8時間（投与後約3時間で最高血中濃度に達する）。
★薬の効果は、飲み始めて2〜3週間以降に明らかになる。

✔ 使用時の注意点

【適応】うつ病・うつ状態（ただし18歳未満は適応を慎重に検討）。
★適応外ではあるが、パニック障害、不安症、線維筋痛症、双極2型障害などに使用されることがある。

【用法・用量】1日25mgが初期用量。1日100mg（高齢者は1日60mg）まで漸増し、1日2〜3回に分けて食後に経口投与。

【投与量の調整が必要な場合】高齢者（排泄が遅くなるので用法を守る）、肝機能障害者（健康成人に比べ血中濃度が高くなるので注意する）、腎機能障害者（血中濃度が高くなる傾向が強いので少量を用いる）、妊婦・授乳婦。

【禁忌】本剤成分に対する過敏症の既往歴、尿閉（前立腺疾患など）。

【併用禁忌】MAO阻害薬（投与中〜中止後2週間以内）。

【併用注意】アルコール、中枢神経抑制薬、降圧薬、リチウム、リスデキサンフェタミン（セロトニン症候群の恐れ）、メチレンブルー、ジゴキシン（起立性低血圧、頻脈の恐れ）、アドレナリン・ノルアドレナリン（血圧上昇などを増強する恐れ）、5-$HT_{1B/1D}$受容体作動薬。

✓ 起こりうる代表的な副作用

POINT　副作用の症状は開始・増量に伴って生じることが多いが、錐体外路症状の一部などは、しばらくしてから発現することもある

まれだが重大な副作用	その他よくみられる副作用	
●悪性症候群 〔開始・増量から数日〜数週間以内に多い〕 ●SJS ●セロトニン症候群 〔開始・増量から数日以内に多い〕 ●けいれん ●白血球減少 ●SIADH ●肝機能障害 ●高血圧クリーゼ	頻度 5%以上	●嘔気・嘔吐　●便秘
	頻度 5%未満	●起立性低血圧　●頻脈　●動悸 ●血圧上昇　●眠気　●めまい・ふらつき ●立ちくらみ　●頭痛　●振戦 ●視調節障害　●躁転　●焦燥感 ●不眠　●発疹・瘙痒感　●口渇 ●腹痛・腹部膨満感　●胸やけ　●下痢 ●食欲不振・亢進　●肝酵素上昇 ●排尿障害　●倦怠感　●性機能異常 など

✓ ワンポイントアドバイス

服用開始後、数週間してから効果が出てくるので、最初は効果を感じられなくても継続し、忍容性を確かめながら漸増し、4週間目ごろに効果を評価する。
★およそ60％の患者で効果が期待できる。

うつ病の症状が軽快した後も、6か月以上継続療法を行う(再発予防)。
★2回目以降のエピソードの場合は、さらに継続療法の期間を長くする。

(鈴木映二)

【ケアのポイント ▸P.186 も参照】

本剤をはじめとするSNRIでは、消化器症状よりもノルアドレナリン作用による動悸などを認めることが多い。嘔気・嘔吐は、空腹時に服用すると強く出現する恐れがあるため、空腹時の服用は避けるように説明する。
(平井尚子)

一般名 ベンラファキシン塩酸塩

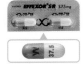

画像提供：ヴィアトリス製薬

商 品 名	イフェクサー®SR
剤形と規格	**カプセル** 37.5mg、75mg

✔ 特 徴

【作用機序】神経終末にあるセロトニンとノルアドレナリンの再取り込み部位に選択的に結合し、シナプス間隙のセロトニン・ノルアドレナリンの濃度を上昇させることで効果を発揮する。

【代謝経路】主に肝代謝酵素CYP2D6（一部CYP3A4）で代謝される。

【半減期】9～11時間前後（投与後6～8時間前後で最高血中濃度に達する）。

★薬の効果は、飲み始めて2～3週間以降に明らかになる。

血中濃度の推移（めやす）

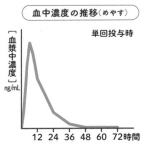

単回投与時

[血漿中濃度] ng/mL

12 24 36 48 60 72時間

✔ 使用時の注意点

【適応】うつ病・うつ状態（18歳未満は適応外）。

★適応外ではあるが、パニック障害、不安症、線維筋痛症などに使用されることがある。

【投与方法（成人の場合）】通常、初期は1日37.5mgを経口投与。1週間後より1日75mgを1回食後に経口投与。

★1日225mgを超えない範囲で適宜増減。増量は、1週間以上の間隔を空けて75mgずつ行う。

【慎重投与】高齢者（低Na血症・SIADHのリスクが高くなる恐れ）、妊婦・授乳婦。

【禁忌】本剤成分に対する過敏症の既往歴、尿閉（前立腺疾患など）、重度の肝機能障害（Child-Pugh分類C）、重度の腎機能障害（糸球体ろ過量15mL/分未満）、透析中。

【併用禁忌】MAO阻害薬（投与中～中止後2週間以内）。

【併用注意】アルコール、メチレンブルー、セロトニン作用薬、セント・ジョーンズ・ワート、アドレナリン・ノルアドレナリン（血圧上昇などの増強の恐れ）、出血傾向が増強する薬剤、ハロペリドール（ハロペリドールの血中濃度上昇）、イミプラミン・シメチジンやCYP3A4阻害薬（本剤の血中濃度上昇）、メトプロロール、インジナビル、リスペリドン、QT延長を起こす恐れがある薬剤。

★**セロトニン作用薬**：炭酸リチウム、トラマドール、トリプタン系薬剤、L-トリプトファン含有製剤、リネゾリドなど。

✔ 起こりうる代表的な副作用

まれだが重大な副作用	その他よくみられる副作用	
● 悪性症候群 ┐ 開始・増量から数日 ● 重症薬疹 ┘ ～数週間以内に多い ● 尿閉 ● セロトニン症候群 ◄ 開始・増量から数日以内に多い ● SIADH ● けいれん ● QT延長・心室頻拍・心室細動 ● アナフィラキシー ● 横紋筋融解症 ● 無顆粒球症、再生不良性貧血、汎血球減少症、好中球数・血小板数減少 ● 間質性肺疾患 ● 高血圧クリーゼ	頻度10%以上	● 傾眠 ● 浮動性めまい ● 頭痛 ● 不眠症 ● 嘔気 ● 腹痛・腹部膨満・便秘など ● 動悸 ● 肝機能検査値異常 ● 口内乾燥
	頻度10%未満	● 発疹・瘙痒 ● 振戦 ● 易刺激性 ● 嘔吐 ● 下痢 ● 食欲減退 ● 視覚障害 ● 血圧上昇 ● 頻脈 ● 異常出血 ● 頻尿 ● 出血時間延長 ● 排尿困難 など

✔ ワンポイントアドバイス

服薬開始後数週間してから効果が出てくる。最初は効果を感じられなくても継続し、忍容性を確かめながら漸増し、4週間目ごろに効果を評価する。
★およそ60%の患者で効果が期待できる。

うつ病の症状が軽快した後も6か月以上継続療法を行う(再発予防)。
★2回目以降のエピソードの場合は、さらに継続療法の期間を長くする。

本剤はCYP2D6・CYP3A4で代謝されるため、それらの阻害薬・誘導薬の影響を受けて血中濃度が変化する。
★本剤も弱いながらCYP2D6阻害作用を持っている。

本剤は、少ない量ではセロトニン再取り込み阻害作用が優位で、150mg/日以上ではノルアドレナリン再取り込み作用が強まる。そのため、少量でも抗不安、抗抑うつ気分作用は期待できる。
★高用量になると抗意欲低下効果が期待できる。

(鈴木映二)

【ケアのポイント ▶P.186 も参照】

本剤をはじめとする抗うつ薬は、効果が発揮されるまでに数週間を要するが、副作用は早期から生じることを患者・家族に説明し、内服を継続できるよう援助する。 (平井尚子)

❷SNRI（セロトニン・ノルアドレ
ナリン再取り込み阻害薬）　**経口**

一般名 **デュロキセチン**塩酸塩

〈カプセル〉

画像提供：日本イーライリ
リー

商 品 名	サインバルタ®、デュロキセチン
剤形と規格	**カプセル・錠*・OD錠** 20mg、30mg

* 錠剤とOD錠は後発薬のみ

✔ 特徴

【作用機序】神経終末にあるセロトニンとノルアド
レナリンの再取り込み部位に選択的に結合し、シ
ナプス間隙のセロトニン・ノルアドレナリンの濃
度を上昇させることで効果を発揮する。

★セロトニン再取り込み阻害作用による抗不安・抗抑
うつ作用に加え、ノルアドレナリン再取り込み作用
による意欲低下に対する効果が期待できる。

【代謝経路】主にCYP1A2・CYP2D6により代謝
される。

★本剤はCYP1A2、2D6で代謝されるため、それらの阻害薬・誘導薬の影響を受けて血中
濃度が変化する。また、本剤も弱いながらCYP2D6阻害作用をもつ。

【半減期】10～15時間前後（投与後6～7時間前後で最高血中濃度に達する）。

★薬の効果は飲み始めてから2～3週間以降に明らかになる。

血中濃度の推移（めやす）

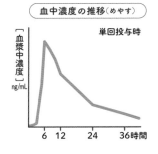

単回投与時

［血漿中濃度］ng/mL

6　12　　24　　　36時間

✔ 使用時の注意点

【適応】うつ病・うつ状態（18歳未満は適応外）、糖尿病性神経障害・線維筋痛症・慢
性腰痛症・変形性関節症に伴う疼痛。

★適応外だが、パニック障害、不安症（全般性不安障害）、腹圧性尿失禁などに使用される
こともある。

【投与方法】1日20mg経口投与より開始（1日60mgまで増量可）。

【禁忌】本剤成分に対する過敏症の既往歴、高度の肝機能障害・腎機能障害、コント
ロール不良の閉塞隅角緑内障。

【注意が必要な場合】前立腺肥大症など排尿困難、高血圧・心疾患、緑内障・眼内圧
亢進、過度のアルコール摂取、自殺念慮、躁うつ病、脳の器質的障害・統合失調症
の素因、衝動性が高い併存障害、てんかんなどのけいれん性疾患（既往歴含む）、出
血性疾患の既往歴・出血性素因、高齢者、妊婦・授乳婦。

【併用注意】MAO阻害薬（投与中～中止後2週間以内）。

【併用注意】アルコール、中枢神経抑制薬、メチルチオニニウム、CYP1A2・CYP2D6

阻害薬(本剤の血中濃度上昇)、CYP2D6基質薬(これらの薬の血中濃度上昇)、セロトニン作動薬、血漿タンパク結合率の高い薬剤、出血傾向が増強する薬剤、アドレナリン・ノルアドレナリン(血圧上昇など増強の恐れ)。
★ CYP1A2阻害薬:フルボキサミン、シプロフロキサシン、エノキサシンなど。
★ CYP2D6基質薬:三環系抗うつ薬、フェノチアジン系抗精神病薬、抗不整脈など。
★ CYP2D6阻害薬:パロキセチン、キニジンなど。

✔ 起こりうる代表的な副作用

POINT 副作用の症状は、ほとんどが飲み始めに生じる

まれだが重大な副作用		その他よくみられる副作用	
●悪性症候群 ●重篤な皮膚障害	開始・増量から数日～数週間以内に多い	頻度10%以上	●傾眠 ●嘔気 ●口渇 ●便秘
●セロトニン症候群	開始・増量から数日以内に多い	頻度10%未満	●頻脈 ●動悸 ●血圧上昇 ●頭痛 ●めまい ●不眠 ●振戦 ●発疹・瘙痒 ●食欲減退 ●下痢 ●腹痛・腹部膨満感・腹部不快感 ●嘔吐 ●肝機能検査値異常 ●排尿困難 ●倦怠感 ●発汗 ●体重減少 ●体重増加 など
●けいれん ●幻覚 ●SIADH ●肝機能障害 ●肝炎 ●黄疸 ●アナフィラキシー反応 ●尿閉 ●高血圧クリーゼ			

✔ ワンポイントアドバイス

服薬開始後数週間してから効果が出てくる。最初は効果を感じられなくても継続し、忍容性を確かめながら漸増し、4週間目ごろに効果を評価する。
★ およそ60%の患者で効果が期待できる。

うつ病の症状が軽快した後も6か月以上継続療法を行う(再発予防)。
★ 2回目以降のエピソードの場合は、さらに継続療法の期間を長くする。

痛み(糖尿病性神経障害、線維筋痛症、慢性腰痛症、変形性関節症)に対して適応がある。うつ病によって痛みが増幅・誘発されている患者には、よい選択肢と思われる。

(鈴木映二)

【ケアのポイント ▶P.186 も参照】

本剤の原薬は酸に不安定であるため、胃酸で失活しないよう、腸溶性コーティングが施されている。そのため、砕いたり、すりつぶしたりしないよう説明する。　(平井尚子)

❸S-RIM（セロトニン再取り込み阻害・セロトニン受容体調節薬） 経口

一般名 ボルチオキセチン臭化水素酸塩

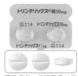

| 商 品 名 | トリンテリックス® |
| 剤形と規格 | 錠 10mg、20mg |

画像提供：武田薬品工業

✓ 特 徴

【作用機序】セロトニン再取り込み阻害作用によってセロトニン濃度を高めるだけでなく、セロトニン受容体調節作用によってセロトニンのみならず、ノルアドレナリン、ドパミン、アセチルコリン、ヒスタミン、グルタミン酸など複数の神経伝達物質の遊離を促し、脳内の神経伝達を調節する。

【代謝経路】CYP2D6・CYP3A4/5・CYP2C19・CYP2C9・CYP2A6・CYP2C8・CYP2B6およびグルクロン酸抱合で代謝される。代謝物は主に尿・糞便中に排泄される（未変化体はほぼ検出されない）。

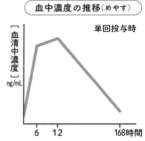

血中濃度の推移（めやす）

単回投与時

縦軸：［血清中濃度］ng/mL、横軸：6 12 168時間

★健康成人（男性）に単回投与したとき、投与360時間後までに約59％が尿中に、26％が糞便中に排泄される。

【半減期（10mg単回投与時）】67.6時間（投与後12時間で最高血中濃度に達する）。

✓ 使用時の注意点

【適応】うつ病・うつ状態。

【用法・用量（成人）】通常1日1回10mgを経口投与。

★増量は1週間以上空け、患者の状態により1日20mgを超えない範囲で適宜増減。

【投与量の調整が必要な場合】下表参照。

増量を検討	●うつ病・うつ状態の改善がみられない場合
減量・中止を検討	●CYP2D6阻害作用を有する薬剤を投与中の患者、または、遺伝的にCYP2D6の活性が欠損していることが判明している患者（poor metabolizer）は、血中濃度上昇の恐れがあるため、10mgを上限とするのが望ましい

【禁忌】本剤成分に対する過敏症の既往歴。

【併用禁忌】MAO阻害薬（セレギリン、ラサギリン、サフィナミド）投与中～中止後2週間以内。

【併用注意】リネゾリド、メチルチオニニウム、セロトニン作用薬、セイヨウオトギ

リソウ(食品を含む)、CYP2D6阻害薬、肝薬物代謝酵素(CYP3A4/5、CYP2C19、CYP2C9、CYP2C8、CYP2B6)誘導作用を有する薬剤、出血傾向が増強する薬剤、アルコールなど。

✓ 起こりうる代表的な副作用

> POINT 本剤は、自殺関連行動、またSSRIのアンメットニーズを改善できるように開発された薬剤だが、類似の副作用については注意しておきたい

まれだが重大な副作用	その他よくみられる副作用 嘔気は10%以上で出現	
●セロトニン症候群 ●けいれん ●SIADH　など	頻度1%以上	●消化器系症状(嘔気、下痢、便秘、嘔吐) ●精神神経系症状(傾眠、頭痛、めまい、不眠症) ●皮膚症状(瘙痒、全身性瘙痒、蕁麻疹、発疹) ●全身症状(倦怠感)　など
	頻度1%未満	●精神神経系症状(異常な夢、リビドー減退) ●血管系症状(潮紅、出血) ●全身症状(寝汗、血管浮腫、多汗症) ●その他の症状(勃起不全、射精遅延) ●免疫症状(アナフィラキシー反応) ●内分泌症状(高プロラクチン血症)

✓ ワンポイントアドバイス

SSRIの作用に加え、神経前後の各受容体に作用することで、下流経路と呼ばれる複数の神経経路を介してノルアドレナリン、ドパミン、アセチルコリン、ヒスタミン、グルタミン酸など複数の神経伝達物質の遊離を促すことから、抗うつ効果の増強が期待される。

セロトニン再取り込み阻害作用だけに頼らない機序を併せもつことから、SSRI特有の有害事象の減弱が期待される。

SSRI・SNRIの主な機序である「神経伝達物質の再取り込み阻害作用」とは異なるため、SSRI・SNRIから切り替えて効果が得られる可能性がある。

SSRIのアンメットニーズ(満たされないニーズ)である「消化器症状」を減弱するようにデザインされた薬剤ではあるが、注意は必要である。

認知機能改善が期待される作用をもち合わせているが、効果判定に時間を要する場合がある。

(高塩　理)

一般名 ミルタザピン

商品名 リフレックス®、レメロン®、ミルタザピン

剤形と規格 錠・OD錠 15mg、30mg

〈錠剤〉

画像提供：Meiji Seika ファルマ

✓ 特徴

【作用機序】中枢のシナプス前 α_2 自己受容体に対する遮断作用を示し、中枢のセロトニンおよびノルアドレナリンの放出を促進することにより、両方の神経伝達を増強する。

【代謝経路】CYP2D6・CYP1A2・CYP3A4およびグルクロン酸抱合が関与する。

★投与後168時間までに、尿中に約75％・糞中に約15％が排出される（ほとんどは代謝物で、未変化体は尿・糞中ともに少ない）。

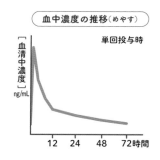

血中濃度の推移（めやす）

単回投与時

［血清中濃度］ng/mL

12　24　　48　　72時間

【半減期（単回投与時）】15mg製剤では31.7時間、30mg製剤では32.7時間（投与後、15mg製剤では1.1時間、30mg製剤では1.4時間で最高血中濃度に達する）。

✓ 使用時の注意点

【適応】うつ病、うつ状態。

【用法・用量（成人）】通常、1日15mgを初期用量とし、15〜30mgを1日1回就寝前に経口投与。

★年齢・症状に応じて1日45mgを超えない範囲で適宜増減（増量は1週間以上の間隔を空けて、1日15mgずつ行う）。

【投与量の調整が必要な場合】下表参照。

増量を検討	●うつ病・うつ状態の改善がみられない場合
減量・中止を検討	●過度な体重増加や傾眠などが出現した場合

【禁忌】本剤成分に対する過敏症の既往歴。

【併用禁忌】MAO阻害薬（セレギリン、ラサギリン、サフィナミド）投与中〜中止後2週間以内。

【併用注意】CYP3A4阻害薬・誘導薬、シメチジン、鎮静薬、アルコール、セロトニン作用薬、ワルファリンカリウム、QT延長を起こすことが知られている薬剤。

✔ 起こりうる代表的な副作用

POINT 自殺関連行動、セロトニン症候群、自動車の運転、そして突然の中止による離脱症状などに注意する

まれだが重大な副作用	その他よくみられる副作用	
● セロトニン症候群 ● 無顆粒球症、好中球減少症 ● けいれん ● 肝機能障害、黄疸 ● SIADH ● 皮膚粘膜眼症候群（SJS） ● 多形紅斑 ● QT延長、心室頻拍　など	頻度5%以上	● 精神神経系症状（傾眠、浮動性めまい、頭痛） ● 全身症状（体重増加、倦怠感） ● 消化器系症状（便秘、口渇）　など
	頻度5%未満	● 精神神経系症状（体位性めまい、感覚麻痺など） ● 全身症状（異常感、末梢浮腫） ● 消化器系症状（上腹部痛、下痢、嘔気、胃不快感、嘔吐、腹部膨満） ● 循環器系症状（動悸、血圧上昇）　など

✔ ワンポイントアドバイス

❚ SSRI・SNRIの主な機序である「神経伝達物質の再取り込み阻害作用」とは異なる機序で効果を発揮することから、SSRI・SNRIからの切り替え、あるいは追加使用で効果が得られる可能性がある。

❚ SSRI・SNRIが副作用（嘔気、下痢などの消化器症状や、アクチベーション症候群など）で継続できない場合に、本剤が次の治療選択薬となりうる。

❚ 食欲低下の著しい患者に適している。

❚ 不眠で悩む患者に適している。

❚ 肥満患者、過食傾向のある患者、また糖尿病や脂質異常症など食事制限が必要な患者には注意が必要である。

❚ 翌日に眠気が残ってしまうことがある。

（高塩　理）

【ケアのポイント ▶P.186 も参照】

本剤に限らず、抗うつ薬の服用を開始してしばらくすると「薬を飲んで、かえって具合が悪くなった。飲むのが怖い」と訴える患者がいる。
そのような場合には、まず、拒薬や自己中断せずに飲みづらさを伝えられたことに支持的にかかわる。そして、副作用がつらいときには、すぐに相談してほしいことを伝える。
必要時、不安軽減のために、6～8週間後に薬が効いているかどうかの効果判定をし、継続か別の薬に切り替えるかを検討していくなど、薬物療法の流れを説明する。　（平井尚子）

一般名 **イミプラミン塩酸塩**

〈錠剤〉

画像提供：アルフレッサ
ファーマ

商品名	トフラニール®、イミドール®
剤形と規格	錠・糖衣錠 10mg、25mg

✓ 特徴

【作用機序】詳細な作用機序は明らかにされていない。

★脳内におけるノルアドレナリンおよびセロトニンの神経終末への取り込み阻害による受容体刺激の増強が、抗うつ効果と結びついていると考えられている。

【代謝経路】主に肝臓で、CYP2D6によってデシプラミンに代謝される。

【半減期】未変化体は9〜20時間（投与後1.5〜4時間で最高血中濃度に達する）。

★代謝産物デシプラミンの半減期は13〜61時間。

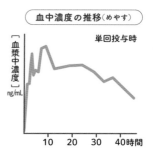

血中濃度の推移（めやす）

単回投与時

[血漿中濃度] ng/mL

10　20　30　40時間

✓ 使用時の注意点

【適応】うつ病・うつ状態、遺尿症（昼・夜）。

【用法・用量（錠剤の場合）】下表参照。

うつ病・うつ状態 (成人) まれに300mgまで増量することもある	●10mg錠：通常1日30〜70mgが初期用量。1日200mgまで漸増し、分割して経口投与 ●25mg錠：通常1日25〜75mgが初期用量。1日200mgまで漸増し、分割して経口投与
遺尿症	●10mg錠：通常、学童は1日30〜50mgを1〜2回経口投与 ●25mg錠：通常、幼児は1日25mgを1回、学童は1日25〜50mgを1〜2回経口投与
増量を検討	●うつ病・うつ状態、遺尿症の改善が不十分な場合
減量・中止を検討	●不安・焦燥の悪化、衝動性・攻撃性の亢進、躁状態を呈した場合は中止を検討

【禁忌】本剤成分または三環系抗うつ薬に対する過敏症の既往、閉塞隅角緑内障、心筋梗塞（回復初期）、尿閉、QT延長症候群。

【併用禁忌】MAO阻害薬（投与中〜中止後2週間以内）。

【併用注意】抗コリン作用を有する薬剤、アドレナリン作動薬、アトモキセチン、抗不安薬、フェノチアジン系精神神経用剤、SSRI、SNRI、リチウムなど。

✔ 起こりうる代表的な副作用

> POINT 抗うつ薬投与により、24歳以下の患者では、自殺念慮・自殺企図のリスクが増加するとの報告がある

まれだが重大な副作用	その他よくみられる副作用	
● QT延長、心室頻拍（Torsade de pointesを含む）、心室細動 ● 悪性症候群 ● セロトニン症候群 ● てんかん発作 ● 無顆粒球症、汎血球減少　など	頻度5%以上	● 精神神経系症状（パーキンソン症状・振戦・アカシジアなどの錐体外路症状） ● 抗コリン作用による症状（口渇、排尿困難、便秘） ● 消化器系症状（嘔気・嘔吐）　など
	頻度5%未満	● 循環器系症状（血圧低下、頻脈など） ● 精神神経系症状（運動失調、言語障害、知覚異常など）　など

✔ ワンポイントアドバイス

▌ 抗コリン作用による「尿が出にくくなる」作用が副作用として出現するが、それを逆に利用して、小児の遺尿症の治療に用いられる。

▌ セロトニン再取り込み阻害作用が強く、不安や焦燥を抑えるのに優れている。

▌ 抗コリン作用が強く、口渇・便秘・めまい・眠気などの副作用が出現しやすい。

（中村　暖）

【ケアのポイント ▶P.186 も参照】

本剤に限らず、精神科薬物療法を行っている患者のなかには、さまざまな理由から、服用を自己中断してしまう人がいる。薬物療法の重要性や、使用している薬の作用・副作用をていねいに説明することが大切である。

看護師は、患者と定期的に話す機会を設け、患者の「心配ごと・困りごと」の解決策をともに考えていく。医師だけに任せず、時に薬剤師とも協働することが大切である。

（平井尚子）

⑤三環系　経口　点滴静注

一般名 クロミプラミン塩酸塩

商品名｜アナフラニール®

剤形と規格｜錠 10mg、25mg　注 25mg（点滴静注）

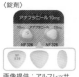

〈錠剤〉

画像提供：アルフレッサ
ファーマ

✔ 特徴

【作用機序】詳細な作用機序は明らかにされていない。
★脳内におけるノルアドレナリンおよびセロトニンの
　神経終末への取り込み阻害による受容体刺激の増強
　が、抗うつ効果と結びついていると考えられている。

【代謝経路】主に肝臓で、CYP2D6によってデス
メチルクロミプラミンに代謝される。
【半減期（経口投与時）】約21時間（投与後1.5～4
時間で最高血中濃度に達する）。

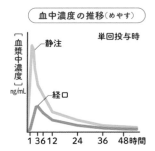

〈血中濃度の推移（めやす）〉

✔ 使用時の注意点

【適応（錠剤の場合）】うつ病・うつ状態、遺尿症、ナルコレプシーに伴う情動脱力発作。
★注射剤の適応は、うつ病・うつ状態のみ。
【用法・用量】下表参照。

錠剤	うつ病・うつ状態（成人）	●通常、1日50～100mgを1～3回に分割して経口投与 ●年齢・症状により適宜増減するが、1日225mgまで
	遺尿症	●通常、幼児（6歳未満）では1日10～25mg、小児（6歳以上）では1日20～50mgを1～2回に分割して経口投与
	ナルコレプシーに伴う情動脱力発作（成人）	●通常、1日10～75mgを1～3回に分割して経口投与
注射剤		●生理食塩液または5％ブドウ糖注射液250～500mLに1アンプルを加え、2～3時間かけて1日1回点滴静注（その後漸増し、1回3アンプルまで投与可） ★一般に一週間以内に効果が現れるが、症状の改善がみられた後は徐々に経口投与に切り替える

【投与の調整が必要な場合】

増量を検討	●ターゲット症状（うつ病・うつ状態、遺尿症、ナルコレプシーの情動脱力発作）の改善が不十分な場合
減量・中止を検討	●不安・焦燥の悪化、衝動性・攻撃性の亢進、躁状態を呈した場合は中止を検討

【禁忌】本剤成分または三環系抗うつ薬に対する過敏症の既往、閉塞隅角緑内障、心筋梗塞の回復初期、尿閉、QT延長症候群。

【併用禁忌】MAO阻害薬（投与中〜中止後2週間以内）。

【併用注意】副交感神経刺激薬、抗コリン作用を有する薬剤、アドレナリン作動薬、アトモキセチン、抗不安薬、SSRI、SNRI、リチウムなど。

✔ 起こりうる代表的な副作用

> POINT 抗うつ薬の投与により、24歳以下の患者で、自殺念慮・自殺企図のリスクが増加するとの報告がある

まれだが重大な副作用	その他よくみられる副作用	
● QT延長、心室頻拍（Torsade de pointesを含む）、心室細動 ● 悪性症候群 ● セロトニン症候群 ● てんかん発作 ● 無顆粒球症、汎血球減少　など	頻度 5%以上	● 循環器系症状（起立性低血圧、心電図異常、頻脈など） ● 精神神経系症状（眠気、知覚異常、幻覚、せん妄、攻撃的反応など） ● 抗コリン作用の症状（口渇、眼内圧亢進、緑内障、尿閉） ● 口周部の不随意運動（長期投与時）　など
	頻度 5%未満	● 循環器系症状（血圧低下） ● 精神神経系症状（錐体外路障害、躁状態など）　など

✔ ワンポイントアドバイス

レム睡眠阻害作用があり、ナルコレプシーの情動脱力発作（笑いや驚きをきっかけに出現する筋緊張の一時的な消失）に対する改善効果をもつ。

抗コリン作用による「尿が出にくくなる作用」が副作用として出現するが、それを逆に利用して小児の遺尿症の治療に用いられる。

セロトニン再取り込み阻害作用が強い。
★適応外ではあるが、強迫性障害の強迫症状の改善に使用されることがある。

抗コリン作用が強く、口渇・便秘・めまい・眠気などの副作用が出現しやすい。

注射剤（点滴静注液）は、内服が困難な患者にも使用できるため、以前は重症のうつ病患者に対して使用されることがあった。しかし、近年は副作用の出現しやすさから、使用機会は少ない。

(中村　暖)

【ケアのポイント ▶P.186 も参照】

本剤に限らず、患者が自己判断で服薬中止してしまうことは少なくない。その背景には「薬に頼りたくない」「副作用が怖い」など、さまざまな理由がある。解決策をともに考え、医師だけでなく薬剤師と協働することが、患者の安心や、治療的な関係構築につながる。

(平井尚子)

⑤三環系 | 経口

一般名 # アミトリプチリン 塩酸塩

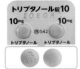

画像提供：日医工

| 商 品 名 | トリプタノール®、アミトリプチリン塩酸塩 |
| 剤形と規格 | 錠 10mg、25mg |

✓ 特 徴

【作用機序】詳細な作用機序は明らかにされていない。

★脳内におけるノルアドレナリンおよびセロトニン再取り込みを抑制した結果、シナプス領域にこれらのモノアミン量が増加することにより、抗うつ作用を示すと考えられている。

【代謝経路】主に肝臓で、CYP2D6によってノルトリプチリンに代謝される。

【半減期】投与後約31時間。

血中濃度の推移（めやす）

［血漿中濃度］

該当資料なし

✓ 使用時の注意点

【適応】うつ病・うつ状態、夜尿症、末梢性神経障害性疼痛。

【用法・用量】下表参照。

うつ病・うつ状態 （成人）	●1日30〜75mgが初期用量。1日150mgまで漸増し、分割して経口投与 ★まれに300mgまで増量することもある
夜尿症	●1日10〜30mgを就寝前に経口投与
末梢性神経障害性疼痛 （成人）	●1日10mgが初期用量。その後、年齢、症状により適宜増減（1日150mgを超えない）

【投与の調整が必要な場合】

| 増量を検討 | ●うつ病・うつ状態、夜尿症、疼痛の改善が不十分な場合 |
| 減量・中止
を検討 | ●不安・焦燥の悪化、衝動性・攻撃性の亢進、躁状態を呈した場合は中止を検討 |

【禁忌】三環系抗うつ薬に対する過敏症、閉塞隅角緑内障、心筋梗塞（回復初期）、尿閉。

【併用禁忌】MAO阻害薬（投与中〜中止後2週間以内）

【併用注意】抗コリン作動薬、コリン作動薬、アドレナリン作動薬、中枢神経抑制薬、降圧薬など。

✔ 起こりうる代表的な副作用

POINT 抗うつ薬投与により、24歳以下の患者で、自殺念慮・自殺企図のリスクが増加するとの報告がある

まれだが重大な副作用	その他よくみられる副作用	
●悪性症候群 ●セロトニン症候群 ●心筋梗塞	頻度5%以上	●眠気 ●口渇
	頻度5%未満	●循環器系症状（血圧低下、頻脈） ●精神神経系症状（焦燥、振戦などパーキンソン症状など）

✔ ワンポイントアドバイス

▍ 血中半減期が約31時間と長いため、1日1回投与が可能である。

▍ 抗コリン作用による「尿が出にくくなる作用」が副作用として出現するが、それを逆に利用して小児の夜尿症の治療に用いられる。

▍ 鎮痛作用を有しており、末梢性神経障害性疼痛の治療で使用される。

▍ 鎮静作用に優れており、不安・焦燥感が強いタイプのうつに有効である。

▍ 抗コリン作用が強く、口渇・便秘・めまい・眠気などの副作用が出現しやすい。

▍ 若年者に対しては自殺念慮・自殺企図のリスクがあるため、投与後は一定の注意が必要である。

(中村　暖)

【ケアのポイント ▶P.186 も参照】

夜尿症は「生命を脅かすことがない疾患であり、その経過は良好である。しかし放置されることで患者の自尊心が低下する可能性や、治療を必要とする器質的疾患を見過ごす危険性がある」と定義されている（夜尿症診断ガイドライン2021）。このことをふまえ、自信を喪失しないように温かなかかわりが必要である。
夜更かしや不規則な生活は夜尿症を悪化させるので、規則正しい生活リズムを心がける。
夜尿をアラームで知らせるアラーム療法や薬物療法もあるが、夜中に無理にトイレに起こすこと（夜尿起こし）は良質な睡眠を妨げることになり、かえって夜尿症を遷延させる可能性がある。
(平井尚子)

211

一般名 ノルトリプチリン塩酸塩

商 品 名 ノリトレン®
剤形と規格 錠 10mg、25mg

画像提供：住友ファーマ

✓ 特徴

【作用機序】ノルトリプチリンは、アミトリプチリンが脱メチル化された化学構造をもつ。生化学的には抗コリン作用・α_1受容体遮断作用・抗ヒスタミン作用がアミトリプチリンより弱い。

★ 臨床的にはこれらの副作用はアミトリプチリン ▶P.210 より軽度で、起立性低血圧も生じにくい。これまでアミトリプチリンが有効とされるケースではノルトリプチリンがより使いやすいと考えられる。

★ 本剤は、デンマークのルンドベック社により、ジベンゾシクロヘプタジエン系構造を有する三環系抗うつ薬の1つとして合成された薬剤で、わが国では1971年より発売されている。

【代謝経路】主に肝臓で代謝され、約60％が尿中に排泄される。

★ 主要代謝産物は10-ハイドロキシノリトリプチリン、デスメチルノルトリプチリン。

【半減期（単回投与時）】投与後26時間程度（投与後4時間程度で最高血中濃度に達する）。

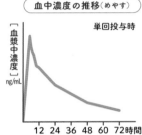

血中濃度の推移（めやす）

単回投与時

［血漿中濃度］ ng/mL

12 24 36 48 60 72 時間

✓ 使用時の注意点

【適応】精神科領域におけるうつ病・うつ状態（内因性うつ病、反応性うつ病、退行期うつ病、神経症性うつ病、脳器質性精神障害のうつ状態）。

★ 抑うつ感そのものの改善よりも精神運動抑制の改善効果が高く、うつ病に伴う不眠にも奏効する。

【用法・用量】初回は1回10〜25mgを1日3回（または1日量を2回に分割して投与）。その後、症状・副作用を観察しながら、必要時は漸次増量（最大1日150mg以内を2〜3回に分割して投与）。

【禁忌】緑内障（抗コリン作用により眼内圧が亢進し、症状が悪化する恐れ）、本剤成分・三環系抗うつ薬に対する過敏症、心筋梗塞の回復初期（循環器系への影響を強く受ける恐れ）、前立腺肥大（抗コリン作用により尿閉が助長される恐れ）。

【併用禁忌】MAO阻害薬、テルフェナジン・アステミゾール（投与中〜中止後2週間以内）。

【併用注意】抗コリン作用を有する薬剤、バルプロ酸、中枢神経抑制薬、アルコール、アドレナリン作動薬、リファンピシン、スルファメトキサゾール・トリメトプリム、キニジン、ワルファリン、血糖降下薬。

✓ 起こりうる代表的な副作用

POINT 口渇の発生頻度は10%以上

まれだが重大な副作用	その他よくみられる副作用	
イミプラミン ▶P.206 に準じる ＊悪性症候群、SIADH、心室頻拍が代表的	頻度1%以上	● 口渇　● 眠気　● 便秘 ● 不眠　● めまい　● 倦怠感　など
	頻度1%未満	● 血圧変動　● 動悸　● 頻脈 ● 頭痛　● 排尿障害　● 不安 ● 耳鳴　● ふらつき　など

✓ ワンポイントアドバイス

高齢者の場合、起立性低血圧、ふらつき、抗コリン作用による口渇、排尿障害、便秘、眼内圧亢進などが現れやすい。少量から開始するなど、患者の状態を観察しながら慎重に投与する。

妊婦・産婦・授乳婦の場合、治療上の有益性が危険性を上回ると判断される場合だけ投与する。

自殺念慮が認められる場合、自殺目的での過量服用を防ぐため、1回の処方日数を最小限にとどめることが望ましい。

服用開始後、抗うつ効果の出現に先行して、さまざまな副作用が発現することもまれではない。そのため、抗うつ薬効果発現までの見通しや、出現が予測される副作用について、患者や家族に十分説明することが重要である。

(大坪天平)

【ケアのポイント ▶P.186 も参照】

抗うつ薬のターゲット症状である「抑うつ状態」が身体的苦痛の影響によって生じていることもある。身体的苦痛を除去することは心理的支援に直結することを理解してかかわる。

(平井尚子)

一般名 トリミプラミンマレイン酸塩

商　品　名｜ スルモンチール®

剤形と規格｜ 錠 10mg、25mg　散 10%

〈錠剤〉

画像提供：共和薬品工業

✓ 特徴

【作用機序】詳細な機序は確立されていない。

★イミプラミンの側鎖にメチル基がさらに1つ結合した化学構造を有する。

★抗うつ作用はイミプラミン ▶P.206 より弱いが、鎮静作用が強いので、不安・焦燥の強いうつ病などにも使用される。

★本剤の成分は、フランスのローヌ・プーランローラー社により、イミプラミンをモデルとするイミノベンジル系薬剤の1つとして合成された。わが国では1965年より発売されている。

血中濃度の推移（めやす）

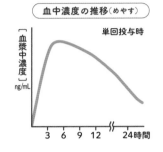

単回投与時

［血漿中濃度］ng/mL

3　6　9　12　　24時間

【代謝経路】肝臓で代謝され、胆汁中に移行した後、腸肝循環で再び代謝を受けて腎から排泄される。

★尿中には、トリミプラミンの他、15種類以上の代謝物が認められた。

【半減期（単回投与時）】投与後24時間程度（投与後3時間程度で最高血中濃度に達する）。

✓ 使用時の注意点

【適応】精神科領域におけるうつ病・うつ状態。

【用法・用量】1日50～100mgが初期用量。1日200mgまで漸増し、分割して経口投与（適宜減量）。

★まれに、300mgまで増量することもある。

【禁忌】緑内障、本剤成分・三環系抗うつ薬に対する過敏症、心筋梗塞の回復初期。

【併用禁忌】MAO阻害薬。

【併用注意】抗コリン作用を有する薬剤、アドレナリン作用を有する薬剤、中枢神経抑制薬、アルコール、降圧薬、スルファメトキサゾール・トリメトプリム。

✓ 起こりうる代表的な副作用

POINT　イミプラミンやマプロチリンに比較して、けいれん閾値を下げにくく、てんかん発作を起こしにくいといわれている

まれだが重大な副作用	その他よくみられる副作用	
●悪性症候群 ●無顆粒球症	頻度20%以上	●口渇 ●眠気
●麻痺性イレウス	他の副作用はイミプラミン ▶P.206 に準じる	

✓ ワンポイントアドバイス

本剤服用中に、眠気、注意力・集中力・反射運動能力の低下が起こることがある。投与中の患者には、自動車の運転など危険を伴う機械作業などを避けるように注意する。

高齢者では、血圧低下やふらつき、抗コリン作用による口渇・排尿障害・便秘・眼圧亢進が認められやすいので、少量から開始し、慎重に観察する。

妊婦・産婦・授乳婦に対しては、治療上の有益性が危険性を上回ると判断される場合にだけ投与する。

本剤開始後、抗うつ効果の出現に先行してさまざまな副作用が発現することもまれではない。その結果、患者の服薬アドヒアランスが低下して抑うつ状態を遷延させたり、再燃・再発につながる可能性もある。
そのため、抗うつ薬治療効果発現までの見通しや、出現が予測される副作用について、患者・家族に十分に説明することが重要である。

（大坪天平）

【ケアのポイント ▶P.186 も参照】

本剤をはじめとする三環系抗うつ薬は、抗コリン作用による有害反応が強いにもかかわらず、現在でも使用されている。その理由は、うつの改善率が70～80％と高いためである。ただし、パーソナリティ障害を合併する患者への処方は避けたほうがよい（自殺率が高まり、過量服用で致死的となるため）。
用量依存的にQT間隔が延長するため、中等量以上の使用時には心電図のチェックが必要となる。　　　　（平井尚子）

一般名 # ロフェプラミン塩酸塩

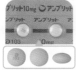

商　品　名｜アンプリット®

剤形と規格｜錠 10mg、25mg

画像提供：第一三共

✓ 特　徴

【作用機序】ノルアドレナリンとセロトニンのトランスポーター部位を阻害し、これらの神経伝達物質のシナプス濃度を上昇させることで抗うつ効果を発揮する。

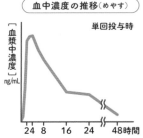

血中濃度の推移（めやす）

単回投与時

［血漿中濃度］ng/mL

24　8　　16　24　　48時間

★イミプラミン ▶P.206、アミトリプチリン ▶P.210
　と異なり中枢性抗コリン作用を欠き、鎮静・睡眠増強・筋弛緩・運動失調作用はきわめて弱く、けいれん増強作用は認められていない。

【代謝経路】主に肝臓で代謝され、尿中に代謝産物の形で排出される（8時間以内）。

【半減期】2〜18時間程度（投与後1〜3時間で最高血中濃度に達する）。

✓ 使用時の注意点

【適応】うつ病、うつ状態。

【用法・用量（成人）】通常、初期には1回10〜25mgを1日2〜3回経口投与し、1日150mgまで漸増（年齢・症状により適宜減量）。

★心臓病、重度の肝臓疾患、狭隅角緑内障、尿閉の患者へ投与する際は慎重に投与する必要がある。

【禁忌】閉塞隅角緑内障、三環系抗うつ薬に対する過敏症の既往歴、心筋梗塞（回復初期）。

【併用禁忌】MAO阻害薬（投与中〜中止後2週間以内）。

【併用注意】抗コリン作動薬（アトロピン、スコポラミンなど）、アドレナリン作動薬、中枢神経抑制薬（バルビツール酸誘導体など）、フェノチアジン系抗精神病薬（クロルプロマジンなど）、全身麻酔薬、抗不安薬、アルコール、キニジン、メチルフェニデート、黄体・卵胞ホルモン製剤、シメチジン、肝代謝酵素誘導作用をもつ薬剤（バルビツール酸誘導体、リファンピシンなど）、フェニトイン、スルファメトキサゾール・トリメトプリム。

✓ 起こりうる代表的な副作用

> POINT　口渇は15%以上、めまい・ふ
> らつき・眠気・便秘は5%以上の頻度で出
> 現する

まれだが重大な副作用	その他よくみられる副作用	
●悪性症候群　など	頻度5%以上	●口渇 ●便秘 ●眠気 ●不眠　など
	頻度5%未満	●食欲不振 ●嘔気　など

✓ ワンポイントアドバイス

▌ 三環系抗うつ薬のなかでは抗コリン作用が少ないが、口渇や便秘には注意する。

▌ 連日投与を行うと、6日目ごろに血中濃度が安定する。

▌ 投与量の急激な減量・中止の際は、中止後症状（嘔気、頭痛、倦怠感、易刺激性、
情動不安、睡眠障害など）に注意が必要である。

（上村　永）

【ケアのポイント ▶P.186 も参照】

本剤をはじめとする三環系抗うつ薬でも、賦活症候群（自殺念慮の助長、自殺企図）が生じ
る可能性がある。患者の行動や発言に注意して観察することが大切である。　（平井尚子）

⑤三環系 ┃ 経口

一般名 ドスレピン塩酸塩

| 商 品 名 | プロチアデン® |
| 剤形と規格 | 錠 25mg |

画像提供：科研製薬

✓ 特 徴

【作用機序】ノルアドレナリンとセロトニンのトランスポーター部位を阻害し、これらの神経伝達物質のシナプス濃度を上昇させることで抗うつ効果を発揮する。

【代謝経路】肝臓で代謝され、尿中・糞中に排出される。

★尿中に、24時間で約40％が排出される。

【半減期】約11時間（投与後約4時間で最高血中濃度に達する）。

★上記から、成人には1日2〜3回の分割投与が行われる。

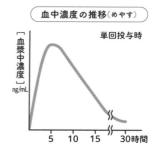

血中濃度の推移（めやす）

単回投与時

［血漿中濃度］ ng/mL

5　10　15　　30時間

✓ 使用時の注意点

【適応】うつ病、うつ状態。

【用法・用量（成人）】1日75〜150mgを2〜3回に分割して経口投与（年齢・症状により適宜増減）。

【禁忌】心筋梗塞（回復初期）、閉塞隅角緑内障、尿閉、三環系抗うつ薬に対する過敏症。

【併用禁忌】MAO阻害薬（投与中〜中止後2週間以内）。

【併用注意】アルコール（飲酒）、中枢神経抑制薬（バルビツール酸誘導体など）、抗コリン作動薬、アドレナリン作動薬（アドレナリン、ノルアドレナリンなど）、降圧薬（グアネチジンなど）、ST合剤、リファンピシン、シメチジン、キニジン、SSRI（フルボキサミン、パロキセチン）。

✔ 起こりうる代表的な副作用

POINT　24歳以下の患者で、自殺念慮・自殺企図のリスクが増加するとの報告がある

まれだが重大な副作用	その他よくみられる副作用	
●悪性症候群 ●SIADH　など	頻度5%以上	●口渇
	頻度5%未満	●眠気　　　●めまい ●ふらつき　●立ちくらみ ●便秘　など

✔ ワンポイントアドバイス

三環系抗うつ薬であるため、抗コリン作用に伴う症状（口渇、便秘など）に注意する。

投与量の急激な減量・中止の際は、中止後症状（嘔気、頭痛、倦怠感、易刺激性、情動不安、睡眠障害など）に注意する。

代謝には主に肝薬物代謝酵素CYP2D6が関係するため、フルボキサミン ▶P.188 やパロキセチン ▶P.190 などCYP2D6阻害作用のある薬との併用時には注意する。

(上村　永)

【ケアのポイント ▶P.186 も参照】

本剤に限らず、三環系抗うつ薬では、錐体外路症状などの副作用が生じやすいため、注意深く患者の様子を観察する。
血液検査データ、脱水、排便の有無、うつ状態の程度などに注意する。　　　(平井尚子)

一般名 マプロチリン塩酸塩

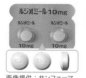

商品名	ルジオミール®、マプロチリン塩酸塩
剤形と規格	錠 10mg、25mg

画像提供：サンファーマ

✔ 特徴

【作用機序】神経終末へのカテコラミン取り込み阻害作用により、これらの神経物質のシナプス濃度を上昇させることで抗うつ効果を発揮する。

★三環系抗うつ薬と異なり、セロトニンの再取り込み阻害作用がみられないこと、中枢性の抗コリン作用をほとんどもたないのが特徴である。

【代謝経路】肝臓・腎臓で代謝される。

★48時間以内に30％が尿中、96時間以内に48％が尿中・18％が糞中に排出される。

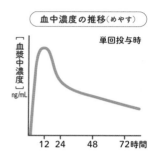

血中濃度の推移（めやす）

単回投与時

[血漿中濃度] ng/mL

12　24　　　48　　　　72時間

【半減期】個人差が大きいが、25mg投与では約46時間、75mg投与では約45時間（投与後約6〜12時間で最高血中濃度に達し、ゆっくりと減衰する）。

✔ 使用時の注意点

【適応】うつ病、うつ状態。

【用法・用量（成人）】1日30〜75mgを、2〜3回に分割または1日1回（夕食後あるいは就寝前）に経口投与。

【禁忌】閉塞隅角緑内障、本剤成分に対する過敏症の既往歴、心筋梗塞（回復初期）、てんかんなどのけいれん性疾患（既往歴を含む）、尿閉（前立腺疾患など）。

★心不全、狭隅角緑内障の患者には慎重に投与する必要がある。

【併用禁忌】MAO阻害薬（投与中〜中止後2週間以内）。

【併用注意】けいれん閾値を低下させる薬剤、副交感神経刺激薬、ベンゾジアゼピン誘導体、抗コリン薬、アドレナリン作動薬、アトモキセチン、フェノチアジン誘導体、リスペリドン、SSRI、テルビナフィン、中枢神経抑制薬、全身麻酔薬、抗不安薬、アルコール、サリドマイド、肝酵素誘導作用をもつ薬剤、アドレナリン作動性神経遮断作用をもつ降圧薬、肝初回通過効果を受けやすいβ遮断薬、フェニトイン、電気ショック療法、抗不整脈薬、メチルフェニデート、シメチジン、インスリン製剤、SU薬（糖尿病治療薬）、ワルファリン、スルファメトキサゾール・トリメトプリム、QT間隔延長を起こすことが知られている薬剤、ゾニサミド。

✓ 起こりうる代表的な副作用

POINT 循環器系、精神神経系、内分泌系、呼吸器系の副作用、皮膚症状や過敏症なども生じうる

まれだが重大な副作用	その他よくみられる副作用	
● 悪性症候群 ● てんかん発作 ● SJS ● 横紋筋融解症 ● 麻痺性イレウス ● 無顆粒球症 ● QT延長 ● 肝機能障害 ● 間質性肺炎 ● 好酸球性肺炎	頻度5%以上	● 口渇
	頻度5%未満	● 便秘 ● 傾眠 ● 不眠 ● 神経過敏 ● めまい ● 振戦 ● 言語障害 ● 頭痛 ● 倦怠感 ● 無力症 ● 発疹 ● 肝機能障害　など

✓ ワンポイントアドバイス

▌三環系抗うつ薬と比べると起立性低血圧や心血管系の副作用が少ない。

▌けいれんが生じることがあるため注意する。

(上村　永)

【ケアのポイント ▶P.186 も参照】

本剤に限らず、抗うつ薬を服用している患者に対しては、支持的・受容的・共感的態度で援助することが重要となる。患者の訴えを傾聴し、苦しさを受け止め、焦らないように伝えることが看護師には求められる。

一般名 **ミアンセリン塩酸塩**

商　品　名	テトラミド®
剤形と規格	錠 10mg、30mg

画像提供：第一三共

✔ 特　徴

【作用機序】α_2受容体を阻害することでノルアドレナリン（NA）分泌を促進することが、抗うつ効果と関連する。また、ヒスタミン受容体の阻害作用も有するので眠気を生じることがある。

★ α_2受容体は、NA神経の前シナプスに存在する。

【代謝経路】肝臓で、代謝酵素CYP1A2・CYP2D6・CYP3A4によって代謝される。

【半減期（単回投与時）】投与後18時間程度（投与後2時間程度で最高血中濃度に達する）。

血中濃度の推移（めやす）

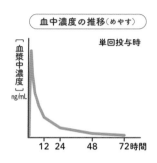

単回投与時

[血漿中濃度] ng/mL

12　24　　48　　　72時間

✔ 使用時の注意点

【適応】うつ病、うつ状態。

★ 24歳以下の患者で、自殺念慮・自殺企図のリスクが増加する恐れがある。投与する際にはリスクとベネフィットを考慮する。

【用法・用量（成人の場合）】通常1日30mgが初期用量。1日60mgまで増量し、分割して投与（年齢、症状により適宜増減）。

★ 1日1回夕食後または就寝前に投与できる。

【禁忌】本剤成分に対する過敏症の既往歴。

【併用禁忌】MAO阻害薬（投与中〜中止後2週間以内）。

【併用注意】リネゾリド、中枢神経抑制薬、CYP3A4誘導薬、アルコール、降圧薬。

✔ 起こりうる代表的な副作用

POINT 三環系抗うつ薬よりは抗コリン作用は弱いが、心疾患、緑内障、排尿困難の患者には慎重に投与する

まれだが重大な副作用	その他よくみられる副作用	
●悪性症候群 ●無顆粒球症 ●QT延長 ●肝機能障害など	頻度5%以上	●眠気
	頻度5%未満	●発疹 ●頻脈 ●頭痛 ●めまい・ふらつき ●不眠 ●視調節障害 ●躁転 ●焦燥感 ●不安 ●しびれ感 ●口渇 ●便秘 ●胃腸障害 ●食欲の不振・亢進 ●下痢 ●脱力感 ●肝機能異常 ●倦怠感 ●発汗 など

✔ ワンポイントアドバイス

▌ 抗コリン作用は三環系抗うつ薬より弱い。

▌ 不安や焦燥が強いうつ病に対して使いやすい。

▌ 不眠を伴ううつ病では、夕食後や就寝前に投与するとよい。

▌ 体重増加が生じる場合がある。

(吉村玲児)

【ケアのポイント ▶P.186 も参照】

飲み始めの眠気が強いため、運転をする予定はあるか、翌日以降の仕事などの予定を確認しておくとよい。仕事や学校がある場合には連休を利用して開始することもある。

(平井尚子)

❻四環系　経口

一般名 セチプチリンマレイン酸塩

商　品　名｜ テシプール、セチプチリンマレイン酸塩
剤形と規格｜ 錠 1mg

画像提供：持田製薬

✓ 特　徴

【作用機序】α_2受容体を阻害することで、ノルアドレナリン（NA）分泌を促進することが抗うつ効果と関連する。

★α_2受容体は、NA神経の前シナプスに存在する。

【代謝経路】尿中などに排泄される。

【半減期（単回投与時）】約2時間および約24時間。

★投与後1〜3時間で最高血中濃度に達した後、二相性で低下する。

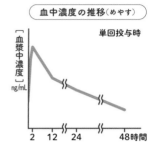

✓ 使用時の注意点

【適応】うつ病、うつ状態。

★24歳以下の患者で、自殺念慮・自殺企図のリスクが増加する恐れがあるため、投与する際にはリスクとベネフィットを考慮する。

【用法・用量（成人の場合）】通常3mgを初期用量とし、1日6mgまで増量して分割投与（年齢、症状により適宜増減）。

【禁忌】本剤の成分に対する過敏症の既往。

【併用禁忌】MAO阻害薬。

【併用注意】中枢神経抑制薬、アルコール、降圧薬。

✔ 起こりうる代表的な副作用

POINT 三環系抗うつ薬よりは抗コリン作用は弱いが、心疾患、緑内障、排尿困難の患者には慎重に投与する

まれだが重大な副作用	その他よくみられる副作用	
● 悪性症候群 ● 無顆粒球症	頻度5%未満	● 血圧降下　● 眠気 ● めまい・ふらつき・立ちくらみ ● 倦怠感・脱力感 ● 頭痛・頭重 ● 不眠　● 不安・焦燥感 ● 構音障害 ● 視調節障害 ● 振戦　● 躁転 ● 発疹　● 白血球減少 ● 口渇 ● 便秘　● 嘔気・嘔吐 ● 下痢 ● 肝機能障害　● 排尿障害　など

✔ ワンポイントアドバイス

▌ 抗コリン作用は三環系抗うつ薬より弱い。

▌ 不眠を伴ううつ病では、夕食後や就寝前に投与するとよい。

(吉村玲児)

【ケアのポイント ▶P.186 も参照】

本剤に限らず、服用している薬剤の副作用について、患者・家族が正しく理解していないと、服薬を継続できず、効果を得られない。抗うつ効果よりも先に副作用が生じる場合もあるため、事前に起こりうる症状について説明しておくことが大切である。　(平井尚子)

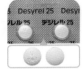

一般名 トラゾドン塩酸塩

商 品 名 デジレル®、レスリン®、トラゾドン塩酸塩
剤形と規格 錠 25mg、50mg

画像提供：ファイザー

✔ 特 徴

【作用機序】5-HT₂受容体に対する阻害作用が、抗うつ効果と関連すると考えられている。

★5-HT₂受容体は、セロトニン神経の後シナプスに存在する。

【代謝経路】主に肝臓で代謝酵素CYP3A4・CYP2D6で代謝され、尿中などに排泄される。

★一部は腸肝循環で再び代謝を受けるとされる。

【半減期（単回投与時）】6〜7時間（投与後3〜4時間で最高血中濃度に達する）。

血中濃度の推移（めやす）

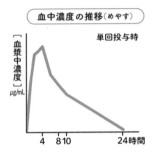

単回投与時

［血漿中濃度］ μg/mL

4　8 10　　　　　　24時間

✔ 使用時の注意点

【適応】うつ病、うつ状態。

★24歳以下の患者で、自殺念慮・自殺企図のリスクが増加するとの報告があるため、投与する際にはリスクとベネフィットを考慮すること。

【用法・用量（成人の場合）】通常1日75〜100mgが初期用量。1日200mgまで増量して1〜数回に分割して経口投与（年齢、症状により適宜増減）。

【禁忌】本剤成分に対する過敏症の既往症。

【併用注意】降圧薬、アルコール、中枢神経抑制薬、MAO阻害薬、強心配糖体、フェニトイン、フェノチアジン誘導体、ワルファリン、カルバマゼピン、CYP3A4阻害薬、セロトニン作動薬、セイヨウオトギリソウ（セント・ジョーンズ・ワート）。

✔ 起こりうる代表的な副作用

> POINT 三環系抗うつ薬より抗コリン
> 作用は弱い

まれだが重大な副作用	その他よくみられる副作用
●悪性症候群 ●QT延長 ●セロトニン症候群 ●錯乱、せん妄 ●麻痺性イレウス ●持続性勃起　など	頻度0.1～5% ●低血圧　●動悸・頻脈 ●眠気 ●めまい・ふらつき ●頭痛・頭重 ●躁転　●視調節障害 ●運動失調 ●発疹　●貧血 ●白血球減少　●口渇 ●便秘　●嘔気・嘔吐 ●食欲不振 ●腹痛　●ほてり ●肝機能障害 ●倦怠感・脱力感　●排尿障害　など

✔ ワンポイントアドバイス

▍ 不安や焦燥が強いうつ病に対して使いやすい。

▍ 不眠を伴ううつ病では、夕食後や就寝前に投与する。

(吉村玲児)

【ケアのポイント ▶P.186 も参照】

本剤に限らず、抗うつ薬服薬開始時期の患者は自殺を行動へ移す気力さえ失っている。しかし、薬が効いてきて行動化できるようになる時期に注意が必要である。
自殺前の患者は、活動性も上がり、少し苦悩が和らいだように見えることもある。長かった苦しみの果てに死を決意したとき、「もうじきこの苦しみから解放される」と感じられるからかもしれない。
(平井尚子)

認知症治療薬 知っておきたいポイント

●認知症の原因となる4大疾患は、アルツハイマー病、血管性認知症、レビー小体型認知症、前頭側頭型認知症である。

●認知症治療薬は「認知症の症状（中核症状、行動・心理症状）に対する薬」と「病態の進行を抑制する薬」に大きく分類することができる。

✔ 認知症の症状に対する薬

① 中核症状に対する薬

●脳の神経細胞死によって生じる記憶障害、見当識障害、理解・判断力の低下、実行機能障害、失語・失行・失認などの認知機能障害を「中核症状」と呼ぶ。

●中核症状に対する薬には「コリンエステラーゼ阻害薬」「NMDA（N-メチル-D-アスパラギン酸）受容体拮抗薬」の2種類がある。

作用機序のイメージ

コリンエステラーゼ
阻害薬

コリンエステラーゼ
阻害薬

アセチルコリンが受容体に結合できるため、神経細胞に情報が伝わる

アルツハイマー病

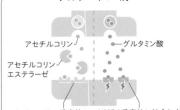

アセチルコリン／グルタミン酸

アセチルコリンエステラーゼ

アセチルコリン受容体に結合できないので、神経細胞に情報が伝わらない／NMDA受容体に結合しすぎて、神経細胞が過剰に刺激され、傷害される

NMDA受容体
拮抗薬

NMDA受容体
拮抗薬

NMDA受容体拮抗薬が結合するため、神経細胞に過剰に結合しない

●認知症症状の進行を抑制するが、病態の進行を抑制する効果はない。

●原因疾患、困っている症状、合併症や患者背景に応じて薬剤を使い分ける（ ▶P.229 表参照）。

コリンエステラーゼ阻害薬と併用する場合もある

分類	コリンエステラーゼ阻害薬			NMDA受容体拮抗薬
薬剤	ドネペジル	ガランタミン	リバスチグミン	メマンチン
適応	アルツハイマー型認知症、レビー小体型認知症	アルツハイマー型認知症（軽度～中等度）	アルツハイマー型認知症（軽度～中等度）	アルツハイマー型認知症（中等度～高度）
薬理作用	アセチルコリンエステラーゼ阻害	アセチルコリンエステラーゼ阻害、ニコチン性アセチルコリン受容体の感受性増強	アセチルコリンエステラーゼ阻害、ブチリルコリンエステラーゼ阻害	NMDA受容体阻害
剤型	錠剤・細粒・口腔内崩壊錠・ドライシロップ・内用ゼリー・貼付剤	錠剤・口腔内崩壊錠内用液	貼付剤	錠・口腔内崩壊錠・ドライシロップ
投与回数	1日1回	1日2回	1日1回	1日1回

認知症治療薬

❷ 行動・心理症状（BPSD）に対する薬

● BPSDとは、中核症状に随伴して出現する妄想、抑うつ、興奮、徘徊、不眠、幻覚、意欲の低下などの行動・心理の症状を指す。中核症状と対比して周辺症状ともいわれる。

● 高齢者では副作用が出現しやすく、認知機能低下、眠気、転倒、過鎮静、動作緩慢などの原因にもなりやすい。薬剤の必要性を見きわめ、少量で開始し、時間をかけて漸増し、多剤併用を避けることが重要である（▶P.230 表参照）。併用禁忌薬にも注意する。

★コリンエステラーゼ阻害薬やNMDA受容体拮抗薬も一部のBPSDに対して有効である。

✓ 病態の進行を抑制する薬（疾患修飾薬）

● 疾患修飾薬とは、病気の原因となっている物質を標的とし、病態の進行や再発を抑制する薬剤のことを指す。

● 現在、わが国で市販されている認知症の疾患修飾薬は、アルツハイマー病に伴う軽度認知障害および軽度の認知症に対するレカネマブ（ヒト化抗ヒト可溶性アミロイドβ凝集体モノクローナル抗体）のみである。

● レカネマブはアルツハイマー病の病態の1つであるアミロイドβタンパクに作用し、アルツハイマー病の進行を抑制する。

行動・心理症状（BPSD）に対する薬

分類	種類（薬剤例*）	対象となる症状
抗精神病薬	非定型（リスペリドン、クエチアピン、オランザピン、アリピプラゾール）	妄想・幻覚・焦燥・興奮
抗不安薬	ベンゾジアゼピン系（エチゾラム、クロチアゼパム、ロフラゼプ酸エチル、クロナゼパム）	不安・緊張
抗うつ薬	SSRI（フルボキサミン、パロキセチン、セルトラリン、エスシタロプラム）、	抑うつ、脱抑制
	SNRI（ミルナシプラン、デュロキセチン）	抑うつ
	NaSSA（ミルタザピン）	抑うつ・不安
	四環系（ミアンセリン）	不安・焦燥
	異環系（トラゾドン）	不安・焦燥
睡眠薬	GABA_A受容体作動薬（ゾルピデム、ゾピクロン、エスゾピクロン）	入眠困難
	メラトニン受容体作動薬（ラメルテオン）	不眠
	オレキシン受容体拮抗薬（スボレキサント、レンボレキサント）	不眠
その他	漢方薬（抑肝散）	幻覚・妄想・興奮

＊保険適用外使用を含む

（黒田岳志、村上秀友）

看護で知っておきたいポイント

✓ 中核症状と行動・心理症状を理解する

- 認知症の症状は、中核症状（認知機能障害）と行動・心理症状（BPSD）に分けられる。
- 認知機能障害は、どのタイプの認知症にも共通してみられる。
- ★記憶障害、見当識障害→遂行機能障害→失語・失認・失行の順に現れることが多いとされる。
- BPSDは、陽性症状（活動性上昇）と陰性症状（活動性低下）に分けられる。
- ★認知機能障害に、患者の心理状態や周囲の環境が加わってBPSDが生じるとされる。

認知症の症状

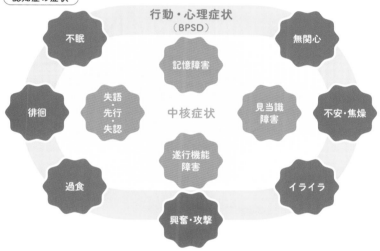

✓ 認知症治療薬の多くは「進行を遅らせる」薬剤である

- レカネマブ以外の認知症治療薬は、症状の「改善」が目的ではなく、「認知機能の低下を遅らせる」目的で使用される薬剤である。
- 服用を検討する場合、患者の症状に応じて、薬効、介護者、重症度も考慮し、薬剤の選択を検討する。

（眞野三奈子）

一般名 ドネペジル

〈錠剤〉

〈ゼリー〉

商品名	アリセプト®、ドネペジル塩酸塩、アリドネ®パッチ
剤形と規格	錠・OD錠・ゼリー 3mg、5mg、10mg 細粒 0.5% 液（ドライシロップ） 1% 貼付剤 27.5mg、55mg

画像提供：エーザイ

★ここでは経口剤についてまとめる。

✓ 特徴

【作用機序】コリンエステラーゼ（アセチルコリンの分解酵素）の働きを抑えることで、脳内で減少しているアセチルコリンの量を増やし、認知症の進行を遅らせる。

★脳内のアセチルコリン伝達系は学習や意欲などに関連するが、アルツハイマー型認知症（AD）やレビー小体型認知症（DLB）ではアセチルコリンの産生量が低下している。

★本剤は日本で開発され、コリンエステラーゼ阻害薬のなかで最も長く用いられている。本剤の登場により、早期から治療を開始することでADの進行をある程度遅らせることが可能となり、認知症の早期発見・治療の重要性が再認識された。

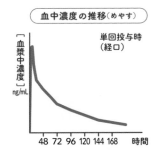

血中濃度の推移（めやす）

単回投与時（経口）

［血漿中濃度］ ng/mL

48 72 96 120 144 168　時間

【代謝経路】主にCYP3A4・CYP2D6によって代謝され、尿中（一部は糞中）に排泄される。

【半減期（単回投与時）】75〜89.3時間程度（投与後2〜3時間程度で最高血中濃度に達する）。

★効果を評価するには、維持用量で2〜3か月観察するのがよい。

✓ 使用時の注意点

【適応】アルツハイマー型認知症、レビー小体型認知症（認知症症状の進行抑制）。

★中等度〜高度アルツハイマー型認知症を対象とした臨床試験の結果から、うつ、不安、アパシーに対する効果も報告されている[1]。

★レビー小体型認知症に対する国内第Ⅱ相試験では、ドネペジル5mg・10mg内服により12週目に幻覚と認知の変動や、幻覚・妄想・アパシー・うつに効果がみられた[2]が、第Ⅲ相試験で有意な効果がみられなかったため、BPSDに対する適応は認められていない。

【用法・用量】1日1回経口投与（下表参照）。

【禁忌】本剤成分・ピペリジン誘導体に対する過敏症の既往歴。

【併用禁忌】他のコリンエステラーゼ阻害薬。

【併用注意】CYP3A4およびCYP2D6の阻害作用・誘導作用がある薬剤など。

認知症治療薬

AD	●軽度〜中等度：1日1回3mgから開始。1〜2週間観察し、特に副作用がみられなければ5mgに増量し維持する ●高度：1日10mgまで使用可能（5mgで4週間以上経過後）	アセチルコリン阻害薬のなかで唯一、軽度から高度まで使用可能
DLB	●1日1回3mgから開始。1〜2週間後に5mgに増量し、5mgで4週間以上経過後、10mgに増量（症状により5mgまで減量可）	

✓ 起こりうる代表的な副作用

> POINT 錐体外路症状にはパーキンソン症状のほかに、頸部や体幹が左右や前方に傾く姿位の異常がみられることがある

まれだが重大な副作用	その他よくみられる副作用	
●QT延長、心室頻拍（TdP含む）、心室細動、洞不全症候群、洞停止、高度徐脈、心ブロック、失神などの循環器症状 ●消化性潰瘍、十二指腸潰瘍穿孔、消化管出血 ●脳出血、脳血管障害　●錐体外路症状 ●悪性症候群　●横紋筋融解症など	しばしば出現	●食欲不振、嘔気・嘔吐、下痢などの消化器症状
	時に出現	●易怒性、攻撃性などの精神症状
	アセチルコリン神経伝達系は、脳以外にも消化管、心臓、膀胱など多くの臓器に分布する。コリンエステラーゼ阻害薬が作用する臓器に副作用が発現することがある	

★副作用は開始・増量後早期に生じ、投与を継続すると、しだいに収まることが多い（副作用が強い場合は減量・中止）。

✓ ワンポイントアドバイス

▌記憶障害の著明な改善は期待できない。あくまで進行を遅らせるための薬剤である。

本剤が有効な場合、2週間以上中断すると、中断前のレベルまで回復しないことが報告されている。中断期間は最小限とするのが望ましい。
★副作用のため十分量が使用できない場合、他のAD治療薬に変更する。

進行した場合、いつまで投与を継続するかが問題になる。
★日本精神科病院協会による『重度認知症患者に対する抗認知症薬の適正使用アルゴリズム』では、認知症が著しく進行した段階（嚥下・摂食不能、寝たきり状態など）で、認知症薬の効果が疑わしく、期待される効果よりリスクが上回る場合などは、家族に十分な説明を行い、理解を得たうえで減量・中止を検討することを提案している。

(水上勝義)

【ケアのポイント】

本剤の飲み始めに生じる軽い嘔気・軟便などの症状は1週間程度で消失し、身体に薬剤がなじんでいくことを患者・家族に説明する。薬剤の効果が現れるまでには3か月程度かかることから、自己判断で中止しないように伝える。　　　(眞野三奈子)

引用文献
1. Feldman H, Gauthier S, Hecker J, et al. A 24-week, randomized, double-blind study of donepezil in moderate to severe Alzheimer's disease. *Neurology* 2001 : 57 : 613-20.
2. Mori E, Ikeda M, Kosaka K. Donepezil-DLB Study Investigators. Donepezil for dementiawith Lewy bodies : a randomized, placebo-controlled trial. *Ann Neurol* 2012 72 : 41-52.

❶コリンエステラーゼ阻害薬 経口

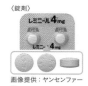

〈錠剤〉

画像提供：ヤンセンファーマ

一般名 **ガランタミン**臭化水素酸塩

商品名	レミニール®、ガランタミン
剤形と規格	錠・OD錠 4mg、8mg、12mg 液 4mg/mL

✓ 特徴

【作用機序】コリンエステラーゼ阻害作用と、アロステリック増強作用（アセチルコリン受容体の活動性を強める作用）によって効果を発揮する。ドネペジル ▶P.232 と効果に大きな違いはない。

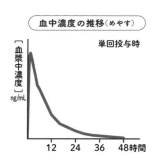

血中濃度の推移（めやす）

単回投与時

[血漿中濃度] ng/mL

12　24　36　48時間

★アセチルコリン受容体のうち、ニコチン性受容体には、アセチルコリンが結合する部位とガランタミンが結合する部位があり、本剤成分が結合するとニコチン性受容体の活動性が増強する（アロステリック賦活作用）。この作用によって神経終末からのドパミン・ノルアドレナリン・グルタミン酸・GABAなどの遊離が増加し[1]、アセチルコリン伝達系以外の神経伝達系への作用も影響すると考えられている（臨床効果にどのように反映されているのかは不明）。

★海外のメタ解析では、アルツハイマー型認知症（AD）患者の焦燥・不安・脱抑制・異常運動行動に対する効果[2]が報告されており、投与前からこのような症状が認められる患者にも用いやすい。

【代謝経路】主にCYP2D6・CYP3A4で代謝され、ほとんどが尿中に排泄される。

【半減期（単回投与時）】8〜9時間程度（投与後約1〜1.5時間で最高血中濃度に達する）。

✓ 使用時の注意点

【適応】軽度〜中等度のアルツハイマー型認知症（認知症症状の進行抑制）。

★コリンエステラーゼ阻害薬は、脳血管障害病変を有する認知障害に対する効果が報告されているが、本剤は混合型認知症に効果があるとされている[3]。

【用法・用量】1日2回経口投与（下表参照）。

● 1日8mg（1回4mgを1日2回）から開始
● 4週間後に1日16mg（1回8mgを1日2回）に増量
● さらに4週間後、症状に応じて1日24mg（1回12mgを1日2回）まで増量可

★ドネペジルと異なり半減期が短いので、1日2回の服用が必要。

【禁忌】本剤成分に関する過敏症の既往歴。

★他のアセチルコリンエステラーゼ阻害作用をもつ同効薬と併用しない。

【併用注意】CYP2D6およびCYP3A4の阻害作用・誘導作用がある薬剤、NSAIDs、抗コリン薬、ジゴキシン、β遮断薬、スキサメトニウム、コリン作動薬、コリンエステラーゼ阻害薬。

✓ 起こりうる代表的な副作用

> POINT　副作用は基本的にドネペジルと同様。アセチルコリンが作用する臓器に副作用症状が生じる

まれだが重大な副作用	その他よくみられる副作用	
●失神、徐脈、心ブロック、QT延長	特に多い（頻度5%以上）	●食欲不振、嘔気・嘔吐、下痢などの消化器症状
●横紋筋融解症 ●急性汎発性発疹性膿疱症など	比較的多い	●循環器症状 ●精神症状 ●神経症状

✓ ワンポイントアドバイス

現在、コリンエステラーゼ阻害薬は3剤発売されている。最初の薬剤が無効であったり、副作用が強く継続困難な場合は、変更するのがよい。

★例えば、ドネペジルで消化器症状が出現したため服用が続けられなかった場合でも、ガランタミンに変更後、維持用量まで増量できることがある。

（水上勝義）

【ケアのポイント】

本剤は、アロステリック賦活作用により、受容体の感受性を高めるとされる。セロトニン、ノルアドレナリンの分泌も促されることから、焦燥・脱抑制など周辺症状にも効果が期待されている。
静穏的に作用が働くことから、攻撃的な患者に対して選択されることがある。

（眞野三奈子）

引用文献
1. 鍋島俊隆：ガランタミンの薬理作用. 老年精医誌2011：22（増刊号Ⅱ）：33-39.
2. Herrmann N, Rabberu K, Wang J, et al. Galantamine treatment of problematic behavior in Alzheimer disease：post-hoc analysis of pooled data from three large trials. Am J Geriatr Psychiatry 2005：13：527-534.
3. Farooq MU, Min J, Goshgarian C, et al. Pharmacotherapy for Vascular Cognitive Impairment. CNS Drugs 2017：31（9）：759-776.

①コリンエステラーゼ阻害薬 経皮

一般名 **リバスチグミン**

商 品 名 | イクセロン®、リバスタッチ®、リバスチグミン
剤形と規格 | **貼付剤** 4.5mg、9mg、13.5mg、18mg

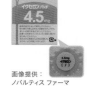

画像提供：
ノバルティス ファーマ

✓ 特 徴

【作用機序】アセチルコリンエステラーゼ阻害作用により、アルツハイマー型認知症患者の認知症症状の進行抑制を図る。ブチリルコリンエステラーゼ阻害作用も有するため、脳内アセチルコリン量が維持され、進行予防に寄与する。

【代謝経路】主に肝臓で代謝される。

★エステラーゼによってすみやかに分解され、CYP代謝の影響を受けにくい。

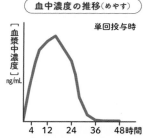

血中濃度の推移（めやす）

単回投与時

［血漿中濃度］ng/mL

4 12 24 36 48時間

【半減期（単回投与時）】2時間程度（貼付後16時間程度で最高血中濃度に達する）。

✓ 使用時の注意点

【適応】軽度〜中等度のアルツハイマー型認知症。

【用法・用量】背部・上腕部・胸部の皮膚に貼付し、24時間ごとに貼り替える（下表参照）。

3-step漸増法	●1日1回4.5mgから開始し、4週間ごとに4.5mgずつ増量 ●維持量：1日1回18mg
1-step漸増法	●状態により（忍容性が良好と考えられる場合など）、1日1回9mgから開始し、4週間後に18mgまで増量

【投与量の調整が必要な場合】下表参照。

減量・中止 を検討	●消化器症状（嘔気・嘔吐、下痢など）が出現した場合 ●興奮や攻撃性・行動時異常などBPSDが増悪した場合

【禁忌】本剤成分またはカルバメート系誘導体に対する過敏症の既往。

【併用注意】抗コリン作動薬、コリンエステラーゼ阻害薬、抗コリン作用を有する薬剤、サクシニルコリン系筋弛緩薬、NSAIDs。

✓ 起こりうる代表的な副作用

> POINT 胃潰瘍や喘息、心疾患など
> のある患者には注意して投与

まれだが重大な副作用	その他よくみられる副作用	
●消化性潰瘍、十二指腸潰瘍、 　消化管出血など ●呼吸困難	頻度5%以上	●消化器症状(食欲減退、嘔気・嘔吐) ●皮膚症状(貼付部位の皮膚炎、紅斑など)
●徐脈、不整脈 ●肝炎、肝機能障害 ●けいれん発作　など	頻度5%未満	●精神症状(不眠、攻撃性、焦燥)など

✓ ワンポイントアドバイス

パッチ製剤であるため、処方前後に皮膚の状態を聴取することが必要である。
★貼用時の留意点(貼付場所を毎日変えること、保湿を図ることなど)を指導する。

食欲増進作用が報告されている。食欲低下のあるアルツハイマー型認知症の患
者では、第一選択と考えられる。
★ただし、一部の患者には副作用として食欲減退が生じることがあるため注意する。

(山邊義彬、新里和弘)

【ケアのポイント】

貼付剤は、経口摂取が困難な場合や、服薬を拒否する場合に使用しやすく、目に見える確
実な投与が可能である。経皮吸収のため、血中濃度の変動が少ないことから、消化器系の
副作用が少ない。

副作用として、貼付部位の紅斑や瘙痒感が出現した場合は、保湿剤を用いて乾燥を防ぎ、
正常な皮膚に補正することが効果的である。
皮膚症状が3日以上持続した場合は、ステロイド軟膏や、抗ヒスタミン外用剤を塗布する
ことで症状は消滅する ▶P.238 。
貼付剤を剥がす際は、ゆっくりと刺激を少なくするため皮膚を引っ張り、毛並みに沿って
剥がすことも、皮膚症状の出現を最小限にする1つの方法である。
(眞野三奈子)

経皮吸収型製剤（貼付剤）の副作用対策

●貼付剤は、飲み忘れが多い患者、「薬を飲むこと」を嫌がる患者、薬が上手く飲み込めない患者でも、薬を適切に使用できる可能性が高いことがメリットである。

●副作用として、皮膚症状が出現しやすいことを理解してかかわる。

貼付剤によって生じる皮膚症状とは

●一般的に、貼付剤による皮膚症状は、製剤を剥がした後、1〜2日で軽減ないし消失する。

★一般的に、紅斑・ヒリヒリ感・痛み・かゆみなどの症状が出現する。

★皮膚症状の出現頻度や程度は、有効成分・素材が各製剤によって異なるため、それぞれ違いがある。

●皮膚が乾燥していると、紅斑などが生じやすくなるため、乾燥がみられるときには、保湿剤を用いてできるだけ正常な皮膚に補正することが、より効果的な治療につながる。

★特に高齢者は、加齢により皮膚が乾燥しやすい状態になっているため、皮膚の保湿対策が重要となる。

●皮膚症状が持続する場合には、ステロイド外用薬による治療が必要となる。

貼付部位に関する注意点

●貼付・剥脱に伴う皮膚バリア機能の低下を防ぐため、同一部位に続けて貼らず、貼付部位は、そのつど変更する。剥がすときも、やさしくゆっくり剥がす。

★貼付部位は製剤によって異なる。

●皮膚症状のある部位への貼付は避ける。

★皮膚症状の悪化や、薬物吸収への影響が生じやすいためである。

保湿のポイント

●次回の貼付部位の保湿の維持のためオイルや保湿剤を塗布する。
★保湿剤は、乾燥している部位に、1日2回のばすように塗布する。
★入浴後、できるだけ早く保湿剤を塗布すると、効果的に保湿効果が得られる。

例1 朝に貼り替える場合

 夜 入浴後に保湿 ➡ **朝** 貼り替える ➡

貼付剤を貼ったまま入浴	入浴後、貼付剤を貼ったまま、乾燥している部位全体に保湿剤を塗布	古い貼付剤を剥がし、新しい貼付剤を別の部位に貼る

例2 夜に経皮吸収型製剤を貼り替える場合

夜 入浴後に貼り替えて保湿 ➡

入浴前に、貼付剤をゆっくり剥がす	貼付部位を石けんできれいに洗う	入浴後、同一部位を避けて新しい貼付剤を貼る	貼付部位以外で乾燥している部位全体に保湿剤を塗布する

（眞野三奈子）

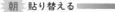

239

一般名 メマンチン塩酸塩

商 品 名	メマリー®、メマンチン塩酸塩
剤形と規格	錠・OD錠 5mg、10mg、20mg 液（ドライシロップ）2%

〈錠剤〉

画像提供：第一三共

✔ 特 徴

【作用機序】グルタミン酸の過剰な刺激を阻害して神経細胞脱落を抑制し、記憶や学習機能を改善させるとともに、活性化したシナプス外受容体に作用し、神経保護作用を発揮する。

【代謝経路】肝代謝はほとんど受けず、主に腎排泄である。

【半減期（単回投与時）】55.3〜71.3時間（投与後5.3〜6.0時間で最高血中濃度に到達）。

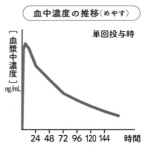

血中濃度の推移（めやす）

単回投与時

効果発現のしくみ

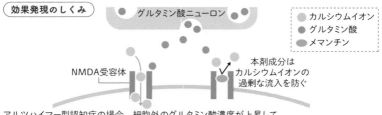

- カルシウムイオン
- グルタミン酸
- メマンチン

本剤成分はカルシウムイオンの過剰な流入を防ぐ

アルツハイマー型認知症の場合、細胞外のグルタミン酸濃度が上昇してNMDA受容体が活性化され、カルシウムイオンが過剰に流入 ━━→ **細胞死**

✔ 使用時の注意点

【適応】中等度〜高度のアルツハイマー型認知症。

【用法・用量】1日1回経口投与（下表参照）。

通常	●1日1回5mgから開始し、1週間に5mgずつ増量 ●維持量として1日1回20mgを経口投与
高度の腎機能障害 （CCr＜30mL/分）	●患者の状態をみながら慎重に投与 ●維持量として1日1回10mgを経口投与

【投与量の調整が必要な場合】傾眠やめまいなどの副作用症状が出現した場合、適宜減量や中止を検討。

【禁忌】本剤成分に関する過敏症の既往歴。

【併用注意】ドパミン作動薬、ヒドロクロロチアジド、腎尿細管分泌により排泄される薬剤、尿アルカリ化を起こす薬剤、NMDA受容体拮抗作用をもつ薬剤。

✓ 起こりうる代表的な副作用

> POINT 主な副作用はめまい、頭痛など。傾眠もよくみられる

まれだが重大な副作用	その他よくみられる副作用	
●けいれん ●失神・意識消失 ●精神症状 ●肝機能障害 ●横紋筋融解症 ●徐脈性不整脈	頻度1〜5%	●めまい ●頭痛 ●肝機能異常 ●便秘 ●食欲不振 ●血圧上昇 ●血糖値上昇 ●転倒 ●浮腫 ●体重減少 ●CK上昇

✓ ワンポイントアドバイス

┃ めまいや傾眠などの中枢性副作用は、投与初期(投与開始から1か月以内)に出現することが多い。症状が出現しても、軽度であれば慣れが出てくる可能性もあるため、中止するかどうかの判断は、副作用症状の程度をみてから行う。

┃ BPSDの易怒性に対して有効である。
★ Behave-AD(BPSDの評価尺度)を用いた症状別の解析では、攻撃性の改善効果を認めている。

┃ 就寝前に服用することで、睡眠薬の代替として使える可能性がある。

(山邊義彬、新里和弘)

【ケアのポイント】

本剤は腎排泄型の薬剤である。腎機能障害のある患者に使用する場合は、十分な観察を行い、慎重に投与する必要がある。
神経保護作用があることから、過鎮静や、めまいによる転倒、誤嚥に注意する。

(眞野三奈子)

一般名 レカネマブ

商 品 名	レケンビ®
剤形と規格	注 200mg、500mg（点滴静注）

画像提供：エーザイ

✓ 特 徴

【作用機序】アルツハイマー病は、脳内アミロイドβの蓄積を特徴とする。レカネマブ（ヒト化抗可溶性アミロイドβ凝集体免疫グロブリンG1モノクローナル抗体）は、脳内の可溶性アミロイドβ凝集体（プロトフィブリル）に選択的に結合してミクログリアを誘導し、脳内からアミロイドβを除去する（下図参照）。

【代謝経路】他の免疫グロブリンG1と同様に、異化作用により分解される。

【半減期】5〜7日（投与後2時間程度で最高血中濃度に達する）。

血中濃度の推移（めやす）

単回投与時

［血清中濃度］
µg/mL

7日

レカネマブの作用

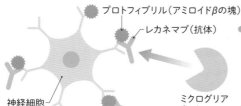

プロトフィブリル（アミロイドβの塊）
レカネマブ（抗体）
神経細胞
ミクログリア（マクロファージ）

●プロトフィブリル（アミロイドβ凝集体）に結合することで、ミクログリア（マクロファージ）にプロトフィブリルを貪食させる

✓ 使用時の注意点

【適応】アルツハイマー病による軽度認知障害・軽度の認知症。

★アルツハイマー病の診断には、アミロイドPET、脳脊髄液検査などの診断方法により、アミロイドβ病理を示唆する所見が確認されていることを必須とする。

【用法・用量】10mg/kgを、2週間に1回、約1時間かけて点滴静注。

【投与量の調整が必要な場合】下表参照。

中断または中止、投与継続可否 を検討	アミロイド関連画像異常（ARIA）出現時 ★ ARIA：ARIA-浮腫／滲出液貯留（ARIA-E）、ARIA-脳微小出血・脳表ヘモジデリン沈着症・脳出血（ARIA-H）
注入速度減速、中断または中止 を検討	インフュージョンリアクション（注入に伴う反応）出現時 ★ インフュージョンリアクションの症状：頭痛、悪寒、発熱、吐き気、嘔吐など

【禁忌】本剤成分に対する重篤な過敏症の既往歴、本剤投与開始前に血管原性脳浮腫・5個以上の脳微小出血・脳表ヘモジデリン沈着症または1cmを超える脳出血が確認された患者。

【併用注意】血液凝固阻止薬（ワルファリン、ヘパリン、アピキサバンなど）、血小板凝集抑制作用を有する薬剤（アスピリン、クロピドグレルなど）、血栓溶解薬（アルテプラーゼなど）など。

✓ 起こりうる代表的な副作用

POINT　投与中は、インフュージョンリアクションがないか、注意深く観察する

重大な副作用	その他の副作用	
●インフュージョンリアクション（注入に伴う反応） ●アミロイド関連画像異常（ARIA）	頻度1%以上	●過敏症 ●頭痛
	頻度1%未満	●皮疹 ●倦怠感 ●注射部位反応　など

✓ ワンポイントアドバイス

インフュージョンリアクション出現時には、注入速度を下げる、もしくは注入を中断または中止し、適切な処置を行う。次回以降の投与の際、抗ヒスタミン薬、解熱鎮痛薬、副腎皮質ステロイドの予防投与も考慮する。

認知症に対する新規作用機序の抗体医薬品で、既存の抗認知症薬にはない「脳内アミロイドβ蓄積量を減少させる効果」が認められた薬剤である。

点滴製剤のため、2週間ごとの外来通院が必要となる。

脳卒中の発症など、抗血小板薬、抗凝固薬または血栓溶解薬の投与が必要となった際、脳出血リスクに考慮する必要がある。

（森友紀子、村上秀友）

気分安定薬 知っておきたいポイント

- 気分安定薬（mood stabilizer ムード スタビライザー）は、双極症（双極性障害）の治療に優先的に用いられる向精神薬の一群。この用語の起源は、Cadeによる「mood normalizer（気分正常化薬）」にさかのぼるという。

- 海外文献では、1987年に初めてmood stabilizerという語が登場し、和文献では、1989年に初めて「気分安定薬」という用語が用いられた[1]。

- 国内外を問わず、双極症への関心の増大に伴い、気分安定薬という用語の定着が進み、一般的となった。

✓ 気分安定薬の定義

- 気分安定薬の定義を下表に示す。

一般的なもの	●双極症の急性躁症状および抑うつ症状に有効であり、再発予防にも効果がある薬剤
厳密なもの（2×2定義）	●①急性躁症状の治療、②急性抑うつ症状の治療、③躁症状の予防、④抑うつ症状の予防、それぞれの効果をもつ薬剤

- 気分安定薬と呼ばれる薬のうち、上記の基準を十分に満たすのは、リチウムのみである。
- ★ただし、リチウムも、急性抑うつ症状の治療効果は十分とはいえない。
- リチウム以外に気分安定薬に分類される薬物は、いずれも抗てんかん薬だが、これらのなかで「再発予防効果」についてエビデンスが確立しているといえるのはラモトリギンのみである。
- ★気分安定薬に分類される抗てんかん薬は、ラモトリギン ▶P.294 、バルプロ酸 ▶P.252 、カルバマゼピン ▶P.250 である。
- 一方、この基準を満たす可能性のある非定型抗精神病薬があるが、通常、気分安定薬には含めない。
- 気分安定薬を「長期に持続する機能的な気分の安定性を達成し、将来の再発を明らかに予防する薬」と定義するか、そうでなければこの用語を使うのをやめるときだ、という意見もある。

✓ 開発の歴史

- リチウム[2]やカルバマゼピン[3, 4]をはじめとする気分安定薬の発見は、双極症の治

療を大きく変え、双極症の長期安定化を図ることが可能となった。

●躁症状の治療には「リチウム、バルプロ酸に加えて、非定型抗精神病薬のクエチアピン、オランザピン、アリピプラゾールなど」が、抑うつ症状の治療には「リチウム、クエチアピン、ラモトリギンなど」が推奨されている。

●単一で、気分安定薬に必要な作用をすべてもつ薬剤がリチウム以外にはまだなく、リチウムの作用の限界と問題点もあって、臨床では多剤併用が問題化しているのが現状である。

✓ 作用機序

●双極症に対する気分安定薬の作用機序については、いまだ一定の見解がない。

★現在の科学的知見（作用機序）を反映させた新しい多軸命名法「Neuroscience-based Nomenclature：NbN」では、気分安定薬（mood stabilizer）に代わって再発予防薬（drugs for relapse prevention）という分類名が推奨され、リチウム、ラモトリギン、バルプロ酸、カルバマゼピンが含まれている。

●気分安定薬に分類される薬物の作用機序は異なっており、共通した薬理作用は確定していない。

●双極症の原因解明と気分安定薬の作用機序解明は表裏一体のものであり、双極症の原因が解明されてはじめて、気分安定薬の真の作用機序が解明できるのであろう。

✓ 双極症の保険適用となっている薬剤

躁病および躁うつ病の躁状態、または双極症における躁症状の改善	リチウム、バルプロ酸、カルバマゼピン、アリピプラゾール、オランザピン、ハロペリドール、スルトプリド、クロルプロマジン、レボメプロマジン
双極症におけるうつ症状の改善	オランザピン、クエチアピン（徐放錠）、ルラシドン
双極症における気分症状の再発・再燃抑制	ラモトリギン
双極Ⅰ型障害における気分症状の再発・再燃抑制	アリピプラゾール（持続性水懸筋注用）

（2024年2月現在）

（神庭重信）

引用文献
1. 神庭重信：リチウム非反応者に期待される気分安定薬. 神経精神薬理 1989；11（10）：781-792.
2. Cade JFJ. Lithium salts in the treatment of psychotic excitement. Med J Aust 1949；2：349-352.
3. 竹崎治彦, 花岡正憲：躁うつ病および症候性操, うつ状態に対するCarbamazepine（Tegretol）の効果. 精神医学 1971；13（2）, 173-183.
4. 大熊照雄, 竹下久由, 中尾武久 他：炭酸リチウムによる躁病相の治療経験. 新薬と臨牀 1973；22（6）：983-998.

看護で知っておきたいポイント

✓ 薬剤ごとの特徴をおさえる

- ●気分安定薬とは、双極症において、躁およびうつ症状に対する急性期の治療効果・予防効果をもつ薬剤である。
- ●リチウムと抗てんかん薬の一部が、気分安定薬に分類されている。
- ★気分安定薬の分類と定義については ▶P.244 を参照。

① リチウム ▶P.248

- ●古典的な抗躁病薬で、双極症の第一選択とされることが多い。
- ★穏やかな抗うつ効果も併せもつ。
- ●リチウム中毒に注意が必要である ▶P.358 。
- ★有効治療血中濃度は0.4～1.2mEq/L、中毒を呈する血中濃度は1.5mEq/L以上。
- ●リチウム中毒の初期症状は、食欲低下、嘔気、下痢などの消化器症状、振戦、傾眠、運動失調、発熱・発汗などである。重篤化すると急性腎障害から、電解質異常、全身けいれん、ミオクローヌス、心伝導障害が生じ、致死的となることもある。
- ●腎疾患、心血管疾患、脳障害(てんかん患者)、妊婦への投与は推奨されない。
- ★妊娠中の服用により、胎児の心奇形リスクが上昇する。

② バルプロ酸 ▶P.252   抗てんかん薬としても使用される

- ●急性期の興奮、イライラ感、衝動性に効果があり、穏やかな鎮静作用をもつ抗てんかん薬。
- ●肝排泄であるため、腎機能障害患者にも使用しやすい。
- ●胎児の催奇形性・IQ低下のリスクがあるため、妊娠中の投与は控えるべきである。
- ●特異的な有害事象として、食欲の亢進と脱毛がある。美容上の問題も含め、患者が不安に感じやすいため、配慮すべきである。
- ●剤形が豊富で、徐放剤や細粒、シロップ剤などがあり、患者の状態に合わせた選択が可能である。
- ●ラモトリギンと併用すると、重篤な皮膚症状をきたすことがあるため、注意が必要である。
- ★ラモトリギンの代謝を阻害し、ラモトリギンの血中濃度を上昇させてしまうため。

❸ カルバマゼピン ▶P.250　　抗てんかん薬としても使用される

- ●イライラ感や衝動性などに対する強力な鎮静効果と抗躁効果がある抗てんかん薬で、かつては躁症状の治療によく使用されていた。
- ●副作用として、めまい、運動失調、複視、眠気、倦怠感などがある。運動失調により、ふらつきや転倒を伴いやすいこと、時に重篤な皮膚症状を伴うこと、薬物相互作用の多さから、徐々に使用頻度は減っている。
- ●抗コリン作用が強く、認知機能低下やせん妄の原因となりやすい。加えて、胃酸分泌低下、便秘などの消化器症状や眼圧上昇、尿閉を引き起こしやすい。
- ●バルプロ酸と同様、胎児の催奇形性(二分脊椎など)リスクがあることから注意が必要。

❹ ラモトリギン ▶P.254　　抗てんかん薬としても使用される

- ●新規抗てんかん薬で、唯一、双極症に対する維持療法の適応をもつ。
- ★他の気分安定薬と異なり、抗うつ効果が優位なのが特徴である。
- ●忍容性に優れた薬剤で、妊婦にも比較的安全に使用できる。
- ●最大の副作用である皮膚症状(SJS・TEN)は、投与開始後8週間以内に生じることが多い。一度皮膚症状を生じた患者に対しては、以後、二度と投与してはならない。
- ★皮膚症状は、四肢・体幹・顔面などの小発疹から始まって数日のうちに重篤化し、全身の粘膜病変が出現するという経過をたどる。患者・家族に、小発疹の発現時にはただちに内服を中止するよう、事前によく説明しておく必要がある。
- ●バルプロ酸と併用すると血中濃度が上昇しやすいため、慎重に時間をかけて増量する必要がある。

✔ 使用時は「皮膚の観察」が重要

- ●抗てんかん薬の重大な有害事象に薬疹(皮膚症状)がある。よって、皮膚の観察は必須となる。
- ●重症な薬疹は、感作期間が数日〜数か月と幅広いので注意を要する。
- ★重症薬疹には、SJS(皮膚粘膜眼症候群)、TEN(中毒性表皮壊死症)、DIHS(薬剤性過敏症症候群)などが含まれる。
- ●SJSとTENは、粘膜にも症状が出現するのが特徴である。眼瞼充血、眼脂、口唇・陰部・肛門部などに異常があればすぐに服薬を中止し、皮膚科を受診する。
- ●DIHSでは粘膜症状は出現しにくく、感冒様症状やリンパ節の腫脹、肝機能障害を伴う。

(平井尚子)

気分安定薬 　経口

一般名 炭酸 リチウム

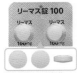

リーマス錠100

商　品　名 リーマス®、炭酸リチウム

剤形と規格 錠 100mg、200mg

画像提供：大正製薬

✓ 特　徴

【作用機序】多岐にわたるが、脳の神経栄養因子（BDNFなど）を増やすことが気分安定作用に関連すると考えられている。

★最近では、認知症や自殺・自傷の予防効果も報告されている[1]。さらに、水道水に含まれる微量なリチウムの自殺予防効果や認知症予防効果も報告されている。

【代謝経路】腎臓から排泄される（リチウムは元素であるため、これ以上は分解されない）。

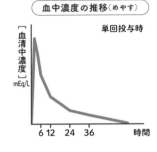

血中濃度の推移（めやす）

単回投与時

[血清中濃度] mEq/L

6 12　24　36　時間

★原子番号3番の元素。リチウム電池の原料として有名。海水はもちろん水道水にも含まれている。リチウムは人体に必須の微量元素であるという意見もある。

★腎機能障害のある患者では、リチウムが予想以上に高くなる危険性がある。

【半減期（単回投与時）】約18時間（投与後約2.6時間で最高血中濃度に達する）。

✓ 使用時の注意点

【適応】躁病、躁うつ病の躁状態。

★双極症の躁症状、さらに再発予防に有効。単剤では効果発現まで3〜4週間かかるため、躁症状併発時は、効果発現が早く鎮静作用もある新規抗精神病薬と併用する。

★抗うつ薬抵抗性のうつ病に対し、増強療法として本剤を追加する場合がある（この場合、即効性がしばしば認められる）。

【用法・用量】400〜600mg/日から開始。症状や副作用を観察しつつ、リチウム濃度を測定しながら3日ないし1週間ごとに800〜1,200mg/日まで増量。

★治療濃度（0.4〜1.0mEq/L）と中毒濃度（1.5mEq/L〜）が接近しているため、定期的に採血して血中濃度を測定し、投与量を調整する必要がある。

★血中濃度は投与開始後5日程度で定常状態に達するため、「維持量が決まるまでは1週間ごと、その後は少なくとも3か月ごと」に測定する（投与量が固定されていても、飲水量や食事などの要因により、容易に血中濃度が変動するため）。

★本剤の血中濃度は、最終服用12時間以上経過後のトラフ値（最低値）が基準となる。このため、夕食後や就床前投与としておくと、外来でいつ採血してもトラフ値が得られる。

【禁忌】脳波異常（てんかんなど）、重篤な心疾患、腎障害、衰弱・脱水状態、発熱・発汗・下痢を伴う疾患、食塩制限中、妊婦（妊娠の可能性を含む）。

★胎児にエプスタイン奇形を生じる危険性があるため、わが国では妊婦への投与は禁忌とされている。

【併用注意】血中リチウム濃度を上昇させる薬剤などは併用を避ける（下表参照）。

併用することでリチウム中毒を起こす危険性のある薬剤	●NSAIDs（非ステロイド性抗炎症薬） ●利尿薬 ●アンギオテンシン変換酵素阻害薬 ●アンギオテンシンII受容体拮抗薬（ARB）	最もリチウム濃度を上げる危険性がある。アスピリンはもちろん、NSAIDsではないがアセトアミノフェン（カロナール®など）も同様

✓ 起こりうる代表的な副作用

POINT　患者に、あらかじめ手が少し震えることがあることを説明しておいたほうがよい

まれだが重大な副作用	その他よくみられる副作用	
●リチウム中毒 ●甲状腺機能低下症 など	早期に出現	●手指振戦：微細なものは経過観察。粗大になるとリチウム中毒を疑う　など
	しばらくして出現	●多尿・口渇・多飲（リチウムの腎濃縮能低下作用による） ●皮膚症状（ざ瘡）　など

✓ ワンポイントアドバイス

リチウムによる甲状腺機能低下症は、閾値下甲状腺機能低下症（甲状腺ホルモンは正常範囲で、甲状腺刺激ホルモンのみが上がる：$>5\mu IU/mL$）が多い。精神的に気分変動を生じやすい状態なので、精神科医としてはリチウムを少し減らすか、チラーヂン®Sなどの甲状腺ホルモンを追加する。

★身体的には症状はないので、内科医によっては甲状腺ホルモンを追加投与せず経過観察することがある。

本剤は他の薬剤と異なり、中毒の危険性があるため、高齢者では特に腎機能障害や脱水が生じていないかチェックが必要である。

(寺尾　岳)

【ケアのポイント ▶P.246 も参照】

リチウム中毒の初期症状は、消化器症状（食欲低下、嘔気、下痢など）。中毒が顕在化すると粗大な振戦、傾眠、意識障害、運動失調が生じる。重篤化すると致死的となることもあるため、十分に注意する。
(平井尚子)

引用文献
1. 寺尾岳：双極性障害の診かたと治し方：科学的根拠に基づく入門書. 星和書店, 東京, 2019：42-45.

一般名 カルバマゼピン

商品名 │ テグレトール®、カルバマゼピン

剤形と規格 │ 錠 100mg、200mg　細粒 50%

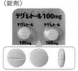

〈錠剤〉

画像提供：サンファーマ

✓ 特徴

【作用機序】神経細胞のナトリウムチャネルの活動を制限し、過剰な興奮を抑制することで効果を発揮すると考えられている。

★ もともと、抗てんかん薬・三叉神経痛治療薬として使用されてきたが、1970年代に躁病に対する効果が報告され、1990年に双極症の躁症状に対する効果が承認された。

★ リチウム ▶P.248 やバルプロ酸 ▶P.252 と異なり、本剤には強力な鎮静作用があるため、興奮や易怒性の顕著な躁病患者に投与すると比較的早期に落ち着く。ラピッドサイクラーなど再発回数の多い患者にも奏効することがある。

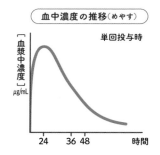

血中濃度の推移（めやす）

単回投与時

[血漿中濃度] μg/mL

24　36 48　　時間

【代謝経路】肝臓で代謝される（主な代謝酵素はCYP3A4）。

★ 同時にCYP3A4を誘導する（酵素量を増やす）ため、本剤を同一量で維持しても、CYP3A4が増えて（酵素の自己誘導）血中濃度が低下し、効果が減弱することがある。

【半減期（単回投与時）】約36時間（投与後4〜24時間で最高血中濃度に達する）。

✓ 使用時の注意点

【適応】双極症の躁症状、統合失調症の興奮状態、てんかん、三叉神経痛。

【用法・用量（精神科領域）】200〜400mg/日から開始し、症状や副作用を観察しつつ、十分な効果が得られるまで600〜1,200mg/日まで漸増。

★ 治療濃度は、およそ5〜10μg/mL。血中濃度の測定に際しては、リチウムと同様、トラフ値を測定することが重要である。そのため、夕食後・就床前投与にしておくと、外来でいつ採血してもトラフ値が得られる。

【禁忌】本剤による重篤な薬疹の既往、重篤な血液疾患、重篤な不整脈、ポルフィリン症。

【併用禁忌】本剤により血中濃度が低下し、致死的となりうる薬剤（下表参照）。

肺高血圧症治療薬	タダラフィル、マシテンタン
陳旧性心筋梗塞治療薬	チカグレロル
C型肝炎治療薬	グラゾプレビル、エルバスビル、ダクラタスビル・アスナプレビル・ベクラブビル、アスナプレビル、ソホスブビル・ベルパタスビル
HIV感染症治療薬	ビクテグラビル・エムトリシタビン・テノホビルアラフェナミド、リルピビリン、ドルテグラビル・リルピビリン
抗真菌薬	ボリコナゾール

【併用注意（精神科の薬剤）】フルボキサミン（CYP3A4を阻害するため本剤の血中濃度が予想以上に上昇する恐れ）、CYP3A4で代謝されるクロザピン、クエチアピン、アリピプラゾール、ゾテピン、バルプロ酸（本剤がこれらの薬物の血中濃度を低下させて効果が減弱する恐れ）。

気分安定薬

✔ 起こりうる代表的な副作用

> POINT まれに、聴覚異常として音程の変化（音楽が半音ずれて聞こえる）も生じうる

まれだが重大な副作用	その他よくみられる副作用	
●重篤な薬疹（SJS、TEN、薬剤過敏症症候群） ●SIADHなど	早期に出現 （しばしば）	●めまい　●傾眠　●過鎮静 ●嘔気・嘔吐　●口渇　など
	しばらくして出現	●白血球・赤血球・血小板の減少　など

✔ ワンポイントアドバイス

まれではあるが、本剤で問題になるのは「重篤な薬疹」である。入浴時などに患者の背中や腹部などを観察することが重要である。

SIADHは、本剤により抗利尿ホルモン（ADH）が過剰に分泌され、水がたまり、体内のナトリウム濃度が低下した状態である。

（寺尾　岳）

【ケアのポイント ▶P.246 も参照】

本剤の副作用として、めまい・眠気だけでなく、運動失調や複視、倦怠感なども生じうる。なかでも運動失調は、ふらつきや転倒を引き起こしうるため、注意が必要である。
抗コリン作用にも注意が必要となる。　　　　　　　　　　　　　　（平井尚子）

一般名　バルプロ酸ナトリウム

〈錠剤〉

画像提供：協和キリン

商　品　名	デパケン®、セレニカ®R、バルプロ酸ナトリウム
剤形と規格	錠・徐放錠 100mg、200mg、400mg*
	細粒 20％、40％　液（シロップ）5％

＊400mg錠はセレニカ®Rのみ。

✓ 特徴

【作用機序】電位依存性ナトリウムチャネル阻害効果を主作用とするが、前シナプスにおけるGABAの生合成促進および代謝抑制効果も抗てんかん作用や抗躁作用の作用機序に関連すると考えられている。

【代謝経路】主にグルクロン酸抱合（40％）および脂肪酸代謝としてのβ-酸化（30％）である。

★一部はチトクロームP450による酸化（10％）を受ける。

【半減期（徐放製剤の場合）】投与後12〜13時間（投与後9〜10時間で最高血中濃度に達する）。

★従来剤は1〜3時間で急峻に最高血中濃度に達し、半減期は8〜10時間である。

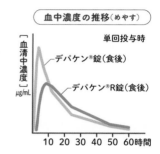

血中濃度の推移（めやす）

単回投与時

［血清中濃度］μg/mL

デパケン®錠（食後）

デパケン®R錠（食後）

10　20　30　40　50　60時間

✓ 使用時の注意点

【適応】各種てんかん・それらに伴う性格行動障害、双極症の躁症状急性期、片頭痛発作。

★特に、てんかんの全般強直間代発作や欠神発作の第一選択薬である。

【用法・用量】下表参照（デパケン®R錠の場合）。

てんかん・双極症の躁症状	●400〜1,200mgを1日1回または2回に分けて経口投与
片頭痛発作の予防	●400〜800mgを1日1〜2回に分けて経口投与

【投与量の調整が必要な場合】てんかん治療では50〜100μg/mL、双極症の躁症状の治療では70μg/mL以上が治療濃度域として知られる。このため、有効投与量への増量や副作用発現時の減量に際しては、本剤の血中濃度を投与量調整の客観的な指標に用いることが多い。

【禁忌】重篤な肝障害、意識障害を伴う高アンモニア血症。

★催奇性の問題や児の神経発達への影響があるため、片頭痛発作の予防を目的に妊婦（妊娠の可能性を含む）に本剤を使用することは禁忌とされている。

【併用禁忌】カルバペネム系抗生物質(本剤の血中濃度を大幅に低下させ、てんかん発作を再来させるリスクがある)。

【併用注意】フェノバルビタール、フェニトイン、カルバマゼピンなど、酵素誘導作用のある抗てんかん薬(本剤の血中濃度の低下に注意)。

✓ 起こりうる代表的な副作用

> POINT 血液学的異常が現れることがあるため、定期的な血液検査が望ましい

まれだが重大な副作用	その他よくみられる副作用
●血小板減少・汎血球減少などの血液学的異常 ●高アンモニア血症を伴う意識障害など	**長期服用時に注意** ●体重増加 ●脱毛など ●妊娠4〜16週の器官形成期の本剤服用により、二分脊椎・心奇形・口蓋裂・尿道下裂などの奇形が10%前後で生じるとされている[1] ●本剤を服用した妊婦では、児に知能低下や自閉スペクトラム症の発生が2〜3倍に高まることが報告されている[2]

✓ ワンポイントアドバイス

投与量増加や他種抗てんかん薬併用に伴い、意識障害を伴う高アンモニア血症が現れた場合には、カルニチンの併用や本剤の減量・中止が必要となる。

女性の場合は、特に体重増加や脱毛など美容上の問題に敏感であるため、十分な共感や配慮をもってていねいに副作用を拾い上げる必要がある。

本剤の高投与量での使用や他種抗てんかん薬と併用の際には、特に意識水準の変動に十分な注意を払うとともに、血中アンモニア濃度を定期的にモニターする。

挙児可能な年齢のてんかん女性に本剤を使用する場合、催奇形性や神経発達への影響に関する情報提供、計画出産の必要性、妊娠前の発作および薬物の調整など、十分な妊娠前の準備(プレコンセプション・ケア)の知識をもっておくことが望ましい。

(近藤 毅)

【ケアのポイント ▶P.248 も参照】

本剤は肝代謝であり、腎機能障害のある患者にも使用しやすいとされる。
徐放錠や細粒、シロップなど、剤形が豊富なので、患者の状態に合わせて選択できる。

(平井尚子)

引用文献
1. Blotière PO, Raguideau F, Weill A, et al. Risks of 23 specific malformations associated with prenatal exposure to 10 antiepileptic drugs. *Neurology* 2019;93:e167-e180.
2. Bjork MH, Zoega H, Leinonen MK, et al. Association of prenatal exposure to antiseizure medication with risk of autism and intellectual disability. *JAMA Neurology* 2022;79:672-681.

一般名 ラモトリギン

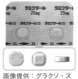

| 商 品 名 | ラミクタール、ラモトリギン |
| 剤形と規格 | 錠 25mg、100mg（小児用 2mg、5mg） |

画像提供：グラクソ・スミスクライン

✓ 特徴

【作用機序】電位依存性ナトリウムチャネル阻害効果を主作用とし、興奮性神経伝達物質であるグルタミン酸の遊離を抑制することで、抗てんかん作用や気分安定効果を発揮すると考えられている。

【代謝経路】主にグルクロン酸転移酵素で代謝される。

★グルクロン酸抱合の誘導および阻害の作用を有する薬剤との併用に留意する必要がある。

【半減期（単剤投与時）】投与後31〜38時間（投与後1〜2時間ですみやかに最高血中濃度に到達）。

★バルプロ酸 ▶P.252 はグルクロン酸抱合を競合的に阻害するため、併用時には半減期が約2倍に延長する。

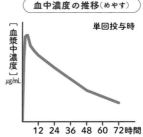

血中濃度の推移（めやす）

単回投与時

［血漿中濃度］ μg/mL

12　24　36　48　60　72時間

✓ 使用時の注意点

【適応】各種てんかん発作（二次性全般化発作を含む部分発作、強直間代発作、定型欠神発作など）や双極症の気分症状の再発・再燃抑制。

★双極症の場合、特にうつ病相の予防効果に優れる。

【用法・用量】1日1回または2回に分割して経口投与（1日最大用量は下表参照）。

単剤使用時またはグルクロン酸抱合に影響しない薬剤の併用時	小児200mg、成人400mg
バルプロ酸併用時	小児・成人とも200mg
グルクロン酸抱合を誘導する薬剤の併用時	小児・成人とも400mg

【投与量の調整が必要な場合】拙速に増量すると皮疹のリスクが増大する。投与量は開始から維持に至るまで厳密に条件設定されている（右頁表参照：成人の例）。

単剤使用時またはグルクロン酸抱合に影響しない薬剤の併用時	25mg（2週間）→50mg（2週間）→100mg →1〜2週間ごとに最大100mgずつ漸増
バルプロ酸の併用時	25mg（2週間・隔日投与）→25mg（2週間） →1〜2週間ごとに25〜50mgずつ漸増
グルクロン酸抱合を誘導する薬剤の併用時	50mg（2週間）→100mg（2週間） →1〜2週間ごとに最大100mgずつ漸増

【禁忌】本剤成分に対する過敏症の既往歴。

【併用注意】バルプロ酸（本剤の血中濃度を上昇させる）。

★酵素誘導作用をもつ抗てんかん薬（フェニトイン、フェノバルビタール、プリミドン、カルバマゼピン）の併用は、本剤の血中濃度を下げる可能性が高い点に留意すべきである。

気分安定薬

☑ 起こりうる代表的な副作用

POINT 何らかの皮膚障害が十数％でみられる（他剤より高頻度）。これらは投与開始8週間以内の治療早期に起こることが多い

まれだが重大な副作用	その他よくみられる副作用
● SJS・TENなど全身症状を伴う重篤な皮疹	発熱（38℃以上）、眼充血、口唇・口腔粘膜びらん、咽頭痛、全身倦怠感、リンパ節腫脹など、インフルエンザ様の症状が出現した場合、本剤による重篤なアレルギー反応の前兆である可能性も念頭に置いて警戒・対処すべき

☑ ワンポイントアドバイス

まれながら、SJS（皮膚粘膜眼症候群）やTEN（中毒性表皮壊死融解症）といった全身症状を伴う重篤な皮疹が、8週間以内に出現することがある。症状出現時には、ただちに薬剤を中止するとともに、早期に皮膚科専門医を受診させる必要がある。

妊婦には「治療上の有益性が危険性を上回ると判断される場合にのみ投与する」とされているが、本剤の催奇性のリスクは疫学的にみても高いものではなく、むしろ妊娠中の投与は比較的安全と考えられている[1]。

妊娠中は本剤の血中濃度が半減するため、定期的な血中濃度測定とともに、臨床症状の変化に注意する必要がある[1]。

(近藤 毅)

【ケアのポイント ▶P.248 も参照】

副作用であるSJSやTENは、四肢・体幹・顔面などの小発疹から始まることが多い。数日のうちに重篤化し、全身の粘膜病変が出現するため、小発疹が出現したら、ただちに服用を中止するよう、患者・家族に事前に説明しておく。 (平井尚子)

引用文献
1. Nucera B, Brigo F, Trinka E, et al. Treatment and care of women with epilepsy before, during, and after pregnancy : a practical guide. *Ther Adv Neurol Disord* 2022 ; 15 : 1-31.

精神刺激薬・ADHD治療薬
知っておきたいポイント

● 精神刺激薬やADHD治療薬の多くは、神経伝達物質（ドパミンやノルアドレナリンなど）の「取り込みを阻害」したり「放出を促進」したりすることで、ナルコレプシーなどの過眠症、ADHDに対して有効性を示す。

● 精神刺激薬やADHD治療薬のなかでも特に中枢神経刺激薬であるメチルフェニデート徐放剤（コンサータ®）、リスデキサンフェタミン（ビバンセ®）は依存性に十分注意が必要である。

● モダフィニル（モディオダール®）、メチルフェニデート（リタリン®）、メチルフェニデート徐放剤、リスデキサンフェタミンは、患者による乱用防止のために流通が管理されている。薬剤によってシステムに違いはあるが、処方する医師や薬剤師は事前に研修を受講し、該当する薬剤を処方する際には登録することなどが求められる。

✓ 精神刺激薬は「過眠症」の治療薬である

● 過眠症を引き起こす代表的な疾患は、ナルコレプシー、特発性過眠症、睡眠時無呼吸症候群の3つである（下表参照）。

ナルコレプシー	● 睡眠発作（突然の強い眠気）、情動脱力発作（強い感情を引き金として突然生じる筋緊張の一時的な消失）、睡眠麻痺（金縛り）、入眠時幻覚などを症状とする ● 検査としては、脳脊髄液検査、終夜睡眠ポリグラフ検査（PSG）、睡眠潜時反復検査（MSLT）などが検討される
特発性過眠症	● 原因は不明ながら日中に過度の眠気がみられる状態で、長時間の睡眠を伴う場合と伴わない場合がある ● 検査としては、PSGやMSLTなどが検討される
睡眠時無呼吸症候群	● 睡眠中に何度も呼吸が止まる疾患で、睡眠中に咽頭や上気道が繰り返し塞がれることで発生する「閉塞性睡眠時無呼吸症候群」が中心である ★ 日中の過度な眠気や疲労、心血管疾患のリスクが高まる ● アプノモニターやPSGなどの検査によって診断されれば、マウスピースやCPAP（持続陽圧呼吸療法）が検討される

精神刺激薬の特徴

● 主に過眠症を対象として処方され、依存性に十分注意して使用する。
● 覚醒作用があるため、夕方以降の服用は避ける。

薬剤名	適応疾患	代表的な副作用
ペモリン	ナルコレプシー、ナルコレプシーの近縁傾眠疾患、軽症うつ病	重篤な肝障害、不眠など
モダフィニル	ナルコレプシー、特発性過眠症、CPAP等を実施中の閉塞性睡眠時無呼吸症候群	頭痛、口渇、不眠、動悸など
メチルフェニデート	ナルコレプシー（ADHDに適応があるのはメチルフェニデート「徐放剤」）	口渇、発汗、食欲不振、頭痛、不眠など

✓ ADHD治療薬は、あくまで対症療法として用いられる

● ADHDは、脳の神経伝達物質（ドパミン、ノルアドレナリンなど）の減少によって、前頭前野の機能低下が引き起こされることで症状が発現すると想定されている。

● ADHDは不注意、衝動性・多動性を症状として持つ、神経発達症（発達障害）の一種である。

★ 忘れ物、落とし物、集中困難、落ち着かない、怒りやすいなどの特性が小児期から認められる。

● 最近では、児童だけでなく、成人になってから診断に至る症例が増えている。

ADHDの治療

● 薬物療法は必須ではなく、まずは心理教育、環境調整などを行う。

● 薬物によるADHD特性の軽減は一時的な対症療法にとどまる。

★ 薬剤を中止すれば薬効は消失する。

● 生涯にわたって服用を継続する必要はなく、特性との付き合い方を学び、環境調整などで不適応状態が改善すれば、中止することは可能である。

	作用機序	薬剤の特徴
メチルフェニデート徐放剤	ドパミン・ノルアドレナリン再取り込み阻害（中枢神経刺激薬）	依存のリスクを軽減するため、徐放剤として徐々に薬剤が放出される仕組みになっている。毎日服用する必要はない
リスデキサンフェタミン	ドパミン・ノルアドレナリン再取り込み阻害、遊離促進（中枢神経刺激薬）	6歳以上18歳未満に投与を開始することが必要。毎日服用する必要はない
アトモキセチン	ノルアドレナリン再取り込み阻害（非中枢神経刺激薬）	効果発現までに時間が必要。嘔気の副作用が多い。服用は毎日必要
グアンファシン	α_{2A}受容体アゴニスト（非中枢神経刺激薬）	不注意のみならず、衝動性、多動性に対しての効果が期待されている。副作用として眠気、血圧低下などがある。服用は毎日必要

（太田晴久）

257

看護で知っておきたいポイント

✓ 精神刺激薬は「精神活動を高める」薬剤である

- 精神刺激薬は、中枢神経系に作用し、精神活動を高める薬剤である。
- ナルコレプシーは過眠症の1つである。日中の過度な眠気、通常起きている時間帯に自分では制御できない眠気が繰り返し起こることを特徴とした睡眠障害で、一時的な筋力低下(情動脱力発作)を伴うとされている。
- ★ 上記の他、睡眠麻痺(体を動かそうとするが動かせなくなる)、鮮明な夢、入眠時や覚醒時に起こる幻覚などの症状がある。

✓ ADHD患者への対応は、小児か成人かで異なる

- ADHDは、不注意、多動性、衝動性の3つを主症状とする、神経発達における脳機能障害である(下表参照)。

不注意 (注意欠陥:AD)	●活動に集中できない ●気が散りやすい ●物をなくしやすい ●順序立てて活動に取り組めない　など	他の精神疾患がなく、これらの症状が12歳以前より認められ、2つ以上の状況で障害になり、対人関係や学業・職業的機能が障害されているとADHDと診断される
多動性・衝動性 (ADHD)	●じっとしていられない ●静かに遊べない ●待つことが苦手で、他人のじゃまをしてしまう　など	

- 治療においては、環境調整などの心理社会的介入が必要とされる。
- 小児期においては、養育者の理解とかかわり方が大切である。
- ★ 養育者には、薬物療法への抵抗もあることから、必要に応じて指導を行う必要がある。
- 成人期においては、特性を考慮した生活指導や、就労支援が重要である。
- ★ 患者・家族とともに、そのつど使用している薬剤の評価を行い、治療に対する希望や価値観を聞き入れながら、共同意思決定(SDM)を取り入れつつ、共有していくことも必要である。
- ★ **共同意思決定**:医療者と患者が、治療のゴールや希望、治療における互いの役割について話し合い、共に適切な治療を見つけ出すこと。薬剤・治療の選択肢について説明し、患者の希望を聴き取るために、アプリや書き込み式の冊子などを用いることもある。

✓ 代表的な薬剤の種類と注意事項

❶ モダフィニル ▶P.262

- ●ナルコレプシー・突発性過眠症の治療、持続陽圧呼吸療法(CPAP)時の日中の眠気に対して用いる。
- ●睡眠発作(日中に急に寝てしまう)に対する第一選択である。

❷ メチルフェニデート(第1種向精神薬) ▶P.264 ▶P.266

- ●ドパミン作用、アドレナリン作用を高めることで症状の改善が得られるとされている。
- ●リタリン®は、依存性が問題となり、ナルコレプシーにのみ使用される。ADHD治療薬として用いられるコンサータ®は、徐放剤にすることで依存性が抑えられている。
- ★コンサータ®は1日1回朝の服用で12時間作用が継続する。
- ●登録医のみ処方ができる。
- ●食欲低下から体重減少が生じやすいことに注意する。

❸ アトモキセチン ▶P.270

- ●依存性の心配が少ない。
- ●効果が得られるまで1か月程度が必要となる。
- ●80mg以上に増量する場合は、2週間以上の間隔を空けて行う。
- ●飲み始めに頭痛を生じることがあるが、数日で軽減、消失する。

❹ グアンファシン ▶P.272

- ●α_2受容体を選択的に刺激することにより、衝動性・攻撃性の緩和が期待できる。
- ●効果は、1〜2週間で得られる。
- ●血圧が低下しやすく、徐脈などの不整脈が生じることがある。
- ★心拍数の減少やQT延長を起こすことから、定期的な心電図検査を行う必要がある。
- ●投与開始直後に眠気が生じることがあるが、数日間で消失する。
- ●バルプロ酸と併用するとバルプロ酸の血中濃度を増加させるほか、カルシウム拮抗薬や降圧薬との併用により重度の血圧低下を引き起こすので、注意が必要である。

(眞野三奈子)

一般名 **ペモリン**

商　品　名 ベタナミン®
剤形と規格 錠 10mg、25mg、50mg

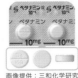

画像提供：三和化学研究所

✓ 特　徴

【作用機序】中枢神経系のドパミン作動性ニューロンの神経終末で、ドパミン取り込みを阻害することで、神経伝達を促進するとされる。
【代謝経路】主に肝臓で代謝され、尿中に排泄される。
【半減期（単回投与時）】9〜11時間程度（投与後2時間程度で最高血中濃度に達する）。

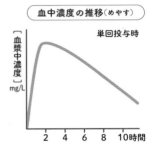

血中濃度の推移（めやす）

✓ 使用時の注意点

【適応】規格によって異なる（下表参照）。

10mg錠	●軽症うつ病、抑うつ神経症、ナルコレプシー（近縁傾眠疾患を含む）に伴う睡眠発作・傾眠傾向・精神的弛緩の改善
25mg錠、50mg錠	●ナルコレプシー（近縁傾眠疾患を含む）に伴う睡眠発作、傾眠傾向、精神的弛緩の改善

【用法・用量】下表参照。

軽症うつ病、抑うつ神経症（成人）	●通常、1日10〜30mgを朝食後に経口投与（年齢・症状により適宜増減）
ナルコレプシー（成人）	●通常、1日20〜200mgを2回（朝食後、昼食後）に分割して経口投与（年齢・症状により適宜増減）

★夕刻以後の服薬は原則避ける（大量投与による覚醒効果がある）
★投与後15〜30分で、一過性に逆説的傾眠を生じることに注意

【禁忌】過度の不安・緊張・興奮性・焦躁・幻覚・妄想症状・強迫状態・ヒステリー状態・舞踏病、重篤な肝障害、閉塞隅角緑内障、甲状腺機能亢進、不整頻拍・狭心症・動脈硬化症、けいれん性疾患（てんかんなど）、本剤に対する過敏症の既往歴。
【併用注意】昇圧薬、MAO阻害薬、グアネチジン。

✓ 起こりうる代表的な副作用

POINT 重篤な肝障害が現れることがあるので、定期的に肝機能検査を行う必要がある

まれだが重大な副作用	その他よくみられる副作用	
● 重篤な肝障害 ● 薬物依存	頻度5%以上	● 口渇 ● 不眠
	頻度5%未満	● 焦燥感 ● 頭痛 ● 食欲不振 ● 嘔気 ● 便秘 ● 頻脈 ● 発汗　など

✓ ワンポイントアドバイス

中枢神経刺激薬であり、即効性が期待できること、メチルフェニデート ▶P.264 と比べて持続性があることがメリットである。

軽症うつ病にも保険適用があるが、『日本うつ病学会治療ガイドライン』では使用が推奨されていない。
★中等症・重症うつ病においては「推奨されない治療」とされている。いずれも本剤のもつ依存性や耐性に加えて、本剤が抗うつ薬でない点が考慮されていると推察される。

わが国では、過去に本剤と作用機序の似ているメチルフェニデートが安易に処方され、乱用された経緯がある。現在でも本剤はネットシステムによる管理対象外の薬剤であり、依然として乱用リスクが残存しているため、軽症うつ病・抑うつ神経症に対してはきわめて慎重な使用が求められ、新規での処方は避けたほうがよいと考える。

投与開始時には「本剤のもつ依存性や耐性」といったリスクについても説明が必要である。

睡眠疾患（ナルコレプシーや特発性過眠症）に関する睡眠発作・傾眠に対して使用する際も、副作用の肝機能障害が認められないか、適時採血で確認する必要がある。
★肝機能障害のリスクの高さもあり、本剤は、海外でも睡眠疾患に対する第一選択薬ではない。

（鈴木洋久）

❶精神刺激薬 経口

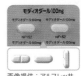

画像提供：アルフレッサ
ファーマ

一般名 **モダフィニル**

商品名｜モディオダール®
剤形と規格｜錠 100mg

✓ 特徴

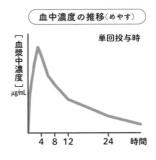

血中濃度の推移（めやす）

単回投与時

［血漿中濃度］μg/mL

4　8　12　　24　　時間

【作用機序】詳細は明らかになっていないが、ドパミントランスポーターに弱い親和性を有している。

★ 覚醒促進作用発現には、γ-アミノ酪酸神経系、ノルアドレナリン神経系、セロトニン神経系、グルタミン酸神経系、ヒスタミン神経系が関与していると推察されている。

【代謝経路】主に肝臓で代謝され、尿中に排泄される。

【半減期（単回投与時）】9〜14時間程度（投与後1〜3時間程度で最高血中濃度に達する）。

★ 作用持続時間が長いため、1日1回投与が可能。

✓ 使用時の注意点

【適応】ナルコレプシー、特発性過眠症、気道閉塞に対する治療（CPAP療法など）中の閉塞性睡眠時無呼吸症候群に伴う日中の過度の眠気。

★ 中枢刺激薬のなかでも、睡眠疾患の各種症状に対して第一選択とされる。

【用法・用量（成人）】通常、1日1回（朝）200mgを経口投与。

★ 年齢、症状により適宜増減（1日300mgまで）。

【投与量の調整が必要な場合】幻覚・妄想・自殺念慮などの精神症状が出現した場合は投与中止を考慮。

★ うつ病・躁病・その他の精神疾患（既往も含む）のない患者でも、上記の精神症状が生じることが報告されている。

【禁忌】重篤な不整脈、本剤成分に対する過敏症の既往歴。

【併用注意】経口避妊薬（エチニルエストラジオール）、シクロスポリン、トリアゾラム、昇圧薬（ノルアドレナリン、アドレナリン）、MAO阻害薬（セレギリン、ラサギリン、サフィナミド）、ワルファリン、フェノバルビタール、CYP2C19により代謝される薬剤（PPIなど）。

✔ 起こりうる代表的な副作用

 POINT 頭痛は約23％で出現。ドパミン神経系の副作用の出現頻度は低い

まれだが重大な副作用	その他よくみられる副作用	
●中毒性表皮壊死症（TEN） ●薬剤性過敏症症候群 ●ショック、アナフィラキシー　など	頻度5％以上	●口渇 ●頭痛 ●不眠　など
	頻度5％未満	●肝機能障害 ●頻脈 ●いらいら感 ●食欲不振 ●発汗　など

〈ここも注意〉
●眠気の程度によっては、本剤の服用によっても覚醒レベルが正常に復さない可能性がある。日中の眠気などの臨床症状について観察を十分に行い、必要に応じて自動車の運転など危険を伴う機械の操作には従事させないように注意する
●動物実験より、精神依存の形成が示唆されており、連用により薬物依存が生じるおそれがある。観察を十分に行い、用量・使用期間に注意する

✔ ワンポイントアドバイス

中枢神経刺激薬で、即効性が期待できること、メチルフェニデートと比べて持続性があること、インターネットシステムで管理されるため乱用されにくいことがメリットである。
★ドパミン神経系の副作用が少なく、作用持続時間が長いため、既存の覚醒作用を有する薬剤より優れている可能性がある。

デメリットは「投与が開始されるまでに時間がかかること」である。
★投与開始にあたっては、専門的な検査（終夜睡眠ポリグラフ検査や反復睡眠潜時検査）ができる医療機関を受診して検査を受けたうえで、睡眠分野に携わることのある専門医が必要性を判断するため。
★わが国でかつてメチルフェニデートが乱用処方された経緯があり、その予防も兼ねて、安易に使用できないようになっていると考えられる。

（鈴木洋久）

精神刺激薬・ADHD治療薬

精神刺激薬

❶ 精神刺激薬 　経口

一般名 **メチルフェニデート**塩酸塩

商　品　名	リタリン®
剤形と規格	錠 10mg

画像提供：ノバルティス
ファーマ

✓ 特徴

【作用機序】十分に解明されていない。

★ドパミン・ノルアドレナリンの再取り込みを阻害し、シナプス間隙のドパミン・ノルアドレナリン濃度を上昇させて神経系の興奮性を高めると考えられている。

★強さ・持続性はメタンフェタミンとカフェインの中間程度とされる。強力な覚醒作用により入眠潜時を延長し、入眠時REM期が短縮される。

【代謝経路】主に肝代謝。代謝後は薬理学的活性をほとんど有さない物質となり、48時間後には投与量の90%が尿中に排泄される。

【半減期】約3時間(投与後30分〜1時間で作用が発現し、約2時間で最高血中濃度に達する)。

★臨床的作用時間は4〜6時間程度とされる。

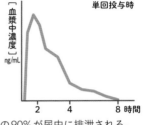

血中濃度の推移(めやす)

単回投与時

［血漿中濃度］ng/mL

2　　4　　　　8 時間

✓ 使用時の注意点

【適応】ナルコレプシー。

【用法・用量(成人)】通常1日20〜60mgを1〜2回に分割して経口投与。

★2回分服の場合、原則は朝昼投与(不眠出現の可能性)。

★6歳未満には原則投与しない(長期投与により体重増加の抑制・成長遅延の可能性がある)。

【禁忌】過度の不安・緊張・興奮性、閉塞隅角緑内障、甲状腺機能亢進、不整頻拍・狭心症、本剤成分に対する過敏症の既往歴、運動性チック・トゥレット症候群(既往歴・家族歴含む)、重症うつ病、褐色細胞腫。

★妊婦または妊娠の可能性のある女性には投与しないことが望ましい(催奇形性の可能性)。

★授乳婦には本剤を投与しない、もしくは投与中は授乳しないことが望ましい(乳汁移行の可能性)。

【併用禁忌】MAO阻害薬(投与中〜中止後14日以内)。

★MAO阻害薬：セレギリン、ラサギリン、サフィナミド。

【併用注意】昇圧薬、ワルファリン、抗けいれん薬、抗うつ薬、アトモキセチン、クロニジン、アルコール(精神神経系の副作用増強の可能性)、リスデキサンフェタミ

ン（効果が重複）。

★抗けいれん薬：フェノバルビタール、フェニトイン、プリミドンが該当。

★抗うつ薬のうちイミプラミン、フルボキサミン、パロキセチン、セルトラリン、エスタシ
ロプラムが該当する。

✓ 起こりうる代表的な副作用

POINT　副作用症状は内服開始早期から出現することが多い

まれだが重大な副作用	その他よくみられる副作用	
●剥脱性皮膚炎 ●狭心症 ●悪性症候群 ●脳血管障害 ●肝不全、肝機能障害	頻度 5%以上	●頭痛・頭重　●注意集中困難　●神経過敏 ●不眠　●眠気　●口渇　●食欲不振 ●胃部不快感　●便秘　●心悸亢進 ●不整脈　●排尿障害　●性欲減退 ●発汗　●筋緊張　など
	頻度 5%未満	●不安　●焦燥　●易怒・攻撃的　●行為心迫 ●うつ状態　●幻覚　●妄想　●めまい ●振戦　●嘔気・嘔吐　●下痢　●口内炎 ●頻脈　●血圧上昇・下降　●胸部圧迫感 ●関節痛　●発疹　など

〈過量投与の場合〉
●症状：嘔吐、激越、振戦、反射亢進、筋攣縮、けいれん・昏睡、多幸感、錯乱、幻覚、せん妄、
　　　　発汗、潮紅、頭痛、頻脈、心悸亢進、不整脈、高血圧、散瞳、粘膜乾燥など
●処置：①周囲に危険なものがなく、過剰な外部刺激の少ない安全な環境を確保
　　　　②催吐・胃洗浄や活性炭・下剤投与、発熱時はクーリングなどで対応

✓ ワンポイントアドバイス

本剤は、リタリン流通管理システムに登録された医師のいる医療機関および薬剤師のいる薬局で、登録された患者に対してのみ処方される。処方された患者以外の使用は禁止されており、他人への譲渡は認められない。

幻覚などの精神病性または躁病の症状出現の報告がある。

自動車の運転など、危険を伴う機械の操作は原則禁止（めまい、眠気、視覚障害などが生じうる）。

コンサータ®と主成分は同じだが、剤型が異なるためADHDへの転用は不可（けいれんの報告あり）。

（今成英司、福元進太郎、小坂浩隆）

【ケアのポイント】

本剤は、依存性・乱用が社会問題となった経緯から、現在はナルコレプシーに適応が限定されている。
（眞野三奈子）

❷ADHD治療薬　経口

一般名 メチルフェニデート塩酸塩

商　品　名 ｜ コンサータ®

剤形と規格 ｜ **徐放錠（フィルムコート錠）** 18mg、27mg、36mg

✓ 特徴

【作用機序】十分に解明されていない。

★ドパミン・ノルアドレナリンの再取り込みを抑制し、シナプス間隙のドパミン・ノルアドレナリンを増加させて神経系の機能を亢進し、効果を現すとされる。

【半減期】約4時間（投与後およそ1.5時間で効果が発現し、5〜8時間後に最大血中濃度に達する）。

★12時間作用が持続するように剤形設計されている（血中濃度は、薬物コーティング部分の溶解によりすみやかに上昇した後、内部の薬物が徐々に放出されて緩やかな上昇を示す）。

★用量に比例した効果を示す。

★毎日内服しても体内に蓄積はせず、食事による影響もない。

【代謝経路】主に肝臓で代謝され、薬理学的活性をほとんど有さない物質となり、48時間後には投与量の70〜80%が尿中に排泄される。

★フィルムコート錠の外皮は溶けずにそのまま便中に排泄される。

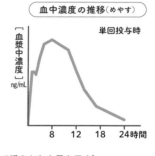

血中濃度の推移（めやす）

単回投与時

縦軸：［血漿中濃度］ ng/mL
横軸：8　12　18　24時間

✓ 使用時の注意点

【適応】注意欠如・多動性障害（ADHD）。

【用法・用量】1日1回（朝）経口投与（下表参照）。

開始	●初回用量は18mg ●増量は1週間以上間隔を空け、1日9mgまたは18mgずつ	
維持量、最大投与量	●**18歳未満**：18〜45mgを維持用量とし、1日54mgを超えない ●**18歳以上**：18〜72mgを維持用量とし、1日72mgを超えない	6歳未満の児における有効性・安全性は確立していない
休薬後の再開	●1か月以上休薬した後に服用を再開する場合は、18mgを初回用量とする	

★徐放性製剤であるため分割投与は不可。就寝時間などを考慮し、午後の服用は避ける（不眠出現の可能性）。

【禁忌・併用禁忌・併用注意】リタリン® ▶P.264 と同様。

✓ 起こりうる代表的な副作用

 POINT 副作用症状は、内服開始早期から出現することが多い

まれだが重大な副作用	その他よくみられる副作用	
●剥脱性皮膚炎 ●狭心症 ●悪性症候群 ●脳血管障害 ●肝不全、肝機能障害など	頻度 10%以上	●食欲減退　●体重減少　●動悸　●嘔気 ●口渇　●不眠症　など
	頻度 1%以上	●頭痛　●チック　●不安　●浮動性めまい ●振戦　●ほてり　●呼吸困難　●下痢　●腹痛 ●嘔吐　●便秘　●腹部不快感　●口内炎 ●発疹　●発熱　●倦怠感　●易刺激性 ●胸部不快感　●タンパク尿　●CK増加 ●QT延長　●尿中ケトン体陽性　など

〈過量投与の場合〉
- **症状**：嘔吐、激越、振戦、反射亢進、筋攣縮、けいれん（昏睡を続発することがある）、多幸感、錯乱、幻覚、せん妄、発汗、潮紅、頭痛、高熱、頻脈、動悸、不整脈、高血圧、散瞳、粘膜乾燥など
- **処置**：胃洗浄。薬剤が長時間かけて放出されるため、気道確保・解熱処置など必要な対処の継続が必要

✓ ワンポイントアドバイス

❚ 本剤は、ADHD適正流通管理システムに登録された医師のいる医療機関および薬剤師のいる薬局で、登録された患者に対してのみ処方される。処方された患者以外の使用は禁止されており、他人への譲渡は認められない。

❚ 小児に長期投与した場合、体重増加の抑制、成長遅延が生じうる。
★成人においても著しい体重減少に注意する。

❚ 自動車の運転など危険を伴う機械の操作は控える（めまい、眠気、視覚障害などが生じうる）。

❚ 攻撃性の発現や悪化、幻覚などの精神病性または躁病の症状出現に注意する。

（今成英司、福元進太郎、小坂浩隆）

【ケアのポイント】

本剤の作用は、服用から12時間持続されるため、就寝時間を考慮し、午後の服用は避けるように指導する　　　　　　　　　　　　　　　　　　　　　　（眞野三奈子）

❷ADHD治療薬 経口

一般名 **リスデキサンフェタミン**メシル酸塩

商　品　名｜ ビバンセ®

剤形と規格｜ **カプセル** 20mg、30mg

✓ 特 徴

【作用機序】詳細な作用機序は不明。

★本剤は内服後、血中で活性体(d-アンフェタミン)に変換され作用する。前頭前皮質・線条体における細胞外ノルアドレナリンおよびドパミン濃度を増加させ、シグナルを調節している可能性が示唆されている。

【代謝経路】投与後、消化管からすみやかに吸収され、食事の影響は原則ないとされる。

★48時間後には60〜70%が、120時間後にはほぼ全量が尿中に排泄される。

【半減期】9.65時間(投与後3〜5時間で最大血中濃度となる)。

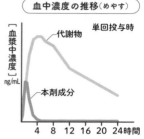

血中濃度の推移(めやす)

単回投与時

[血漿中濃度] ng/mL

代謝物

本剤成分

4　8　12　16　20　24時間

✓ 使用時の注意点

【適応】小児期における注意欠如・多動性障害(ADHD)。

★他のADHD治療薬が効果不十分な場合にのみ使用する。

★6歳未満・18歳以上の患者における有効性・安全性は確立していない。18歳未満で内服を開始し、18歳以降も継続投与する場合、治療上の有益性と危険性を考慮して慎重に投与する。

【用法・用量】通常、30mgを1日1回(朝)経口投与(症状に応じて1日70mgを超えない範囲で適宜増減)。増量は1週間以上の間隔を空け、1日20mgを超えない範囲で行う。

★就寝時間などを考慮し、午後の服用は避ける(不眠出現の可能性)。

【禁忌】本剤成分・交感神経刺激アミンに対する過敏症の既往歴、重篤な心血管障害、甲状腺機能亢進、過度の不安・緊張・興奮性、運動性チック・トゥレット症候群(既往歴・家族歴含む)、薬物乱用の既往歴、閉塞隅角緑内障、褐色細胞腫。

★**交感神経刺激アミン**:メタンフェタミン、メチルフェニデート、ノルアドレナリン、アドレナリン、ドパミンなど。

★妊婦・妊娠の可能性のある女性には、有益性が危険性を上回ると判断される場合にのみ使用(児に学習障害・記憶障害・自発運動量低下・発育遅延・生殖能への影響が出る可能性)。

268

★授乳婦には本剤を投与しない、もしくは投与中は授乳しないことが望ましい(乳汁移行の可能性)。

【併用禁忌】MAO阻害薬(投与中〜中止後14日以内)。

★MAO阻害薬：セレギリン、ラサギリン、サフィナミド。

【併用注意】尿pHをアルカリ化する薬剤(炭酸水素ナトリウムなど)、尿pHを酸性化する薬剤(アスコルビン酸など)、抗うつ薬(SSRI、SNRI、三環系)、メチルフェニデート(作用の重複)。

✓ 起こりうる代表的な副作用

POINT 副作用は、内服開始早期から出現することが多い

赤字は特に注意したいもの

まれだが重大な副作用	その他よくみられる副作用		
●ショック、アナフィラキシー ●皮膚粘膜眼症候群(SJS) ●心筋症 ●依存性 など	頻度40%以上	●食欲減退　●初期不眠症	
	頻度5%以上	●頭痛　●頻脈　●めまい　●嘔気 ●腹痛　●下痢　●嘔吐	
	頻度1%以上	●血圧上昇　●動悸　●刺激性　●チック ●眠気　●感情不安定　●激越　●便秘 ●口内乾燥　●疲労感　　など	

〈過量投与の場合〉
●症状：落ち着きのなさ、振戦、反射亢進、頻呼吸、錯乱、攻撃性、幻覚、パニック、高熱、横紋筋融解、セロトニン症候群、疲労、抑うつ、など。心血管系症状(不整脈、高血圧あるいは低血圧、循環虚脱など)、消化器系症状(嘔気、嘔吐、下痢、腹部仙痛など)にも注意。致死的な中毒を起こす前には、通常、けいれん・昏睡が現れる
●処置：本剤および本剤の活性体であるd-アンフェタミンは透析で除去されない。本剤の作用が長期にわたり持続することを考慮した対応が必要

✓ ワンポイントアドバイス

本剤は、ADHD適正流通管理システムに登録された医師のいる医療機関および薬剤師のいる薬局で、登録された患者に対してのみ処方する。処方された患者以外の使用は禁止されており、他人への譲渡は認められない。

幻覚・妄想・躁症状などの症状出現、自殺念慮や自殺行為の出現、攻撃的行動・敵意の発現や悪化に注意する。

体重増加の抑制、成長遅延の報告がある。

(今成英司、福元進太郎、小坂浩隆)

【ケアのポイント】

食欲減退から体重減少が生じる恐れがあるため、注意深く観察する。　(眞野三奈子)

❷ADHD治療薬 経口

一般名 **アトモキセチン**塩酸塩

商品名	ストラテラ®、アトモキセチン
剤形と規格	カプセル・錠* 5mg、10mg、25mg、40mg 液(内用液) 0.4%

* 錠剤は後発薬のみ

〈カプセル〉
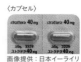
画像提供:日本イーライリリー

✔ 特徴

【作用機序】前頭前野のノルアドレナリントランスポーターに作用し、ノルアドレナリンとドパミンの濃度を上昇させて実行機能の働きを高めるとされる。

【代謝経路】主に肝臓でCYP2D6によって代謝され、約96%が尿中に排泄される。

【半減期(単回投与時)】3.46〜4.27時間(投与後1〜1.75時間で最高血中濃度に達する)。

★効果発現には約1か月かかるとされ、薬効評価は2か月かけて行うのが一般的。

血中濃度の推移(めやす)

単回投与時

[血漿中濃度] ng/mL

6 12 18 24 30 36時間

✔ 使用時の注意点

【適応】ADHD。

【用法・用量】下表参照。

18歳未満 1日2回に分けて経口投与	●1日0.5mg/kgより開始。その後1日0.8mg/kgとし、さらに1日1.2mg/kgまで増量した後、1日1.2〜1.8mg/kgで維持 ●**増量時**:1週間以上の間隔を空けて行う ●**最大投与量**:1.8mg/kgまたは120mgのいずれか少ない量まで
18歳以上 1日1回または1日2回に分けて経口投与	●1日40mgより開始。その後1日80mgまで増量した後、1日80〜120mgで維持 ●**増量時**:1日80mgまでの増量は1週間以上、その後の増量は2週間以上の間隔を空けて行う ●**最大投与量**:1日120mgまで

【投与の調整が必要な場合】不注意・多動・衝動性の改善が不十分な場合は増量を、嘔気・胃部不快感などが出現した場合は減量・中止を検討。

【禁忌】本剤成分に対する過敏症の既往歴、重篤な心血管障害、褐色細胞腫(既往歴含む)、閉塞隅角緑内障。

【併用禁忌】MAO阻害薬(投与中〜中止後2週間以内)。

【併用注意】β-受容体刺激薬、CYP2D6阻害薬、ドパミン、三環系抗うつ薬、SSRI など。

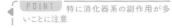

✓ 起こりうる代表的な副作用

POINT 特に消化器系の副作用が多いことに注意

まれだが重大な副作用	その他よくみられる副作用	
●肝機能障害 ●アナフィラキシー ●不整脈　など	頻度5%以上	●消化器系症状(嘔気、食欲減退、便秘など) ●精神神経系症状(頭痛、傾眠など)
	頻度5%未満	●排尿困難　など

✓ ワンポイントアドバイス

▎ノルアドレナリンに作用することから、抗うつ作用(意欲向上など)も、ある程度期待できるため、ADHDから2次的に抑うつになっている患者に対して使用されることがある。
★双極症の患者の場合、薬剤性の躁状態を惹起する可能性があるため注意が必要である。

▎依存性は少ないので、アルコール・薬物乱用の既往のあるADHD患者でも選択できる。

▎カプセル剤は規格が5mg、10mg、25mg、40mgと多く、用量調整が行いやすい。液剤もあるため、小児患者にも使用しやすい。

▎メチルフェニデート徐放剤のように、管理システムに登録する必要がない。

▎チックを併存している患者にも禁忌ではない。

▎効果が出るまで時間がかかることが多く、少なくとも2週間以上をかけて効果判定を行う必要がある。

▎消化器系の副作用が多いので、制吐薬などを併用する必要がある場合も多い。

(鈴木洋久)

【ケアのポイント】

本剤の服用開始時に頭痛を生じることがあるが、多くは数日で軽減・消失する。患者・家族に事前に伝えておくとよい。 (眞野三奈子)

精神刺激薬・ADHD治療薬

ADHD治療薬

❷ ADHD治療薬 　経口

一般名 グアンファシン 塩酸塩

商 品 名	インチュニブ®
剤形と規格	錠 1mg、3mg

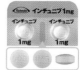

画像提供：武田薬品工業

✓ 特 徴

【作用機序】詳細な機序はわかっていない。

★前頭前皮質におけるアドレナリン受容体（α_{2A}）に親和性を示す。α_2 受容体を介して直接的にノルアドレナリンのシナプス伝達を調整することにより、前頭前野や大脳基底核におけるシグナルを調整すると考えられている。

【代謝経路】主に肝臓でCYP3A4およびCYP3A5で代謝される。

【半減期（単回投与時）】13.8～14.6時間（投与後約5時間で最高血中濃度に達する）。

★効果発現には約1週間かかるとされ、薬効評価には2週間ほどをかけて行うのが一般的である。

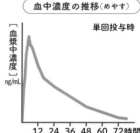

血中濃度の推移（めやす）

単回投与時

✓ 使用時の注意点

【適応】ADHD。

★18歳以上のADHD患者に投与可能なのはわが国だけであり、今後、有効性などの解析が見込まれている。

【用法・用量】1日1回経口投与（下表参照）。

18歳未満	●体重50kg未満の場合は1日1mg、体重50kg以上の場合は1日2mgより投与を開始。1週間以上間隔を空けて1mgずつ増量し、下表の範囲で維持 ●症状により適宜増減するが、下表の最高用量を超えないこと					
	体重	維持	最高	体重	維持	最高
	17kg以上25kg未満	1mg	2mg	42kg以上50kg未満	3mg	5mg
	25kg以上34kg未満	2mg	3mg	50kg以上63kg未満	4mg	6mg
	34kg以上38kg未満	2mg	4mg	63kg以上75kg未満	5mg	6mg
	38kg以上42kg未満	3mg	4mg	75kg以上	6mg	6mg
18歳以上	●1日2mgより投与を開始。1週間以上間隔を空けて1mgずつ増量し、1日4～6mgで維持 ●症状により適宜増減するが、1日6mgを超えないこと					

【投与の調整が必要な場合】不注意・多動・衝動性の改善が不十分な場合は増量を、血圧低下・ふらつき・徐脈などの出現時には減量・中止を検討。

【禁忌】本剤成分に対する過敏症の既往歴、妊婦(妊娠の可能性含む)、房室ブロック(第Ⅱ度、第Ⅲ度)。

【併用注意】CYP3A4/5阻害薬・誘導薬、中枢神経抑制薬、降圧薬、心拍数減少作用を有する薬剤(ジギタリス製剤)など。

✓ 起こりうる代表的な副作用

POINT 特に循環器系の副作用に注意

まれだが重大な副作用	その他よくみられる副作用	
●低血圧 ●徐脈 ●房室ブロック ●失神 など	頻度5%以上	●消化器系症状(口渇、便秘など) ●精神神経系症状(頭痛、傾眠など)
	頻度5%未満	●起立性低血圧 など

✓ ワンポイントアドバイス

本剤は、もともと降圧薬であったため、血圧低下・徐脈といった循環器系の副作用には十分な注意が必要である。
★内服開始前に心電図検査を行って異常がないことを確認し、内服開始後も継続して注意する。

眠気が強く出ることがある。その場合は内服時間を夕方や就寝前にして、日中の活動に支障がないように工夫する。

内服開始直後は眠気などが強いこともあるが、徐々に目立たなくなることも多い。そのことを患者に前もって伝えておくと、内服継続ができることも多い。

妊婦には禁忌である。
★今後妊娠の可能性のある女性患者には、そのことを確認してから開始する。

他のADHD治療薬には衝動性亢進を惹起する可能性があるが、本剤は不注意・多動だけでなく衝動性が強い患者にも効果が見込める。

依存性は少ないので、アルコール・薬物乱用の既往のあるADHD患者でも選択できる。

チックを併存している患者にも禁忌ではない。

(鈴木洋久)

【ケアのポイント】

本剤をバルプロ酸と併用すると、バルプロ酸の血中濃度が増加する恐れがある。
Ca拮抗薬・降圧薬と併用すると、重度の血圧低下が生じうるため注意が必要である。

(眞野三奈子)

抗てんかん薬 知っておきたいポイント

● 抗てんかん薬は、脳神経細胞の過剰興奮を抑制することによっててんかん発作を抑制する。

● 近年、より適正な名称として「抗発作薬」と呼称する機会が増えている。

✓ てんかん治療の原則

● てんかん治療の原則は、発作型に基づいて抗てんかん薬を選択することにある（下表参照）。

焦点起始発作	● 発作が一側大脳半球の一部から始まるもの ● 焦点意識保持発作と焦点意識減損発作に分類される
全般起始発作	● 発作が両側大脳半球から同時に生じるもの ● 全般強直間代発作、全般ミオクロニー発作、欠神発作などに分類される

● 併存症がある患者や妊娠可能年齢の女性患者では、慎重な薬剤選択が求められる。

● 抗てんかん薬の作用機序は、グルタミン酸系（興奮系）神経活動の抑制と、GABA系（抑制系）神経活動の賦活に大別される（▶P.275 図参照）。

★ 興奮系の抑制機序：Na チャネル・Ca チャネルの阻害、シナプス小胞タンパク（SV2A）との結合、AMPA 型グルタミン酸受容体の阻害など。

★ 抑制系の賦活機序：GABAₐ受容体の Cl チャネル開口作用の増強、GABA 再取り込みの増強、GABA 代謝の阻害など。

● 抗てんかん薬を併用する場合、作用機序の異なる薬剤を選択することが望ましい（下表参照）。

てんかん発作型に基づく抗てんかん薬の選択（てんかん診療ガイドライン2018に基づく）

発作型	第1選択薬	第2選択薬
焦点起始発作（部分発作）	カルバマゼピン、ラモトリギン、レベチラセタム、ゾニサミド、トピラマート	フェニトイン、バルプロ酸、クロバザム、クロナゼパム、フェノバルビタール、ガバペンチン、ラコサミド、ペランパネル
全般強直間代発作	バルプロ酸	ラモトリギン、レベチラセタム、トピラマート、ゾニサミド、クロバザム、フェノバルビタール、フェニトイン、ペランパネル
欠神発作	バルプロ酸、エトスクシミド	ラモトリギン
全般ミオクロニー発作	バルプロ酸、クロナゼパム	レベチラセタム、トピラマート、フェノバルビタール、クロバザム、ピラセタム

バルプロ酸 ▶P.252 とカルバマゼピン ▶P.250 については、気分安定薬の章を参照

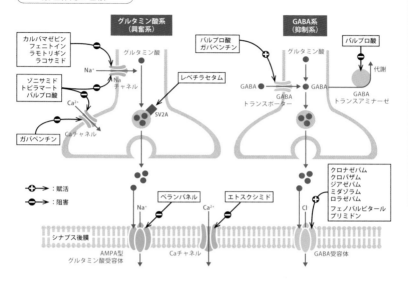

薬理作用の図解

✓ 代表的な副作用

● 神経系（複視、眼振、運動失調）、精神系（被刺激性、知的活動鈍麻、傾眠、自発性低下）、薬疹、血液障害（白血球減少、血小板減少）、肝障害が代表的である。

● 薬疹の多くは原因薬剤の中止によって消退する多形紅斑だが、まれに重症薬疹が生じることがある。特に、カルバマゼピン、ゾニサミド、フェニトイン、フェノバルビタール、ラモトリギンでは注意する。

★ 新規服用者10,000名のうち1〜8名がSJS（スティーブンス・ジョンソン症候群、皮膚粘膜眼症候群）あるいはTEN（中毒性表皮壊死症）を発症する。

（吉野相英）

看護で知っておきたいポイント

✓ てんかんについて正しく理解する

- てんかんは、さまざまな疾患や症候群から成り立っており、神経疾患としての側面と精神疾患としての側面をもつ。抗てんかん薬は向精神薬の分類に含まれている。

★約10年前、看護学校での授業中、学生から「てんかんは精神疾患ですか」と質問を受けた。抗てんかん薬を内服している学生は「からだの病気だと思っていたのに」と複雑な表情だった。

- 私たち看護師にとって重要なのは「抗てんかん薬が、てんかん発作に対してだけでなく、気分安定薬として用いられる場合があること」「てんかんには、さまざまな精神症状が併存すること」の2点である。

✓ 抗てんかん薬について正しく理解する

❶ おさえておきたい共通事項

- **作用**：脳の神経細胞の過剰な興奮を抑制する。
- **副作用**：眠気、めまい、ふらつき、運動失調に注意する。

❷ ケアのポイント

- 服用開始に伴う変化を観察する。

★睡眠時間、活動状況、歩行や移動時の速度やバランス、頭痛など体調不良の自覚の有無、アレルギー反応。

- 投与量の増減に伴う変化を観察する。

★めまいの有無、視野（ものの見え方）の変化。

- 抗てんかん薬は筋弛緩作用をもつため、作用持続時間を確認し、活動の範囲に配慮する。

❸ 患者説明や指導のポイント

- 患者の自覚症状を大切にする。
- 服用開始から数日間、「服用前と"変わった"と感じること」を患者から聞き取る。その際、副作用の表現の理解にギャップがないか注意する。

★眠気・ふらつきなどの表現を患者と医療者が同じように認識しているとは限らない。

- 服用開始時、量の変更時は副作用が出やすいことを伝える。

●副作用出現時には量や回数の調整などで安全な服薬継続をサポートすることを伝える
●自覚症状がなくても変化に気づく(内容は下表「ケアのポイント」に記載)。

✓分類ごとにおさえておきたいこと

●抗てんかん薬として用いられるのは、主に、バルビツール酸系、ベンゾジアゼピン系の薬剤である。それぞれの特徴を理解して患者とかかわることが大切である。

バルビツール酸系	特徴	●塩素イオンの神経細胞内への流入を促進し、興奮を抑制する
	ケアのポイント	●睡眠鎮静作用が大きくなりすぎていないか観察する ●連用に伴い、薬物依存が生じうるため、用法・用量と効果の変化を十分に観察する ●効果を自覚しやすいため、服用継続を希望する患者も多い。依存性には特に注意する
	説明・指導のポイント	●不安や緊張を軽減する作用がある ●服用を続けることで依存が生じる(この薬がないと平常な状態を保てなくなる)ことがある。用法・用量を守って服用することと同時に、薬剤の不安や緊張軽減の方法を探すことの重要性を伝え、サポートする
ベンゾジアゼピン系	特徴	●ベンゾジアゼピン受容体に作用することで興奮を抑制させ、けいれんなどを抑える
	ケアのポイント	●喘鳴の出現、気道分泌(喀痰)増加など、呼吸器症状への対応準備を行う ●食欲低下、嘔気、便秘、口渇など、消化器症状出現時の対応準備を行う
	説明・指導のポイント	●片頭痛の発症や自律神経発作などを抑える働きがある。 ●薬剤の種類にもよるが、経口製剤以外にも注射剤や坐剤など病態に応じた剤形がある ●気分不快(息苦しさや嘔気など)は、副作用の可能性があるのですぐに知らせてほしいこと、早期に対応することで副作用を抑えて服用を継続できることを伝える
Naチャネル阻害薬	特徴	●ナトリウムイオンの流入を抑制し、過剰な神経細胞の興奮を抑える
	ケアのポイント	●嘔気、下痢、便秘など、消化器症状出現時の対応準備を行う ●発熱、眼瞼腫脹、目の充血、口唇のただれなど、皮膚症状の発現の有無を観察する
	説明・指導のポイント	●服用開始後の便の性状や便通の変化がみられる可能性がある ●瘙痒感や発疹は副作用の可能性があるため、気づいたらすぐに知らせてほしいことを伝える

(久保正恵)

277

❶ バルビツール酸系 　経口

一般名 **プリミドン**

〈錠剤〉

商品名｜プリミドン

剤形と規格｜錠 250mg、細粒 99.5%

画像提供：日医工

✓ 特徴

【作用機序】GABA_A受容体に結合し、塩素イオン（Cl⁻）チャネルの開口作用を増強することで作用を発揮する（下図参照）。

★ GABA_A受容体にGABAが結合するとCl⁻チャネルが開口し、細胞内にCl⁻が流入して神経細胞の興奮性が抑制される。GABA_A受容体には、GABA結合部位とは別にバルビツール酸系薬物が結合する部位（アロステリックサイト）が存在する。この部位に本剤成分やフェノバルビタールが結合することでGABA_A受容体の立体構造が変化し（アロステリック効果）、受容体にGABAが結合した際のCl⁻チャネルの開口作用を増強する。

【代謝経路】主に尿中に排出される。

★ 約25％は肝臓で酸化されてフェノバルビタールに変化する。

【半減期（単回投与時）】19時間程度（投与後12時間程度で最高血中濃度に達する）。

★ 活性代謝物であるフェノバルビタールは、52時間程度で最高血中濃度に達し、125時間程度で半減期を迎える。

〈血中濃度の推移（めやす）〉

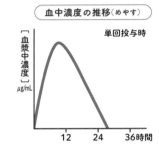

単回投与時

[血漿中濃度] μg/mL

12　24　36時間

作用機序

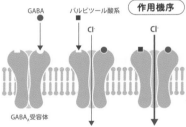

GABA　バルビツール酸系　Cl⁻　Cl⁻

GABA_A受容体

✓ 使用時の注意点

【適応】てんかんのけいれん発作（強直間代発作、焦点発作）、精神運動発作、小型発作（ミオクロニー発作、失立発作、てんかん性スパズム）。

【用法・用量】下表参照。

成人	●通常、1回250mgを1日1回経口投与より開始 ●徐々に250mgずつ増量し、2〜3回に分割して経口投与（1日2,000mgを超えない）
小児	●125mgを1日1回経口投与より開始 ●徐々に125mgずつ増量し、2〜3回に分割して経口投与（1日量は、2歳までは500mg、5歳までは750mg、15歳までは1,000mgを超えない）

【投与量の調整が必要な場合】下表参照。

増量を検討	●てんかん発作が抑制されない場合
減量・中止 を検討	●運動失調、複視、眼振、構音障害などが出現した場合は、適宜減量や中止を検討 ●重大な副作用が出現した際は中止

★長期投与中に急激に減量・中止すると、てんかん重積状態が生じることがあるので、徐々に減量する。

【禁忌】急性間欠性ポルフィリン症、本剤成分またはバルビツール酸系化合物に対する過敏症。
【併用注意】カルバマゼピン、ラモトリギン、ドキシサイクリン、メチルフェニデート、中枢神経抑制薬、三環系抗うつ薬、抗ヒスタミン薬、アルコール、MAO阻害薬、チアジド系降圧利尿薬、アセタゾラミド、アセトアミノフェン。

✓ **起こりうる代表的な副作用**

POINT ベンゾジアゼピン系薬剤との併用によって、中枢神経抑制作用が増強される

まれだが重大な副作用	その他よくみられる副作用
●SJS(スティーブンス・ジョンソン症候群) ●再生不良性貧血 ●依存性 ●TEN(中毒性表皮壊死症) ●剥脱性皮膚炎	●眠気 ●めまい ●運動失調 ●複視 ●眼振 ●構音障害 ●被刺激性 ●情動変化 ●巨赤芽球性貧血 ●白血球減少 ●血小板減少 ●骨軟化症 ●流涎 など

✓ **ワンポイントアドバイス**

本剤はバルビツール酸系に属し、その構造はフェノバルビタールの還元型となっている。バルビツール酸系とは、尿素と脂肪族ジカルボン酸とが結合した環状の化合物の総称で、抗てんかん作用・鎮静作用・麻酔作用などの中枢神経系抑制作用を有する。

かつて国内では「マイソリン」の名称で販売されていたが、2004年、医療事故防止対策に基づき、名称変更された。

(吉野相英)

【ケアのポイント ▶P.276 も参照】

本剤をはじめとするバルビツール酸系薬は、患者が効果を自覚しやすいため、依存性には特に注意し、用法・用量と効果の変化を十分に観察することが重要となる。　(久保正恵)

❷ベンゾジアゼピン系　｜経口｜

一般名 クロナゼパム

商　品　名｜リボトリール®、ランドセン®
剤形と規格｜**錠** 0.5mg、1mg、2mg　**細粒** 0.1%、0.5%

〈錠剤〉
画像提供：太陽ファルマ

✓ 特 徴

【作用機序】GABAₐ受容体に結合し、塩素イオン（Cl⁻）チャネルの開口作用を増強することで作用を発揮する（下図参照）。

★GABAₐ受容体にGABAが結合すると、Cl⁻チャネルが開口し、細胞内にCl⁻が流入して神経細胞の興奮性が抑制される。GABAₐ受容体には、GABA結合部位とは別にベンゾジアゼピン系が結合する部位（アロステリックサイト）が存在する。この部位に本剤成分が結合するとGABAₐ受容体の立体構造が変化し（アロステリック効果）、受容体にGABAが結合した際のCl⁻チャネルの開口頻度が増加する。

【代謝経路】主に肝臓（CYP3A4）で代謝され、約50%が尿中に排出される。
【半減期（単回投与時）】約27時間（投与後2時間で最高血中濃度に達する）。

血中濃度の推移（めやす）

単回投与時

[血漿中濃度 ng/mL]

24 8　　24　48時間

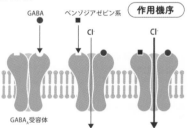

GABA　ベンゾジアゼピン系　**作用機序**

Cl⁻　Cl⁻

GABAₐ受容体

✓ 使用時の注意点

【適応】小型発作（ミオクロニー発作、失立発作、てんかん性スパズム）、精神運動発作、自律神経発作。

★「てんかん診療ガイドライン2018」では、全般ミオクロニー発作の第1選択薬、焦点起始発作と全般強直間代発作の第2選択薬とされている。

【用法・用量】下表参照。

通常 （成人）	●**開始**：1日0.5～1mgを1～3回に分割して経口投与（症状に応じて徐々に増量） ●**維持**：1日2～6mgを1日1～3回に分割して経口投与
乳幼児	●**開始**：1日0.025mg/kgを1～3回に分割して経口投与（症状に応じて徐々に増量） ●**維持**：1日0.1mg/kgを1～3回に分割して経口投与

【投与量の調整が必要な場合】下表参照。

増量を検討	●てんかん発作が抑制されない場合
減量・中止を検討	●ふらつき、眼振、血小板減少、運動失調、複視などが出現した場合は、適宜減量や中止を検討 ●重大な副作用が出現した際は原則中止

【禁忌】急性閉塞隅角緑内障、重症筋無力症、本剤成分に対する過敏症の既往歴。
【併用注意】抗てんかん薬（ヒダントイン誘導体、バルビツール酸誘導体など）、中枢神経抑制薬、アルコール、MAO阻害薬、バルプロ酸。

☑ 起こりうる代表的な副作用

POINT バルビツール酸系（フェノバルビタール、プリミドン）との併用によって、中枢神経抑制作用が増強される

まれだが重大な副作用	その他よくみられる副作用	
●依存性 ●呼吸抑制 ●刺激興奮、錯乱 ●肝機能障害、黄疸	頻度5%以上 （＊は頻度不明）	●眠気　●意識障害＊　●ふらつき ●血小板減少＊　●好酸球増多＊ ●眼振＊　●過敏症状＊　●性欲減退＊
	頻度5%未満	●めまい　●運動失調　●複視　●流涎　など

☑ ワンポイントアドバイス

長期投与中に急激に減量ないし中止すると、てんかん重積状態が生じることがあるので、徐々に減量する。

適応外使用だが、レム睡眠行動障害、レストレスレッグス症候群、アカシジアにも有効とされる。

(吉野相英)

【ケアのポイント ●P.276 も参照】

本剤の飲みはじめは特にふらつきや眠気が出やすいため、転倒には十分に気をつける。
(久保正恵)

抗てんかん薬

ベンゾジアゼピン系

❷ベンゾジアゼピン系　経口

一般名 クロバザム

商 品 名｜マイスタン®
剤形と規格｜**錠** 5mg、10mg　**細粒** 1%

〈錠剤〉
画像提供：住友ファーマ

✓ 特 徴

【作用機序】GABA_A 受容体に結合し、塩素イオン（Cl⁻）チャネルの開口作用を増強することで作用を発揮する（下図参照）。

★GABA_A 受容体に GABA が結合すると、Cl⁻チャネルが開口し、細胞内に Cl⁻が流入して神経細胞の興奮性が抑制される。GABA_A 受容体には、GABA 結合部位とは別にベンゾジアゼピン系が結合する部位（アロステリックサイト）が存在する。この部位に本剤成分が結合すると GABA_A 受容体の立体構造が変化し（アロステリック効果）、受容体に GABA が結合した際の Cl⁻チャネルの開口頻度が増加する。

【代謝経路】主に肝臓（CYP2C19, CYP3A4）で代謝され、約40%が尿中に排出される。

【半減期（単回投与時）】25〜30時間（投与後1.5時間で最高血中濃度に達する）。

血中濃度の推移（めやす）

単回投与時

[血漿中濃度 ng/mL]

12　24　36　48時間

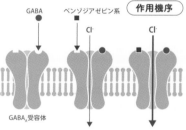

作用機序

GABA　ベンゾジアゼピン系　Cl⁻　Cl⁻

GABA_A受容体

✓ 使用時の注意点

【適応】焦点起始発作、強直間代発作、強直発作、非定型欠神発作、ミオクロニー発作、脱力発作に対して併用。

★焦点起始発作と全般強直間代発作の第2選択薬。単剤使用は認められていない。

【用法・用量】下表参照。

通常 （成人）	●1回10mgを1日1回経口投与より開始し、症状に応じて徐々に増量 ●維持：1日10〜30mgを1日1〜3回に分けて経口投与（1日40mgを超えない）
小児	●1日0.2mg/kgを経口投与より開始し、症状に応じて徐々に増量 ●維持：1日0.2〜0.8mg/kgを1〜3回に分けて経口投与（1日1.0mg/kgを超えない）

【投与量の調整が必要な場合】下表参照。

増量を検討	●てんかん発作が抑制されない場合
減量・中止 を検討	●傾眠、運動失調、複視、白血球減少、肝機能検査異常などが出現した場合は、適宜減量や中止を検討 ●重大な副作用が出現した際は中止

【禁忌】急性狭隅角緑内障、重症筋無力症、本剤成分に対する過敏症の既往歴。
【併用注意】中枢神経抑制薬、アルコール、フェニトイン、フェノバルビタール、カルバマゼピン、バルプロ酸、スチリペントール、シメチジン、CYP3A4・CYP2D6の阻害薬、CYP3A4・CYP2D6で代謝される薬剤。

✓ 起こりうる代表的な副作用

POINT バルビツール酸系(フェノバルビタール、プリミドン)との併用によって、中枢神経抑制作用が増強される

まれだが重大な副作用	その他よくみられる副作用	
●依存性 ●呼吸抑制 ●TEN(中毒性表皮壊死症) ●SJS(スティーブンス・ジョンソン症候群)	頻度5%以上	●眠気 ●傾眠
	頻度5%未満	●運動失調 ●複視 ●流涎 ●白血球減少 ●好酸球増加 ●肝機能検査値異常 など

✓ ワンポイントアドバイス

長期投与中に急激に減量ないし中止すると、てんかん重積状態が生じることがあるので、徐々に減量する。

初期投与量を5mgに減らすことによって、眠気・傾眠などの副作用を回避できることがある。

(吉野相英)

【ケアのポイント ▶P.276 も参照】

本剤は、他の抗けいれん薬と併用されるため、作用の増強・副作用の発現に注意が必要となる。

(久保正恵)

❷ベンゾジアゼピン系 | 静注 | 経頬粘膜

〈注射剤〉

画像提供：アルフレッサ
ファーマ

一般名 ミダゾラム

商 品 名	ミダフレッサ®静注、ブコラム®口腔用液
剤形と規格	**注射** 0.1%（静注） **液（口腔用）** 2.5mg、5mg、7.5mg、10mg

★ここでは注射剤についてまとめる。

✓ 特 徴

【作用機序】GABA_A受容体に結合し、塩素（Cl⁻）イオンチャネルの開口作用を増強することで作用を発揮する（下図参照）。

★GABA_A受容体にGABAが結合すると、Cl⁻チャネルが開口し、細胞内にCl⁻が流入して神経細胞の興奮性が抑制される。GABA_A受容体には、GABA結合部位とは別にベンゾジアゼピン系が結合する部位（アロステリックサイト）が存在する。この部位に本剤成分が結合するとGABA_A受容体の立体構造が変化し（アロステリック効果）、受容体にGABAが結合した際のCl⁻チャネルの開口頻度が増加する。

【代謝経路】主にCYP3A4で代謝され、尿中に排出される。
【半減期（成人への単回投与時）】1〜3時間程度（投与後すみやかに最高血中濃度に達する）。

血中濃度の推移（めやす）

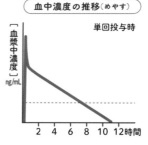

単回投与時

[血漿中濃度] ng/mL

2 4 6 8 10 12時間

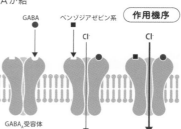

作用機序

GABA　ベンゾジアゼピン系　Cl⁻　Cl⁻

GABA_A受容体

✓ 使用時の注意点

【適応】てんかん重積状態。
【用法・用量（注射剤の場合）】下表参照。

静注	●0.15mg/kgを1mg/分の速度で静脈内投与 ●必要に応じて1回につき0.1〜0.3mg/kgを追加投与（総量0.6mg/kgを超えない）
持続静注	●0.1mg/kg/時より開始 ●必要に応じて0.05〜0.1mg/kg/時ずつ増量（0.4mg/kg/時を超えない）

【投与量の調整が必要な場合】下表参照。

増量を検討	●てんかん重積状態が抑制されない場合
減量・中止を検討	●肝機能検査異常、興奮などが出現した場合は、適宜減量や中止を検討 ●重大な副作用が出現した際は原則中止

【禁忌】急性狭隅角緑内障、重症筋無力症、ショック、昏睡、本剤成分に関する過敏症の既往歴。
【併用禁忌】HIVプロテアーゼ阻害薬、エファビレンツ、コビシスタット含有製剤。
【併用注意】中枢神経抑制薬、CYP3A4で代謝される薬剤、抗がん薬、プロポフォール、CYP3A4誘導薬。

✓ 起こりうる代表的な副作用

POINT 呼吸抑制には注意が必要

まれだが重大な副作用	その他よくみられる副作用	
●呼吸抑制 ●心停止、心室頻拍 ●アナフィラキシーショック ●悪性症候群 ●依存性	頻度5%以上	●血圧低下
	頻度5%未満	●便秘 ●発疹 ●発熱 ●肝機能検査異常 ●興奮 ●せん妄　など

✓ ワンポイントアドバイス

ミダゾラムには、麻酔前投薬や人工呼吸器管理中の鎮静に用いる注射製剤も存在するので、誤投与に注意する。
★催眠・鎮静に用いるドルミカム®はミダゾラムの0.5%製剤であるのに対し、本剤は0.1%製剤である。

てんかん重積状態に対する治療薬と投与方法の選択については段階的に検討する必要がある。その判断基準として「てんかん診療ガイドライン2018」などを参考にすること。

(吉野相英)

【ケアのポイント ▶P.276 も参照】

本剤は、もともと全身麻酔に使用されていた薬剤である。即効性や抗けいれん作用などが期待できるが、筋弛緩作用に伴う呼吸抑制に注意が必要となる。本剤に対する反応は、個人差が大きいことも知っておきたい。

(久保正恵)

❸ Naチャネル阻害薬 　経口　　静注

一般名 フェニトイン

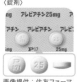

〈錠剤〉

画像提供：住友ファーマ

📄 商　品　名｜アレビアチン®、ヒダントール®
　 剤形と規格｜**錠** 25mg、100mg　**散** 10%　**注** 250mg
　 ★注射剤については ▶P.297 参照。

✓ 特徴

【作用機序】主に神経細胞膜の電位依存性Naチャネル阻害により活動電位を抑制し神経細胞膜を安定化させ、神経細胞の脱分極に対して抑制性に働き、シナプスにおけるpost-tetanic potentiation（テタヌス後増強）を抑制する。

【代謝経路】主にCYP2C9、一部はCYP2C8、CYP2C19で代謝される。

★本剤は、CYP2B6、CYP3A4およびP糖タンパクの誘導作用を有する（CYP1A2、CYP2C9、CYP2C19、CYP2E1、CYP3A4の活性を賦活）。

血中濃度の推移（めやす）

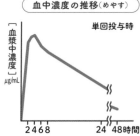

単回投与時

［血漿中濃度］ μg/mL

2 4 6 8　24　48時間

【半減期】本剤には特殊な体内動態（saturation kinetics）が存在する（下表参照）。

半減期	少量服用時（5μg/mL以下）	小児では2〜16時間、成人では7〜42時間
	多量服用時（10μg/mL以上）	小児では8〜30時間、成人では20〜70時間
最高血中濃度（Cmax）		小児では投与2〜6時間後、成人では投与4〜8時間後

✓ 使用時の注意点

【適応】てんかんのけいれん発作（強直間代発作、ジャクソン型発作を含む焦点発作）、自律神経発作、精神運動発作。

★強直間代発作や部分発作に有効で、欠神発作、脱力発作、West症候群には効果が乏しい。

【用法・用量】下表参照。

成人	通常1日200〜300mg
学童	100〜300mg（3回に分割）
幼児	50〜200mg（3回に分割）
乳児	20〜100mg（3回に分割）

- 眼振、構音障害、運動失調、眼筋麻痺などの症状は過量投与の徴候であることが多い。このような症状が現れた場合は、至適有効量まで徐々に減量する
- 用量調整をより適切に行うためには、本剤の血中濃度測定を行うことが望ましい
- 有効血中濃度：10〜20μg/mL（最大30μg/mL）

【禁忌】本剤およびヒダントイン系化合物に対する過敏症の既往。

【併用禁忌】タダラフィル（肺高血圧症を適応とする場合）、マシテンタン、チカグレ

ロル、アルテメテル・ルメファントリン、ダルナビル・コビシスタット、ドラビリン、ルラシドン、リルピビリンを含む薬剤(エジュラント®、コムプレラ®、オデフシィ®、ジャルカ®)、テノホビル アラフェナミドを含む薬剤(ビクタルビ®、シムツーザ®)、エルビテグラビルを含む薬剤(ゲンボイヤ®、スタリビルド®)、ソホスブビルを含む薬剤(ソバルディ®、エプクルーザ®、ハーボニー®)。

【併用注意】非常に多くの薬物が該当するため、添付文書を参照すること。

✔ 起こりうる代表的な副作用

> POINT　歯肉増殖や多毛など、整容面に影響する副作用もあり、継続的に注意を要する

まれだが重大な副作用	その他よくみられる副作用
● TEN ● SJS ● DiHS/DRES ● 再生不良性貧血・汎血球減少・血小板減少 ● 間質性肺炎 ● 横紋筋融解症・悪性症候群 ● 急性脳症(小脳萎縮・多彩な不随意運動)*など	● 多動・攻撃性の増大* ● 逆説的発作増加 ● 小脳失調(複視・眼振・失調性歩行)* ● 耐糖能低下・肝機能障害 ● 歯肉増殖・多毛** ● 骨粗鬆症 ● 末梢神経障害(アキレス腱反射低下) など

＊：特に精神発達遅滞のある患者に出現リスク高　＊＊：2～3か月で顕在化し、中止後3～6か月で消失

✔ ワンポイントアドバイス

焦点性てんかんへの第二選択薬だったが、長期連用に伴う副作用のため優先順位は低下している。配合変化と静脈投与時の組織障害に注意が必要な薬剤である。
★フェニトインは、1908年、ドイツのBiltzにより初合成された歴史的な化合物。抗てんかん作用が強いが、静脈投与時に血管痛や静脈炎をきわめて起こしやすく、その点を改良したホスフェニトイン ▶P.290 が近年では多用されている。
★カルシウム拮抗薬との併用で代謝速度が倍増し、フェノバルビタールとの併用でAUCが60%低下するなど、著しく多くの薬物相互作用があり、注意が必要である。

特発性全般てんかんの欠神発作やミオクロニー発作に対して使用すると、発作増悪の可能性がある。

本剤は代謝の飽和により、10μg/mL以上投与では急激に血中濃度が上昇して中毒域に達する。代謝の飽和は治療域内で生じ、個人差も大きいため、高濃度域の薬物調整は慎重に行う。
★血中アルブミン濃度が低下すると、フェニトインのタンパク結合率が低下(＝脳内移行が増加)し、治療域でも中毒症状が生じる。

定常状態に達する時間も、血中濃度によって異なる(10μg/mLでは約2週間、20μg/mLでは約4週間)。

本剤の抗てんかん作用は濃度依存的だが、血中濃度30μg/mL以上では副作用が増悪するだけでなく、抗てんかん効果も減弱することに注意する。

(脇田雄介、兼子　直)

一般名 ラモトリギン

商 品 名	ラミクタール、ラモトリギン
剤形と規格	錠 25mg、100mg(小児用 2mg、5mg)

画像提供：グラクソ・スミスクライン

✓ 特 徴

【作用機序】電位依存性ナトリウムチャネルの抑制作用、グルタミン酸などの興奮性神経伝達物質の遊離抑制作用、電位依存性カルシウムチャネル(N型・P型)の阻害作用により効果を発揮する。

【代謝経路】グルクロン酸転移酵素(主にUGT1A₄)によりグルクロン酸抱合を受け、尿中排泄される。

【半減期(単回投与時)】約31〜38時間(投与後1.7〜2.5時間で最高血中濃度に達する)。

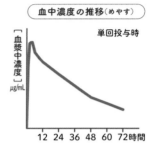

血中濃度の推移(めやす)

単回投与時

[血漿中濃度] μg/mL

12 24 36 48 60 72時間

✓ 使用時の注意点

【適応】部分発作(二次性全般化発作を含む)・強直間代発作・定型欠神発作に対する単剤療法、他の抗てんかん薬で十分な効果が認められない部分発作(二次性全般化発作を含む)・強直間代発作・Lennox-Gastaut症候群における全般発作に対する併用療法、双極性障害における気分エピソードの再発・再燃抑制。

★SANAD study(2007年)で発作寛解率がカルバマゼピンに非劣性で忍容性が高く脱落率が著しく低いことが確認された。SANAD II study(2021年)でも、焦点性てんかん患者に対し、レベチラセタムやゾニサミドより12か月発作寛解率は非劣性で、治療継続率は優れていることが示されている[1]。

【用法・用量】下表参照。　①バルプロ酸併用　②グルクロン酸抱合を誘導する薬剤を併用　□隔日投与、□分1、□分1 or 分2、□分2

成人		1〜2週目	3〜4週目	5週目以後	維持量	最大量
単剤時		25mg/日	50mg/日	5週目は100mg/日、以後1〜2週ごとに最大100mg/日ずつ増量	100〜200mg/日	400mg/日
併用時	①	25mgを隔日投与	25mg/日	1〜2週ごとに25〜50mg/日ずつ増量	100〜200mg/日	200mg/日
	②	50mg/日	100mg/日	1〜2週ごとに最大100mg/日ずつ増量	200〜400mg/日	400mg/日
	①②以外			すべて単剤時に同じ		

小児		1〜2週目	3〜4週目	5週目以後	維持量	最大量
単剤時		0.3mg/kg/日	0.6mg/kg/日	1〜2週ごとに最大0.6mg/kg/日ずつ漸増	1〜10mg/kg/日	200mg/日
併用時	①のみ	0.15mg/kg/日	0.3mg/kg/日	1〜2週ごとに最大0.3mg/kg/日ずつ漸増	1〜3mg/kg/日	200mg/日
	①+②	0.15mg/kg/日	0.3mg/kg/日	1〜2週ごとに最大0.3mg/kg/日ずつ漸増	1〜5mg/kg/日	200mg/日
	②のみ	0.6mg/kg/日	1.2mg/kg/日	1〜2週ごとに最大1.2mg/kg/日ずつ漸増	5〜15mg/kg/日	400mg/日
	①②以外	0.15mg/kg/日	0.3mg/kg/日	1〜2週ごとに最大0.3mg/kg/日ずつ漸増	1〜3mg/kg/日	200mg/日

【有効血中濃度】1〜15μg/mL（妊娠中に血中濃度が低下する）。
【禁忌】本剤成分に対する過敏症の既往。
【併用注意】バルプロ酸、本剤のグルクロン酸抱合を誘導する薬剤、アタザナビル＋リトナビル、カルバマゼピン、リスペリドン、経口避妊薬。

✓ 起こりうる代表的な副作用

> POINT　重篤な皮疹（SJS、TEN、DiHS/DRES）に特に注意する

まれだが重大な副作用	その他よくみられる副作用
●皮膚粘膜眼症候群（SJS） ●中毒性表皮壊死融解症（TEN） ●薬剤性過敏症症候群（DiHS/DRES）	●多形紅斑（4％） ●攻撃性の増大　　特に精神発達遅滞のある患者に出現リスク高

✓ ワンポイントアドバイス

本剤は幅広いてんかん類型に効果を示し、情動安定化作用も有するユニークな薬剤である。
　★全般および焦点性てんかんの双方に対応する比較的幅広い作用を有する。双極性感情障害に適応があり、気分調整薬としての役割をもつ。新規抗てんかん薬のなかでは、精神面の有害事象のリスクが低い。

重篤な皮疹（薬疹、薬剤性過敏症症候群）の発現に留意する。
　★薬疹のほとんどは投与開始2か月以内に発症する（1か月を過ぎても生じることがある）。過敏性症候群は投与後3週間程度から出現し3か月ごろが発症のピークといわれている。
　★重症薬疹・過敏性症候群を除けば重篤な副作用は少なく、服薬中断率は低い[2]。

妊婦に対しては比較的安全な抗てんかん薬の部類に入る。
　★妊娠に対する影響が比較的少ない（300mgまでであれば催奇形性は抗てんかん薬のなかで最小の部類とされる）。授乳可能だが乳汁移行率に変動があるため、児の状態に留意し、乳汁内濃度測定が必要なこともある。

有害事象の出現率を下げるため、添付文書の遵守はもちろん、低用量から開始して緩徐に増量することが重要である。
　★時に、小児用錠剤を使用して、添付文書よりさらに低用量から開始するエキスパートもいる。

（脇田雄介、兼子　直）

引用文献
1. Marson A, Burnside G, Appleton R, et al. The SANAD II study of the effectiveness and cost-effectiveness of levetiracetam, zonisamide, or lamotrigine for newly diagnosed focal epilepsy：an open-label, noninferiority,multicentre, phase 4, randomised controlled trial. *Lancet* 2021；397（10282）：1363-1374.
2. Nevitt SJ, Sudel Ml, Cividini S, et al. Antiepileptic drug monotherapy for epilepsy：a network metaanalysis of individual participant data. *Cochrane Database Syst Rev* 2022：4：CD011412.

❸ Na チャネル阻害薬 　静注

画像提供：ノーベルファーマ

一般名 ホスフェニトイン ナトリウム水和物

商　品　名	ホストイン®
剤形と規格	注 750mg

✓ 特　徴

【作用機序・代謝経路】フェニトイン ▶P.286 参照。

★生体内で、アルカリホスファターゼにより活性代謝物（フェニトイン）に加水分解される。その後の経路はフェニトインと同様。

【半減期（フェニトイン）】15〜17時間。

★アルカリホスファターゼによるフェニトインへの変換は投与後8〜15分を要し、2時間以内にほぼ完全に変換される。血中の総フェニトイン濃度は静注開始後20〜60分で最高血中濃度に達する。薬効を有するタンパク非結合分画は20〜30分で最高血中濃度に達する（幼児・小児もほぼ同じ）。

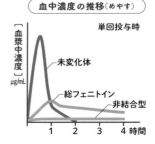

血中濃度の推移（めやす）

単回投与時

［血漿中濃度］μg/mL

未変化体

総フェニトイン

非結合型

1　2　3　4　時間

✓ 使用時の注意点

【適応】①てんかん重積状態、②脳外科手術または意識障害（頭部外傷など）時のてんかん発作の発現抑制、③経口フェニトイン投与中のてんかん患者における一時的な代替療法。

★③は経口フェニトインで発作がコントロールされており、なおかつ経口摂取不能な場合。
★対象は成人または2歳以上の小児。

【用法・用量】下表参照（維持投与は、初回投与から12〜24時間空ける）。

急速に静注しない（心停止、一過性の血圧低下、呼吸抑制などが生じうる）。呼吸状態の観察、血圧測定下で使用

てんかん重積状態	初回	●22.5mg/kgを静脈内投与 ●投与速度上限：3mg/kg/分または150mg/分のいずれか低いほう
	維持	●5〜7.5mg/kg/日を1回または分割にて静脈内投与 ●投与速度上限：1mg/kg/分または75mg/分のいずれか低いほう
脳外科手術・意識障害時の発作発現抑制	初回	●15〜18mg/kgを静脈内投与 ●投与速度上限：1mg/kg/分または75mg/分のいずれか低いほう
	維持	●5〜7.5mg/kg/日を1回または分割にて静脈内投与 ●投与速度上限：1mg/kg/分または75mg/分のいずれか低いほう
フェニトイン経口投与中の一時的な代替療法		●経口フェニトインの1日投与量の1.5倍量を1日1回または分割にて静脈内投与 ●投与速度上限：1mg/kg/分または75mg/分のいずれか低いほう 投与後も発作が止まらない場合、追加投与はせず、他の抗てんかん薬投与を考慮

【禁忌】フェニトイン注射剤と同じ。

POINT 腎疾患・肝疾患・低アルブミン血症、高齢者などへの投与時は、厳重な監視に加え、注入速度を25〜50%低下させることが推奨される

✓ 起こりうる代表的な副作用

まれだが重大な副作用	その他よくみられる副作用
●中毒性表皮壊死融解症（TEN） ●皮膚粘膜眼症候群（SJS） ●薬剤性過敏症症候群（DiHS/DRES） ●再生不良性貧血・汎血球減少・血小板減少 ●間質性肺炎 ●横紋筋融解症・悪性症候群 ●急性脳症（小脳萎縮・多彩な不随意運動）*など	●多動・攻撃性の増大* ●逆説的発作増加 ●小脳失調（複視・眼振・失調性歩行）* ●耐糖能低下・肝機能障害 ●骨粗鬆症 ●末梢神経障害（アキレス腱反射低下） ●血圧低下

＊：特に精神発達遅滞のある患者に出現リスク高

✓ ワンポイントアドバイス

古くからてんかん重積状態などの治療薬として国内外で用いられているフェニトインの水溶性プロドラッグである。基本的な特徴はフェニトインと差異はなく、組織障害性は低下している。効果も他の第一選択薬と差異がない。重積発作抑制には、ある程度の持続的効果が必要な患者もいるため、半減期の長い本剤が用いられることが多い。

★海外では、てんかんの重積状態、脳外科手術時や頭部外傷時のてんかん発作の予防・治療、フェニトインの経口投与が不可能または不適切な場合の代替として広く用いられている。

本剤は、弱アルカリ性（pH9前後）で、浸透圧比1.9と組織障害性も軽減している（5%糖液への混注も可能）。緩徐な投与が必要で、即効性に欠けるが、半減期の長さにより長時間効果が持続する。

フェニトイン注射剤 ●P.297 より血中濃度のピークや変化は抑制されており、副作用の発現に影響する可能性はあるが、フェニトイン同様、呼吸・循環障害に注意してモニタリングなどを行う必要がある。

（脇田雄介、兼子 直）

【ケアのポイント ●P.276 も参照】

発熱、眼瞼腫脹、目の充血、口唇のただれなど、皮膚症状の発現の有無を注意深く観察する。
瘙痒感や発疹は副作用の可能性があるため、気づいたらすぐに知らせてほしいと患者・家族に伝える。
（久保正恵）

❸ Naチャネル阻害薬　経口

一般名 エトトイン

商　品　名 | アクセノン®
剤形と規格 | 末 ―

画像提供：住友ファーマ

✓ 特　徴

【作用機序】十分に解明されていない。

★フェニトインに類似すると考えられている。

【代謝経路】主に肝臓でN-脱エチル化を受け、次いでヒダントイン環が開環してフェニルヒダントイン酸となると考えられている。主に尿中に排泄される。

【半減期】添付文書上の半減期は7.8時間（外国人データ）となっているが、わが国での臨床薬理研究において、半減期は4.4～19.7時間と個人差が大きく、年齢に比例して長かった。

★血中濃度の個人差が大きい。血中濃度と半減期が比例し、年齢と半減期も比例している[1]ため、年少の小児では思春期患者に比較し、体重当たり2倍の投与量必要と指摘された。

★半減期の短さから少なくとも1日3回以上（添付文書上1日4回）の投与が望ましいことも指摘されている。

血中濃度の推移（めやす）

［血漿中濃度］

該当資料なし

✓ 使用時の注意点

【適応】てんかんのけいれん発作（強直間代発作）。

【用法・用量】下表参照。

> 少量より始め、十分な効果が得られるまで漸次増加

通常成人	● 1日1～3gを、毎食後および就寝前の4回に分割して経口投与
小児	● 1日0.5～1gを4回に分割経口投与

【有効血中濃度】外国人のデータで15～50μg/mLとする報告がある（2014年米国医薬品集）。

★眼振、構音障害、運動失調、眼筋麻痺などの症状は過量投与の徴候であることが多い。同症状が出たなら至適有効量まで徐々に薬物投与量を減ずる。

【禁忌】本剤成分またはヒダントイン系化合物に対する過敏症。

【併用注意】ジスルフィラムなど（肝代謝抑制により血中濃度上昇の恐れ）、ワルファリン（肝代謝抑制により血中濃度上昇の恐れ）、クマリン系抗凝血薬（本剤によるタンパク結合からの置換で抗凝血薬の血中濃度上昇の恐れ）、アセタゾラミド（本剤に

292

よるビタミンD分解促進、アセタゾラミドによる代謝性アシドーシス、腎尿細管障害の影響などにより、くる病・骨軟化症が発症しやすくなる）。

✓ 起こりうる代表的な副作用

> POINT　米国食品医薬品局のメタアナリシスの結果、プラセボ群に比して自殺関連行動リスクが約2倍に上昇することが示唆された

まれだが重大な副作用	その他よくみられる副作用
●中毒性表皮壊死融解症（TEN） ●皮膚粘膜眼症候群（SJS） ●SLE様症状（発熱、紅斑、関節痛など） ●再生不良性貧血、汎血球減少など	●眼振、構音障害、運動失調、眼筋麻痺など 　（特に過量投与時） ●くる病、骨軟化症、歯牙形成不全 ●発熱、舌のもつれ、甲状腺機能異常 ●歯肉増殖

✓ ワンポイントアドバイス

わが国での使用頻度は少ないが、欧米では使用されている。
★難治性発作に対する補助療法として使用した際、1か月の間に60%の患者で強直発作が50%以上減少したとの研究がある[2]。

本剤に関する臨床研究は多くない。

（脇田雄介、兼子　直）

【ケアのポイント ▶P.276 も参照】

ホスフェニトイン ▶P.290 と同様に、発熱、眼瞼腫脹、目の充血、口唇のただれなど、皮膚症状の発現の有無を注意深く観察する。
瘙痒感や発疹は副作用の可能性があるため、気づいたらすぐに知らせてほしいと患者・家族に伝える。　　　　　　　　　　　　　　　　　　　　　　　　（久保正恵）

引用文献
1. Fujii J, Higashi A, Inotsume N, et al. Studies on Pharmacokinetics of Ethotoin in Epileptic Children and Adolescents Using a Stable Isotope. 臨床薬理 2001；32（2）：59-64.
2. Biton V, Gates JR, Ritter FJ, et al. Adjunctive therapy for intractable epilepsy with ethotoin. *Epilepsia*. 1990；31（4）：433-437.

一般名 **ラコサミド**

商品名	ビムパット®
剤形と規格	**錠** 50mg、100mg **液（ドライシロップ）** 10% **注** 100mg、200mg（点滴静注）

画像提供：ユーシービー
ジャパン

★注射剤については ▶P.296 参照。

✓ 特徴

【作用機序】電位依存性Naチャネルの緩徐な不活
性化を選択的に促進し、過興奮状態にある神経細
胞膜を安定化させて抗けいれん作用を示す。

【代謝経路】30〜40%は未変化体のまま尿中排泄
される。60%はCYP3A4・2C9・2C19などによっ
て代謝され、ほぼ尿中に排泄される。

【半減期】約14時間。

★成人の場合、効果発現まで0.5〜4時間（最高血中濃
度）、効果減弱まで約14時間（半減期）、効果安定ま
で3日（定常状態）。

【参考血中濃度】10〜20μg/mL。[1]

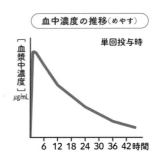
血中濃度の推移（めやす）
単回投与時
［血漿中濃度］μg/mL
6　12　18　24　30　36　42時間

✓ 使用時の注意点

【適応】部分発作（二次性全般化発作を含む）、他の抗てんかん薬で十分な効果が認め
られない強直間代発作（他の抗てんかん薬との併用）。

【用法・用量】1日2回に分割して経口投与（下表参照）。

成人、体重50kg 以上の小児	●1日100mgより投与開始。その後1週間以上の間隔を空けて増量 ●**維持用量**：1日200mg ●症状により1日400mgを超えない範囲で適宜増減（1週間以上の間 　隔を空けて1日100mg以下ずつ増量）
小児 （4歳以上）	●1日2mg/kgより投与開始。その後1週間以上の間隔を空けて1日 　2mg/kgずつ増量 ●**維持用量**：体重30kg未満では1日6mg/kg、体重30kg以上50kg未 　満では1日4mg/kg ●症状により、体重30kg未満では1日12mg/kg、体重30kg以上 　50kg未満では1日8mg/kgを超えない範囲で適宜増減（1週間以上 　の間隔を空けて1日2mg/kg以下ずつ増量）

【投与量の調整が必要な場合】下表参照。

増量を検討	●発作が減少・消失しないとき
減量・中止 を検討	●副作用症状が出現したとき、肝臓・腎臓の障害があるとき 　★腎機能障害（Ccr ≦ 30mL/分）：成人は1日最高300mg、小児は1日最高 　　用量の25%減量を考慮 　★血液透析患者：1日用量に加えて透析後に1回用量の半量追加を考慮 　★軽度〜中等度の肝機能障害（Child-Pugh分類AおよびB）：成人は1日最 　　高用量を300mg、小児は1日最高用量を25%減量とすることを考慮

【禁忌】本剤成分に対する過敏症の既往歴、重度の肝障害。

✓ 起こりうる代表的な副作用

POINT めまいや嘔気などは、投与初期に生じやすい

まれだが重大な副作用		その他よくみられる副作用
●房室ブロック、徐脈、失神 ●薬剤性過敏症症候群 ●重症薬疹（SJS、DIHS） ●無顆粒球症	頻度3%以上	●浮動性めまい ●頭痛 ●傾眠 ●嘔気・嘔吐 ●疲労

✓ ワンポイントアドバイス

▌ 他剤との相互作用がなく、腎排泄で肝酵素誘導や阻害作用がないため、臨床上使用しやすい。

▌ めまいや嘔気などは投与初期に生じやすいため、緩徐に増量をすることが望ましい。

▌ 精神的副作用が少ないため、精神疾患患者へ使用しやすい。

▌ 欠神発作やミオクロニー発作を悪化させる報告があるため、患者の発作型に注意して選択する。

▌ 心疾患をもつ患者の場合、心電図上PR間隔が用量依存的に延長することがあるため、増量時は注意する。

（水村亮介、村田佳子、渡辺雅子）

引用文献
1. 日本神経学会監修，「てんかん診療ガイドライン」作成委員会編：てんかん診療ガイドライン2018. 医学書院，東京，2018：124.

ラコサミド注射剤
使用時のポイント

- ●ラコサミド注射剤（ビムパット®点滴静注）は、一時的に経口投与ができない患者におけるラコサミド経口製剤の代替療法として使用される。
- ★希釈なしで投与可能（希釈時は生理食塩液、5％ブドウ糖注射液または乳酸リンゲル液を使用）。
- ●生体利用率は経口製剤と同等のため、同量で切り替えること、経口投与可能になったらすみやかに経口製剤へ切り替えることが重要となる。
- ●てんかん重積状態やてんかん発作群発に奏効するという報告がある。
- ●注射剤特有の注意点を以下にまとめる。

おさえたい：経口製剤とのちがい

用法・用量 下表参照。

経口投与から本剤への切り替え		●通常、ラコサミド経口投与と同じ1日用量・投与回数にて、1回量を30～60分かけて点滴静脈内投与
経口投与に先立ち本剤を投与	成人・体重50kgの以上小児	**1日2回に分け、1回量を30～60分かけて点滴静脈内投与** ●1日100mgより投与開始。その後1週間以上の間隔を空けて増量し、維持用量を1日200mgとする（症状により適宜増減） ●1日400mgを超えないこととし、増量は1週間以上の間隔を空けて1日100mg以下ずつ行う
	小児（4歳以上）	**1日2回に分け、1回量を30～60分かけて点滴静脈内投与** ●1日2mg/kgより投与開始。その後1週間以上の間隔を空けて1日2mg/kgずつ増量し、維持用量を体重30kg未満では1日6mg/kg、体重30kg以上50kg未満では1日4mg/kgとする（症状により適宜増減） ●1日投与量は、体重30kg未満の小児では12mg/kg、体重30kg以上50kg未満では8mg/kgを超えないこととし、増量は1週間以上の間隔を空けて1日2mg/kg以下ずつ行う

（水村亮介、村田佳子、渡辺雅子）

ここもおさえる！

フェニトイン注射剤使用時のポイント

- ●配合変化と投与による組織障害に注意が必要な薬剤である。
- ●けいれん重積状態に対する第一選択薬(ジアゼパムかミダゾラム)が無効な場合、第二選択薬の1つである本剤を使用する。
- ★投与速度を筆頭に注意が必要な薬剤ではあるが、内服不可能な場合に使用できるという利点は非常に大きい。
- ★有効性の個人差は大きいが、ベンゾジアゼピン系薬剤抵抗性のけいれん重積状態に対する第二選択薬として比較的有効性は高いといえる。
- ★他の候補薬より意識レベルへの影響が比較的少ないのも利点。

適応

てんかん発作重積症、経口投与が不可能かつけいれん発作の出現が濃厚に疑われる場合(特に意識障害、術中・術後)、急速にけいれん発作の抑制が必要な場合。

用法・用量(成人)

- ●通常2.5〜5mL(125〜250mg)を、1分間に1mL(50mg)を超えない速度で徐々に静脈内投与。
- ●上記で発作が抑制できなければ、30分後に2〜3mL(100〜150mg)追加投与するか、他の対策を考慮。
- ★小児は成人量を基準として、体重により決定。

禁忌

洞性徐脈・高度の刺激伝導障害(他は経口薬と同じ)。
- ★循環抑制(低血圧、心臓伝導障害、不整脈など)が生じうる。血圧・心電図モニター利用が推奨される。

投与に関する注意点

配合変化	●弱酸性で難溶解性であり、強アルカリ環境かつ可溶化剤として、多量のプロピレングリコールとエタノールが配合されている。他剤の混合は避けるのが望ましい(pH変化による析出など、配合変化を生じうる) ●5%ブドウ糖液との混合でも析出が生じる(プロピレングリコールとの相互作用)
組織障害	●強アルカリ性(pH約12)の高張液(浸透圧比29)で血管外漏出により組織障害が生じうる ●静注前後の漏出が確認されていない患者でもパープルグローブ症候群を生じうる。浮腫や変色、疼痛などがないか、投与部位の観察が必要 ●動脈内には絶対に投与しない(末梢の壊死が生じうる)
過量投与	●眼振・構音障害・運動失調・眼筋麻痺などが初期症状として知られている ●重症化すると呼吸障害や循環障害により致死的となりうるため、リスクの高い患者には、より注射速度を遅くする必要がある ●特異的解毒薬はなく、重症時には血液透析を考慮する必要がある

(脇田雄介、兼子　直)

一般名 **エトスクシミド**

商 品 名	ザロンチン®、エピレオプチマル®
剤形と規格	液（シロップ）5%　散 50%

〈シロップ〉

画像提供：ファイザー

✓ 特 徴

【作用機序】視床神経細胞のヒトT型Caチャネル阻害（主作用）、Naチャネル不活性化状態の増強によって効果を現す。

【代謝経路】多くは肝臓で代謝される（主にCYP3Aが関与）。

★粉末経口投与の場合、投与後3〜5時間で最高血中濃度に到達し、生物学的利用能は90%以上である。

【半減期】成人では40〜60時間、小児では30〜40時間。

★効果発現までは成人3〜5時間、小児1〜4時間（最高血中濃度）。効果減弱までは成人40〜60時間、小児30〜40時間（半減期）。効果安定までは成人7〜10日、小児8〜12日（定常状態）。

【参考血中濃度】40〜100μg/mL。

★本剤成分は血漿タンパクと結合することがなく、髄液・唾液・涙中の各濃度と血漿中濃度はほぼ等しいとされる。

血中濃度の推移（めやす）

単回投与時

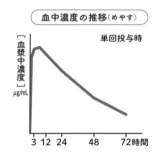

［血漿中濃度］μg/mL

3 12 24　　48　　　72時間

✓ 使用時の注意点

【適応】定型欠神発作（小発作）、小型（運動）発作。

★**小型（運動）発作**：ミオクロニー発作、失立（無動）発作、点頭てんかん（幼児痙縮発作、BNSけいれんなど）。

★レノックス・ガストー症候群の非定型欠神発作にも用いられる。

★欠神発作に有効（70%）であるが、有効スペクトラムが狭く、欠神発作以外の全般発作（ミオクロニー発作、強直間代発作）と焦点発作に対する効果は少ない。

【用法・用量】成人では450〜1,000mgを2〜3回に、小児150〜600mgを1〜3回に分割して経口投与。

★成人の場合、250mgから開始し、効果が得られるまで1〜2週間ごとに徐々に450〜1,000mg程度まで増量し、2〜3回に分けて経口投与。

★小児の場合、10〜15mg/kg/日を2回に分けて開始し、効果が得られるまで15〜30mg/kg/日程度まで増量。

★半減期から1日1回投与も可能だが、1回量が多くなると副作用が出やすくなるため、1日2回投与が一般的。

【投与量の調整が必要な場合】下表参照。

増量を検討	●発作が抑制されない場合
減量・中止 を検討	●薬疹、汎血球減少などの重大な副作用発現時は原則中止 ●消化器症状出現時は減量（症状が軽減する） ●腎機能障害、肝機能障害では副作用が発現しやすくなるため減量

【禁忌】本剤成分に対する過敏症の既往歴、重篤な血液障害（症状悪化の恐れ）。
【併用注意（抗てんかん薬）】バルプロ酸（本剤の作用増強の恐れ）、フェニトイン（併用薬の作用増強の恐れ）、カルバマゼピンとルフィナミド（本剤の作用減弱の恐れ）。
★バルプロ酸と本剤を組み合わせると、良好な発作コントロールが得られる場合もある。
★抗てんかん薬以外の薬剤との相互作用として、イソニアジドによる本剤の血中濃度上昇、リファンピシンによる本剤の血中濃度低下が指摘されている。

✓ 起こりうる代表的な副作用

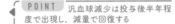

POINT　汎血球減少は投与後半年程度で出現し、減量で回復する

まれだが重大な副作用	その他よくみられる副作用	
●皮膚粘膜眼症候群（SJS） ●SLE様症状 ●再生不良性貧血 ●汎血球減少	頻度5%未満	●羞明　●頭痛　●眠気　●めまい ●疲労感　●多幸感　●妄想　●幻覚 ●抑うつ　●夜驚　●焦燥多動　●攻撃性 ●嘔気・嘔吐　●食欲不振　●腹痛　●下痢 ●胃けいれん　●しゃっくり　など

✓ ワンポイントアドバイス

▌消化器症状などの副作用は多いが、少量から開始し、ゆっくり増量することで軽減できる。

▌皮疹が現れた場合は投与を中止する必要があるため、入浴や着替えの際、皮膚を観察する。

▌急激な中断で欠神発作重積を生じる。強直間代発作を誘発することがある。

（村田佳子、渡辺雅子）

【ケアのポイント ▶P.276 も参照】

本剤をはじめとするNaチャネル阻害薬では、服用開始後に、便の性状や便通の変化がみられる場合があることを伝える。
あらかじめ、嘔気・下痢・便秘など、消化器症状出現時の準備をしておく。　（久保正恵）

一般名 **トピラマート**

〈錠剤〉

画像提供：協和キリン

商 品 名	トピナ®、トピラマート
剤形と規格	**錠** 25mg、50mg、100mg **細粒** 10%

✔ 特 徴

【作用機序】さまざまな作用機序を有する。

★抗てんかん作用として電位依存性Naチャネル阻害、電位依存性L型Caチャネル阻害、AMPA/カイニン酸型グルタミン酸受容体阻害、GABA_A受容体機能作用増強、炭酸脱水酵素阻害作用など。

【代謝経路】一部は肝臓で代謝（主にCYP3A4が関与）、50〜80％は腎臓から排泄される。

【半減期】25〜47時間。

★投与後、効果発現まで0.8〜3時間（最高血中濃度）、効果減弱まで25〜47時間（半減期）、効果安定まで5日（定常状態）。

【参考血中濃度】5〜20μg/mL（投与開始後5日以降に測定）。

血中濃度の推移（めやす）

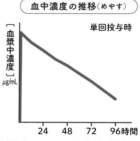

単回投与時

［血漿中濃度］μg/mL

24　48　72　96時間

✔ 代表的な使用時の注意点

【適応】他の抗てんかん薬で十分な効果が認められない二次性全般化発作を含む部分発作（他の抗てんかん薬との併用）。

【用法・用量】下表参照。

成人	●1回50mgを1日1〜2回の経口投与で開始後、1週間以上の間隔を空けて漸増 ●維持量：1日200〜400mgを2回に分割して経口投与 ●1日600mgまで
小児 （2歳以上）	●1日1mg/kgの経口投与で開始し、2週間以上の間隔をあけて1日2mg/kgに増量後、2週間以上の間隔を空けて1日2mg/kg以下ずつ漸増 ●維持量：1日6mg/kgを経口投与 ●1日9mg/kgまたは600mgのいずれか少ない量までとし、1日2回に分割して経口投与

【投与量の調整が必要な場合】 ▶P.301 表参照。

増量を検討	●発作が減少・消失しないとき
減量・中止 を検討	●副作用症状が出現したとき、腎機能障害のあるとき ★クレアチニンクリアランス70mL/分未満の場合は投与量を半量にするなど慎重に投与する

【禁忌】本剤成分に対する過敏症の既往歴。
【併用注意】CYP3A4誘導薬、フェニトイン、中枢神経薬、炭酸脱水酵素阻害薬、リスペリドン、メトホルミン、ピオグリタゾン、アミトリプチリン、リチウム、ジゴキシン、ヒドロクロロチアジド、経口避妊薬、セイヨウオトギリソウ。

✔ 起こりうる代表的な副作用

POINT 傾眠は30%、体重減少は21.3%で生じる

まれだが重大な副作用	その他よくみられる副作用	
●続発性閉塞隅角緑内障・ 　それに伴う急性近視 ●腎・尿路結石 ●代謝性アシドーシス ●発汗減少・それに伴う高熱	頻度20%以上	●傾眠　●体重減少
	頻度5%以上	●めまい　●摂食異常　●しびれ感　●頭痛 ●思考力低下　●血中重炭酸塩減少 ●電解質異常　●発汗減少　●倦怠感 ●AST・ALT・γ-GTP・ALP・LDHの上昇

✔ ワンポイントアドバイス

▎本剤は、国内では併用療法として承認されているが、「てんかん診療ガイドライン2018」では焦点てんかんの第一選択薬、全般てんかんの第二選択薬として、単剤療法が推奨されている。

▎初期の副作用を避けるため、少量から開始してゆっくりと増量する。

▎続発性閉塞隅角緑内障を伴う急性近視(投与1か月以内が多い)が現れることがあるので、定期的に眼科検査を行う。

▎発汗減少が現れることがある。特に夏季の熱中症には注意が必要である。

▎炭酸脱水素酵素阻害作用による副作用として「尿路結石の形成」があるので、水分摂取を促す。また、代謝性アシドーシスや低カリウム血症を示すことがある。

▎食欲低下による体重減少が生じることがあるため、定期的な体重モニタリングを行う。

(石川　章、村田佳子、渡辺雅子)

【ケアのポイント ▶P.276 も参照】

本剤に限らず、抗てんかん薬を服用している患者から話を聞くときには、患者と医療者の症状(眠気、ふらつきなど)の認識が同じとは限らないことを念頭に置き、患者の自覚症状を大切にして聞き取る。　　　　　　　　　　　　　　　　　　　　　　(久保正恵)

一般名 **ガバペンチン**

〈錠剤〉

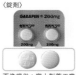

画像提供：富士製薬工業

商　品　名	ガバペン®
剤形と規格	**錠** 200mg、300mg、400mg
	液（シロップ） 5%

✓ 特　徴

【作用機序】電位依存性Caチャネルに作用することでCaの流入を抑制し、興奮性神経伝達物質の遊離を抑制する。また、脳内のGABA量を増加させ、抑制性のGABA神経系を亢進する。

【代謝経路】腎排泄型の薬剤であり、未変化体の約100%が尿中に排泄される。

★肝臓でほとんど代謝を受けず、薬物代謝酵素を誘導しない。

【半減期（成人）】5〜9時間。

★投与後、効果発現まで成人は2〜3時間、小児は1〜3時間（最高血中濃度）。効果減弱まで5〜9時間（半減期）、効果安定まで2日（定常状態）。

【参考血中濃度】2〜20μg/mL。

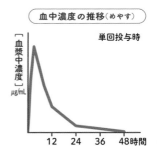

〈 **血中濃度の推移**（めやす） 〉

単回投与時

[血漿中濃度 μg/mL]

12　　24　　36　　48時間

✓ 使用時の注意点

【適応】他の抗てんかん薬で十分な効果が認められない二次性全般化発作を含む部分発作（他の抗てんかん薬との併用）。

【用法・用量】下表参照。シロップ剤は2〜8℃の冷所保存とする。

成人・13歳以上の小児	●初日は600mg/日、2日目は1,200mg/日、3日目以降は維持量（1,200mg〜1,800mg/日）をいずれも3回に分割して経口投与 ●症状により適宜増減するが、1日2,400mgまで
3〜12歳の小児 成人の投与量を超えないこと	●初日は10mg/kg/日、2日目は20mg/kg/日をそれぞれ3回に分割して経口投与 ●3日目以降は維持量として、3〜4歳には1日40mg/kg、5〜12歳の小児には1日25〜35mg/kgを3回に分割して経口投与 ●症状により適宜増減するが、1日50mg/kgまで

【投与量の調整が必要な場合】下表参照。

増量を検討	●発作が減少・消失しないとき			
減量・中止 を検討	●副作用症状が出現したとき、腎障害があるとき ●腎機能障害患者(成人)の場合、クレアチニンクリアランス(CCr)に基づく用量とする			

CCr(mL/分)	≧60	30〜59	15〜29	5〜14
1日投与量	600〜2,400mg	400〜1,000mg	200〜500mg	100〜200mg
投与量 初日	1回200mgを 1日3回	1回200mgを 1日2回	1回200mgを 1日1回	1回200mgを1日1回
維持量	1回400mgを 1日3回	1回300mgを 1日2回	1回300mgを 1日1回	1回300mgを2日1回 (CCrが5mL/分に近い場合、1回200mgを2日に1回投与を考慮)
	1回600mgを 1日3回	1回400mgを 1日2回	1回400mgを 1日1回	
最高 投与量	1回800mgを 1日3回	1回500mgを 1日2回	1回500mgを 1日1回	1回200mgを1日1回 (CCrが5mL/分に近い場合、1回300mgを2日に1回を考慮)

●血液透析患者の場合、さらに調整が必要(下表参照)。

CCr≧5mL/分	上記の表の投与量に加え、透析実施後に200mgを追加投与
CCr<5mL/分	初日に200mgを単回投与後、透析実施後に1回200、300または400mgを追加投与

【禁忌】本剤成分に対する過敏症の既往歴。

【併用注意】制酸薬(本剤の血中濃度低下の恐れ)、オピオイド鎮痛薬。

★制酸薬との併用時には、制酸薬の服用後2時間以上空けて本剤を服用するのが望ましい。

✓ 起こりうる代表的な副作用

POINT 投与量の増加、長期投与により体重増加の報告があるため、肥満に注意する

まれだが重大な副作用	その他よくみられる副作用	
●急性腎障害 ●重症薬疹(SJS、DiHS) ●肝炎、肝機能障害、黄疸 ●横紋筋融解症 ●アナフィラキシー	頻度3%以上	●傾眠 ●浮動性めまい ●頭痛 ●複視 ●CK増加 ●サイロキシン減少 ●抗核因子陽性

✓ ワンポイントアドバイス

▌ 他の抗てんかん薬との薬物相互作用がなく、使用しやすい。

▌ シロップ剤があり、小児に使用しやすい。

▌ 欠神発作やミオクロニー発作を悪化させる可能性があるため注意が必要である。

(水村亮介、村田佳子、渡辺雅子)

【ケアのポイント ▶P.276 も参照】

めまいの有無、視野(物の見え方)の変化について確認する。患者の自覚症状を大切にして聞き取る。　　(久保正恵)

❺その他　経口　点滴静注

一般名 レベチラセタム

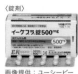

〈錠剤〉

画像提供：ユーシービー
ジャパン

商 品 名	イーケプラ®、レベチラセタム
剤形と規格	錠 250mg、500mg
	液（ドライシロップ）50%
	注 500mg（点滴静注）

★注射剤については ▶P.306 参照。

✓ 特 徴

【作用機序】神経終末のシナプス小胞タンパク質2A（SV2A）に結合し、神経伝達物質（グルタミン酸）の放出を減少させ、神経細胞の興奮伝達を抑制する。

★上記の他、N型Ca^{2+}チャネル阻害、細胞内Ca^{2+}の遊離抑制、GABAおよびグリシン作動性電流に対するアロステリック阻害の抑制、神経細胞間の過剰な同期化の抑制がある。

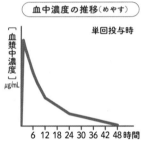

【血中濃度の推移（めやす）】

単回投与時

[血漿中濃度] μg/mL

6　12　18　24　30　36　42　48時間

【代謝経路】腎排泄型で、約90%が尿中に排泄される（CYP450では代謝されない）。

【半減期（成人）】7〜9時間。

★投与後、効果発現（最高血中濃度）まで60分、効果減弱（半減期）まで7〜9時間、効果安定（定常状態）まで3日。

【参考血中濃度】12〜46μg/mL（血中濃度測定の有用性は確立されていない）。

✓ 使用時の注意点

【適応】部分発作（二次性全般化発作を含む）、他の抗てんかん薬で十分な効果が認められない強直間代発作（抗てんかん薬との併用）。

【用法・用量】下表参照。液剤は冷所保存。

成人、体重50kg以上の小児	●1日1,000mgを1日2回に分割して経口投与 ●増量は2週間以上の間隔を空けて1日1,000mg以下ずつ行う ●1日3,000mgまで
小児（4歳以上）	●1日20mg/kgを1日2回に分割して経口投与 ●増量は2週間以上の間隔を空けて1日20mg/kg以下ずつ行う ●1日60mg/kgまで

【投与量の調整が必要な場合】下表参照。

	増量を検討	●発作が減少・消失しないとき				
減量・中止を検討		●副作用症状が出現したとき、肝臓・腎臓の障害があるとき ●腎機能障害患者(成人)の場合、クレアチニンクリアランス(CCr)に基づく用量とする				
		腎機能分類 CCr(mL/分)	正常 ≧80	軽度 ≧50-<80	中等度 ≧30-<50	重度 <30	血液透析

腎機能分類 CCr(mL/分)	正常 ≧80	軽度 ≧50-<80	中等度 ≧30-<50	重度 <30	血液透析
1日投与量	1,000～ 3,000mg	1,000～ 2,000mg	500～ 1,500mg	500～ 1,000mg	500～ 1,000mg
通常投与量	1回500mg を1日2回	1回500mg を1日2回	1回250mg を1日2回	1回250mg を1日2回	1回500mgを 1日1回、透析 後250mg追加
最高投与量	1回1,500mg を1日2回	1回1,000mg を1日2回	1回750mg を1日2回	1回500mg を1日2回	1回1,000mgを 1日1回、透析 後500mg追加

●重度の肝機能障害患者の場合、より低用量から開始して用量を調節する

【禁忌】本剤成分またはピロリドン誘導体に対する過敏症の既往歴。

✓ 起こりうる代表的な副作用

> POINT 攻撃性、易刺激性、自殺念慮などの精神症状がみられることがあるため、行動の変化について注意深く観察する

まれだが重大な副作用	その他よくみられる副作用	
●中毒性表皮壊死症(TEN、SJS) ●薬剤性過敏症症候群	頻度10% 以上	●浮動性めまい ●頭痛 ●傾眠 ●鼻咽頭炎
●重篤な血液障害 ●肝不全、肝炎 ●攻撃性、自殺企図 ●膵炎 ●横紋筋融解症 ●急性腎障害 ●悪性症候群	頻度3%	●不眠症 ●腹痛 ●便秘 ●好中球減少 ●下痢 ●胃腸炎 ●嘔気 ●口内炎 ●嘔吐 ●う歯 ●咽喉頭痛 ●上気道の炎症 ●鼻炎 ●湿疹 ●食欲不振 ●背部痛 ●倦怠感 ●発熱 ●体重減少

✓ ワンポイントアドバイス

▌ 既存の抗てんかん薬とは異なる作用機序をもつ。

▌ 治療スペクトラムが広く、焦点てんかんの第一選択薬の1つであり、全般てんかんにも他の抗てんかん薬と併用して用いられる。薬物相互作用が少なく、併存疾患がある患者に使用しやすい。

▌ 効果がすみやかに発現する。一方で、作用時間が短く、飲み忘れによる発作に注意が必要である。

▌ 催奇形性が低いため、妊娠の可能性がある女性に使用されることがある。その場合は葉酸のサプリメントなどの必要性について説明する。

▌ 妊娠中に血中濃度が約50%程度低下することがあり、てんかん発作に注意を要する。

(石川　章、村田佳子、渡辺雅子)

レベチラセタム注射剤
使用時のポイント

- ●レベチラセタム注射剤は、一時的に経口投与できない患者に対する経口製剤の代替療法や、てんかん重積状態で用いられる。
- ●てんかん重積状態の第2段階の治療薬として推奨されている。
- ●呼吸抑制や循環動態に対する副作用が少なく、薬物相互作用も少ないため使用しやすい。
- ●生体利用率は経口製剤と同等のため、同量で切り替える。
- ●経口投与可能になったらすみやかに経口製剤へ切り替える（5日間以上の臨床試験データはない）。

おさえたい：経口剤とのちがい

薬効動態（成人）

効果発現まで投与後15分（最高血中濃度）、効果減弱まで投与後7時間（半減期）、効果安定まで投与後2日（定常状態）。

参考血中濃度

12〜46μg/mL（投与開始後2日以降に測定、有用性は確立されていない）。

溶解・希釈（成人）

100mLの生理食塩水、5％ブドウ糖液、乳酸リンゲル液で、100mgあたり15〜20mLに希釈（1回あたり希釈液量100mLまで）する。

★小児では、成人での希釈濃度を目安に希釈液量の減量を考慮する。

用法・用量 下表参照。

経口投与からの切り替え		●経口投与と同じ1日用量・投与回数で、1回量を15分かけて点滴静脈内投与
経口投与に先立つ投与の場合	成人、体重50kg以上の小児	●1回500mgを1日2回、1回量を15分かけて点滴静脈内投与 ●増量は2週間以上の間隔を空けて、1日1,000mg以下ずつ行う ●1日3,000mgまで
	小児（4歳以上）	●1回10mg/kgを1日2回、1回量を15分かけて点滴静脈内投与 ●増量は2週間以上の間隔を空けて1日20mg/kg以下ずつ行う ●1日60mg/kgまで
てんかん重積状態（成人）		●1回1,000〜3,000mgを静脈内投与（投与速度は2〜5mg/kg/分） ●1日3,000mgまで

投与量の調節が必要な場合

てんかん重積状態を除き、腎機能障害患者（成人）に投与するときは、クレアチニンクリアランス（CCr）に基づいた用量とする（下表参照）。

腎機能分類	正常	軽度	中等度	重度	血液透析
CCr（mL/分）	≧80	≧50-<80	≧30-<50	<30	
1日投与量	1,000〜3,000mg	1,000〜2,000mg	500〜1,500mg	500〜1,000mg	500〜1,000mg
通常投与量	1回500mgを1日2回	1回500mgを1日2回	1回250mgを1日2回	1回250mgを1日2回	1回500mgを1日1回、透析後250mg追加
最高投与量	1回1,500mgを1日2回	1回1,000mgを1日2回	1回750mgを1日2回	1回500mgを1日2回	1回1,000mgを1日1回、透析後500mg追加

（石川　章、村田佳子、渡辺雅子）

❺その他 | 経口 | 点滴静注

一般名 **ペランパネル** 水和物

商 品 名	フィコンパ®
剤形と規格	錠 2mg、4mg　細粒 1% 注 2mg（点滴静注）

★ここでは経口剤についてまとめる。

〈錠剤〉

画像提供：エーザイ

✔ 特 徴

【作用機序】AMPA型グルタミン受容体に選択的・非競合的に拮抗し、抗てんかん作用を発揮する。
【代謝経路】主に肝臓で代謝される（主にCYP3A4が関与）。
【半減期】66〜105時間（投与後0.25〜2時間で最高血中濃度に達する）。

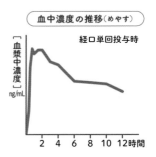

血中濃度の推移（めやす）

経口単回投与時

［血漿中濃度］ ng/mL

2　4　6　8　10　12時間

✔ 使用時の注意点

【適応】部分発作（二次性全般化発作を含む）、他の抗てんかん薬で十分な効果を認められない強直間代発作（他の抗てんかん薬との併用）。
【用法・用量】下表参照。

単剤	部分発作 （成人、4歳以上の小児）	●1日1回（就寝前）2mg投与から開始し、2週間以上の間隔を空けて2mgずつ漸増 ●維持量は1日1回4〜8mg ●1日8mgまで
併用	部分発作 （成人、4歳以上の小児）	●1日1回（就寝前）2mg投与から開始し、1週間（4〜12歳の小児は2週間）以上の間隔を空けて2mgずつ漸増 ●維持量は、本剤の代謝を促進する抗てんかん薬（フェニトイン、カルバマゼピン）を併用しない場合は1日1回4〜8mg、併用時は1日1回8〜12mg ●1日12mgまで
	強直間代発作 （成人、12歳以上の小児）	●1日1回2mg就寝前投与から開始し、1週間以上の間隔で2mgずつ漸増 ●維持量は、本剤の代謝を促進する抗てんかん薬を併用しない場合は1日1回8mg、併用する場合は1日1回8〜12mg ●1日12mgまで

【投与量の調整が必要な場合】肝機能障害がある場合、増量は2週間以上空け、軽度肝機能障害では1日8mg、中等度肝機能障害では1日4mgまでとする。

【禁忌】本剤成分への過敏症、重度肝障害。

【併用注意】カルバマゼピン、フェニトイン、CYP3A誘導薬（リファンピシン、フェノバルビタール、セイヨウオトギリソウ含有食品など）、CYP3A阻害薬剤（イトラコナゾールなど）、経口避妊薬（レボノルゲストレル）、アルコール。

✓ 起こりうる代表的な副作用

 POINT 浮動性めまいは35.4%、傾眠は19.8%で生じる

まれだが重大な副作用	その他よくみられる副作用	
●攻撃性などの精神症状	頻度5%以上	●浮動性めまい　●傾眠
	頻度5%未満	●発疹　●頭痛　●運動失調　●平衡障害 ●構語障害　●けいれん　●嘔気・嘔吐 ●複視　●疲労　●体重増加　●回転性めまい ●歩行障害　●食欲減退・亢進

✓ ワンポイントアドバイス

▌ 攻撃性、興奮といった精神的副作用は、用量依存的に生じる。
　★知的障害のある患者や、もともと行動障害がある患者では、特に注意を要する。
　★初期用量の減量や緩徐な増量によって精神的副作用が軽減する。患者によっては1日1mgからの開始を考慮する。

▌ 副作用で眠気がある一方で、睡眠の質を改善するという報告もある。

▌ 半減期が長く、就寝前に飲み忘れても翌日の血中濃度に大きな低下は生じない。そのため、飲み忘れても翌日の日中に服用することは避け、次の就寝前に服用する。

(嵩原駿平、松浦雅人)

【ケアのポイント ▶P.276 も参照】

小児に説明する場合は、イラスト入りのパンフレットなどを使うとよい。長期にわたって投与されるため、家族に対しても疾患・服用についてていねいに伝える。
薬剤師と連携することも大切である。
(久保正恵)

一般名 トリメタジオン

商　品　名｜ミノアレ®
剤形と規格｜散 66.7%

画像提供：日医工

✓ 特　徴

【作用機序】T型Caチャネル阻害による抗てんかん作用を有する。

【代謝経路】肝代謝。

★尿中排泄率はトリメタジオンとして0.8%、活性代謝物のジメタジオンとして1.9%。

【半減期】約16時間（投与後約0.5時間で最高血中濃度に達する）。

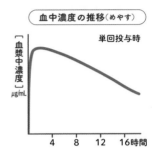

血中濃度の推移（めやす）

単回投与時

（血漿中濃度 μg/mL）

4　8　12　16時間

✓ 使用時の注意点

【適応】定型運動発作（小発作）、小型（運動）発作。

★小型（運動）発作：ミオクロニー発作、失立（無動）発作、点頭てんかん（幼児けい縮発作、BNSけいれんなど。

【用法・用量（成人）】通常、1日1gを3回（毎食後）に分割して経口投与。患者状態により適宜増減するが、1日2gまで。

★小児では成人量を基準に体重により決定する。

【投与量の調整が必要な場合】高齢者へは、少量から投与を開始するなど留意する。

【禁忌】本剤成分に対する過敏症、妊婦（妊娠の可能性）、重篤な肝障害、重篤な腎障害、重篤な血液障害、網膜・視神経障害。

✓ 起こりうる代表的な副作用

まれだが重大な副作用	その他よくみられる副作用
●皮膚粘膜眼症候群(SJS) ●中毒性表皮壊死症(TEN) ●SLE様症状 ●再生不良性貧血 ●汎血球減少 ●筋無力症	●猩紅熱様・麻疹様・中毒疹様発疹 ●血小板減少 ●腎障害　●白血球減少 ●出血傾向 ●黄疸などの肝障害 ●眠気　●めまい ●頭痛 ●倦怠感 ●神経過敏　●運動失調 ●不眠 ●性格変化　●血圧降下 ●羞明　　●複視 ●脱毛　　●視覚障害 ●食欲不振　●嘔気・嘔吐 ●体重減少

✓ ワンポイントアドバイス

1949年に発売された古い薬で、現在の臨床場面で新規に使用されることは基本的にない。

催奇形性が報告されており、胎児トリメタジオン症候群として知られている。

（嵩原駿平、松浦雅人）

一般名 **スルチアム**

商　品　名	オスポロット®
剤形と規格	錠 50mg、200mg

画像提供：共和薬品工業

✓ 特 徴

【作用機序】炭酸脱水素酵素阻害による抗てんかん（抗けいれん）作用を有する。

【代謝経路】腎排泄。

【半減期】成人では6〜8時間、小児では5〜7時間（投与後2〜4時間で最高血中濃度に達する）。

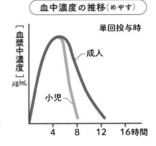

血中濃度の推移（めやす）

単回投与時

[血漿中濃度 μg/mL]

成人

小児

4　8　12　16時間

✓ 使用時の注意点

【適応】精神運動発作。

【用法・用量】1日200〜600mgを2〜3回に分割して食後に内服、適宜増減。

【投与量の調整が必要な場合】下表参照。

減量・中止 を検討	●高齢者に対しては減量を考慮 ●発疹や腎不全が生じた場合は投与中止 ●白血球減少、貧血が生じた際には、減量などを考慮

【禁忌】本剤成分への過敏症、腎障害。

【併用注意】フェニトイン（フェニトインの血中濃度が上昇し、中毒症状を呈することがある）。

✔ 起こりうる代表的な副作用

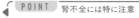

POINT 腎不全には特に注意

まれだが重大な副作用	その他よくみられる副作用	
●腎不全（0.1％未満）	頻度5％以上	●眠気　●めまい　●知覚異常
	頻度5％未満	●猩紅熱様・麻疹様・中毒疹様発疹 ●貧血 ●運動失調　●頭痛 ●倦怠感　●不眠 ●食思不振　●嘔気・嘔吐 ●便秘　●下痢 ●舌のもつれ ●体重減少　●呼吸促拍
	頻度不明	●白血球減少　●多発神経炎

✔ ワンポイントアドバイス

臨床では、さまざまな小児のてんかん症候群に使用されている。
★ 中心・側頭部に棘波をもつ良性小児てんかん（小児良性ローランドてんかん）のほか、徐波睡眠期持続性棘徐波、ランドー・クレフナー症候群など、難治の症候群にも使用される。

重篤な副作用は比較的生じにくいが、腎不全を生じることがあり、腎障害のある患者への投与は禁忌であることに注意を要する。

ラモトリギンと併用した場合、ラモトリギンの血中濃度を上げることがある。

(嵩原駿平、松浦雅人)

【ケアのポイント】

小児の場合、患児本人への説明や薬物療法の受入れの援助と同時に、保護者への説明が非常に重要になる。
薬の作用・副作用に加え、できるだけ1人での入浴は避ける（1人なら一定時間で声をかけて確認する）、テレビやイルミネーションなど明滅する光の刺激を避ける、学校・家庭・病院の連携を作るといった点がサポートのポイントになる。　　　(久保正恵)

一般名 アセチルフェネトライド

商 品 名｜ *クランポール®*

剤形と規格｜錠 200mg　末 ―

〈錠剤〉

画像提供：住友ファーマ

✓ 特 徴

【作用機序】抗てんかん作用を有するが、明確な機序は不明である。

【代謝経路】明らかにされていない。

【半減期】不明。

★最高血中濃度や半減期も含め、薬物動態は明らかにされていない。

血中濃度の推移（めやす）

［血漿中濃度］

該当資料なし

✓ 使用時の注意点

【適応】てんかんのけいれん発作、精神運動発作、自律神経発作。

★けいれん発作：強直間代発作（全般けいれん発作、大発作）、焦点発作（ジャクソン型発作を含む）。

【用法・用量】成人では1日300〜400mg、小児では1日100〜200mgを、3回（毎食後）に分割して経口投与から開始。十分な効果が得られるまで1日100mgずつ漸増し、維持量とする。

★維持量は、成人では1日600〜1200mg、学童では1日400〜600mg、幼児では1日300〜400mg、乳児では1日200mg（症状に応じて適宜増減）。

【投与量の調整が必要な場合】高齢者では少量から開始するなど用量に留意する。

【禁忌】本剤成分、またはフェニル尿素系化合物に対する過敏症。

【併用注意】アセタゾラミド（併用で、くる病、骨軟化症が生じやすい）。

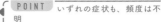

✓ 起こりうる代表的な副作用

POINT いずれの症状も、頻度は不明

抗てんかん薬

その他

まれだが重大な副作用	その他よくみられる副作用
●再生不良性貧血	●猩紅熱様・麻疹様・中毒疹様発疹 ●白血球減少　●黄疸などの肝障害 ●腎障害 ●眠気 ●不眠　●運動失調 ●構音障害 ●注意力・集中力・反射運動能力などの低下 ●もうろう感　●めまい　●神経過敏 ●焦燥感 ●不安　●頭痛　●倦怠感 ●食思不振　●嘔気 ●くる病　●骨軟化症　●歯牙形成不全　●流涎 ●熱感

✓ ワンポイントアドバイス

くる病や骨軟化症を生じる可能性があり、血清アルカリホスファターゼ値や血清カルシウム、無機リンの定期的な評価が望ましい。

1962年に発売された古い薬で、現在の臨床場面で新規に使用されることは基本的にない。

(嵩原駿平、松浦雅人)

アルコール依存症治療薬
知っておきたいポイント

✓ アルコール依存症治療における薬物療法の位置づけ

●アルコール依存症に対し、単独で治療効果を発揮するような治療薬は存在しない。

★アルコール依存症の治療は、動機づけ面接や心理教育、認知行動療法の手法に基づく依存症再発防止スキルトレーニング、自助グループへの参加といった心理社会的治療が中心となる。

★心理社会的治療を提供しつつ、補助的に薬物療法を実施した場合には、心理社会的治療単独の場合よりも効果的である。

●アルコール依存症治療薬は、以下の2種類に大別できる。

①飲酒で体験してきた快感を除去し、学習された飲酒習慣を消去することで効果を発揮する治療薬（抗酒薬）

②飲酒欲求を抑制し、飲酒する必要性を低減することで効果を発揮する治療薬（いわゆる抗渇望薬）

●以下に、これらの2種類の治療薬の作用機序と用途について概説する。

✓ 学習された飲酒習慣を消去する治療薬（抗酒薬）

❶ 体内におけるアルコールの代謝

●アルコールは、肝臓でそのほとんどが代謝される。

①胃や十二指腸から血液中に吸収されたアルコールは肝臓に流れ込み、そのうちの80％はアルコール脱水素酵素により代謝され、残る20％はミクロゾームのエタノール酸化系で代謝され、いずれもアセトアルデヒドとなる。

②アセトアルデヒドは、アルデヒド脱水素酵素およびミクロソームのアルデヒド酸化系によって酢酸と水に代謝される。

③酢酸は、水と二酸化炭素に分解され、汗や尿、呼気を介して体外に排出される。

●アルコールの代謝過程で生成されるアセトアルデヒドは、毒性が強く、顔面紅潮・頭痛・嘔気・頻脈・低血圧などの不快なフラッシング反応を引き起こす。

❷ 抗酒薬とは

●作用機序：抗酒薬には、アルデヒド脱水素酵素を阻害する作用がある。抗酒薬服用中に飲酒した場合、血中アセトアルデヒド濃度が上昇し、嘔気・嘔吐、頭痛、動悸、顔面紅潮、呼吸困難などの不快な反応を引き起こす。

●種類：シアナミド（シアナマイド®）とジスルフィラム（ノックビン®）がある。それ

それ異なる薬理学的特性をもっており、患者の病態や特徴に合わせて使い分ける。

● **治療上の意義**：あらかじめ抗酒薬を服用しておくことで、飲酒欲求に襲われた際、あるいは、人から飲酒を誘われた際に、飲酒後の不快反応を想像し、意志によるコントロールを手助けするツールとして用いられることが多い。

★ かつては「服用下で試験飲酒を行い、飲酒による嫌悪体験を学習させる」といった用いられ方をしていたが、今日では、抗酒薬服用時には飲酒しないのが前提である。

✔ 飲酒欲求を抑制する治療薬（いわゆる抗渇望薬）

❶ 報酬系と飲酒欲求

● 精神作用物質に対する依存の形成には、中脳腹側被蓋野から投射するドパミン作動性神経系（A10神経系）が重要な役割を担っている。

★ この神経系は、側坐核や前頭前野に軸索を伸ばし、報酬系と呼ばれる神経回路を形成している。

● あらゆる精神作用物質は、その薬理作用にかかわらず、使用時にはさまざまな脳内の神経回路を経た後、最終共通経路としてドパミン作動性神経を興奮させ、使用者に快感を体験させる。

★ コカインや覚醒剤などの中枢神経興奮薬の場合、A10神経終末のドパミン再取り込み阻害部位に直接作用して興奮を引き起こす。

★ 中枢神経抑制薬であるアルコールの場合は、ドパミン神経抑制作用をもつGABA、内因性オピオイド、グルタミン酸が関与する複数の神経回路を介して、間接的にドパミン作動性神経を興奮させる。

● しかし、物質を連用し続けると、報酬系がドパミン作動性神経の持続的な興奮状態に慣れてしまい、物質中断時に興奮欠乏状態が引き起こされる。このときに人は、欲求（渇望）を体験する。

❷ いわゆる抗渇望薬とは

● 抗渇望薬は、GABA、内因性オピオイド、グルタミン酸などが関与する神経回路に作用して飲酒欲求の低減をもたらす。以下の2種類がある。

● **断酒補助薬**：アカンプロサート（レグテクト®）は、飲酒欲求を抑制することにより、断酒を治療目標とするアルコール依存患者の断酒を補助する。

★ 脳内のNMDA受容体を介するグルタミン酸の神経伝達を阻害することで、間接的にドパミン欠乏状態を緩和し、飲酒欲求低減効果を発現すると考えられている。

● **飲酒量低減薬**：ナルメフェン（セリンクロ®）は、飲酒時のドパミン神経系の興奮を抑制することで快感を弱めて飲酒量を低減させ、減酒・節酒を目標とする治療で用いる。

★ μ受容体に拮抗して内因性オピオイドの作用を阻害することで、GABA神経系（ドパミン神経系にブレーキをかける作用をもつ）の働きを促進する。その結果、飲酒時のドパミン遊離が抑制されて、飲酒量低減効果を発揮する。

（松本俊彦）

看護で知っておきたいポイント

☑ アルコール依存症の問題点を理解する

●アルコール依存症は物質使用障害の1つで「アルコールの使用・摂取により医学的、社会的、心理的弊害が発生しているが、自らコントロールすることが困難で、アルコールが生活の最優先となっている状態」である。

●現在では「ハームリダクション」という考え方が受け入れられている。

★**ハームリダクション**：使用量が減ることがなくても、使用によって生じる健康・社会・経済上の悪影響を減らすことを主な目的とするプログラムや実践のこと。

★専門治療につながることを第一選択として、節酒治療を行いながら、心理社会、身体的な害悪を減らしアプローチする。断酒日誌の活用や、認知行動療法を取り入れた治療アプローチや集団精神療法、断酒会など自助グループの積極的な活用が推進されている（下図参照）。

依存症からの回復に必要なこと

❶周囲からの介入、
自分の気づき
　　↓
受療

❷動機づけ支援と
減少支援

❸断酒治療
●精神・身体症状の治療　●心理教育　●薬物療法
●認知行動療法　　　　　●集団療法（グループ）
●家族教育、家族療法　　●自助グループ（断酒会など）
　　　　　　　↓
入院、外来やデイケア

❹断酒など新しい習慣のためのリハビリテーション、関連問題の解決
　　　　　　　↓
就労支援、訪問看護、回復支援施設

●アルコール依存症患者は「人生の苦悩から逃れるための飲酒」が多い。感情的苦痛や、生きにくさへの精神分析的治療の必要性が掲げられている。

●治療の根幹は心理社会的治療で「断酒しよう」という気持ちを維持できるよう支援する。

★「お酒を飲まない習慣」を身につけること、良好な人間関係を構築・維持していくこと、社会生活上のストレスに打ち勝つことが目的となる。

★酒害教育、個人精神療法、集団精神療法、自助グループへの参加が必要である。

●認知行動療法により、患者自身の認知（考え方、見方、価値観）の偏りを自覚し、断酒の意欲を向上させ、断酒継続・飲酒防止の考えを深め、自身の飲酒問題の振り返りや問題の整理、認知の偏りに対する気づき、断酒継続に対する具体的方法へ導く。

●治療の過程では、患者が断酒治療の動機づけや病気を認識できるようにかかわる（下表参照）。

解毒期	離脱症状（イライラ、不安、手指のふるえ、発汗、嘔吐）に対するケア、合併症治療に対する、身体管理を行う
リハビリテーション前期	精神安定を図りながら、社会的生活技能の向上を促す
リハビリテーション後期	ストレス対処行動の獲得、家族の回復、生活の安定化をめざす

●家族に、アルコール依存症の正しい知識を理解してもらうためのサポートを行う。治療には家族の理解と協力が必要であること、「本人の意思の問題ではなく、精神的・身体的に変化をもたらす病気」であることを伝える。

★精神的に追い詰められている家族も多いことから、継続的に説明を行う。

●イネイブリング（飲酒を助長するような行為）を避け、患者が問題を起こした場合、本人が問題と向き合って対処できるよう、患者からの回避・対処について家族とともに考える。

★家族が孤立しないよう、気持ちを表出できる場の提供や精神的ケアに努める。

✓ 看護師が知っておくべき主要な薬

シアナミド

●身体が拒否反応を起こす「嫌酒薬」とも呼ばれ、アカンプロサートに次ぐ第二選択薬である。1日1回の服用で、1時間も経たずに24時間の効果が得られる。

●本剤を服用するとアルコール代謝ができなくなることから、アルコール含有の化粧水・アルコール綿でかぶれやすくなったり、嘔気が出現したりする場合がある。

アカンプロサート

●アルコールへの依存により、過活動となっているグルタミン酸作動性神経の機能を抑え、飲酒欲求を低下させる効果がある。

●アルコール使用障害薬物治療の第一選択で、断酒によるイライラを抑える。

ジスルフィラム

●内服開始から1週間程度で定常状態となる。毎日、内服することで薬効が期待できるため、最低1週間は継続内服が必要である。

●薬剤性肝障害が出現することがあり、長期投与は避ける。

（眞野三奈子）

❶抗酒薬 ｜ 経口

一般名 シアナミド

商品名｜シアナマイド®
剤形と規格｜液 1%

画像提供：田辺三菱製薬

✔ 特 徴

【作用機序】アルデヒド脱水素酵素を阻害することで、アセトアルデヒドが血液中に蓄積し、不快な悪酔い症状を引き起こす。その結果、少量の飲酒でも顔面潮紅、心悸亢進、呼吸困難感、頭痛、嘔気・嘔吐、めまいといった不快な身体症状を伴う、いわゆる「悪酔い」状態となる。このような嫌悪体験によって学習された飲酒習慣を消去する効果がある。

★飲酒しないことを前提として服用し、飲酒欲求に襲われた際に「今飲んだらひどい目に遭うなぁ」と飲酒後の不快な症状を想像し、欲求を抑える手助けとするのが一般的。

血中濃度の推移（めやす）

単回投与時

［血漿中濃度］ng/mL

60 120 180 240 300 360 分

【代謝経路（経口投与時）】すみやかに吸収される。

★12時間後には投与量の33.2％が、48時間後には40％が代謝物として排出されるともいわれている。

【半減期】40〜70分程度（服用後5分ほどで効果が現れ、10〜15分ほどで最高血中濃度に達し、約24時間効果が持続する）。

【ジスルフィラム ▶P.322 との違い】下表参照。

❶**速効性と持続時間の短さ**：翌日になれば再び「飲める体質」に戻る。その意味では「今日1日Just for today」「今日だけは飲まないでおこう。飲むなら明日にしよう」という自助グループで言い伝えられてきた、断酒の知恵に適しているかもしれない

❷**効果の確実性**：ジスルフィラムの場合、飲酒時に不快症状が出現しない人が一定数いるが、本剤はたいていの人に効果を発現し、また、その嫌悪体験の強度も勝っている

✔ 使用時の注意点

【適応】アルコール依存症、アルコール問題を抱え、断酒を希望している患者。

【用法・用量】通常1日50〜200mg（5〜20mL）を1〜2回に分割して経口服用。

★投与前にアルコールの体内残留の有無を確かめる必要がある（飲酒後に服用しても十分な効果は得られない）。

★本剤は計量カップ付きの100mLの遮光性の瓶に入っており、冷蔵庫などの冷暗所に保管する。

【禁忌】重篤な心障害・肝障害・腎障害・呼吸器疾患、妊婦（妊娠の可能性）。

★血中アセトアルデヒド濃度の上昇は、心・肝・腎・呼吸器に悪影響を及ぼす。

【併用禁忌】アルコールを含む医薬品。

【併用注意】下表参照。

アルコールを含む食品	●奈良漬や洋酒を使った菓子類、みりん、栄養ドリンクなどが含まれる
フェニトイン、エトトイン	●薬剤の作用を増強することがある
ジギタリス製剤	●薬剤の作用を増強することがある ●飲酒時の不快体験時の過呼吸により血中K値が低下することがある
リトナビル	●エタノールを含有するので、シアナミド‐アルコール反応を起こす恐れがある

✓ 起こりうる代表的な副作用

POINT 特に、以下に示す3つの「重大な副作用」について注意深く観察する

重篤な皮膚疾患

● まれに、服用開始から比較的間もない時期に、TEN、SJS、落屑性紅斑を生じうる
● 症状出現時は服用を中止し、皮膚科受診などの適切な処置を行う

薬剤性過敏症症候群

● 服用開始から数週間～数か月後に、初期症状として発疹や発熱、肝機能障害、リンパ節腫脹、白血球・好酸球増加、異型リンパ球出現などを伴う重篤な過敏症状が出現することがある
● 症状出現時は投与を中止。ウイルスの再活性化（HHV-6）などにより、投与中止後も発疹、発熱、肝機能障害などの症状が再燃・遷延することがあるため、中止後も慎重に経過を観察する

肝機能障害

● AST・ALT・γ-GTPなどの上昇を伴う肝機能障害や黄疸が現れることがある
● 通常は比較的軽度（飲酒継続時に想定される肝障害の程度には及ばない）
● 長期間服用した場合、肝細胞内にスリガラス様封入体を呈する肝組織の線維化を呈することもあり、服用期間中には定期的に肝機能チェックを行う

✓ ワンポイントアドバイス

本剤は、朝起きてすぐの時間帯に服用するとよい。
★ 飲酒せずに眠った日の翌朝は、目覚めもすっきりして気分がよく、断酒のメリットを強く自覚している傾向があるため。
★ 出勤前に本剤を服用しておけば、職場で同僚から飲みに誘われても断りやすい。

患者には「これは家族のための精神安定剤なんです」と説明する方法もある。
★ 実際、出勤前に家族の前で抗酒薬を服用すれば、家族は「この人は、少なくとも今日は飲まずに帰宅するつもりだ」と感じ、その日は安心して過ごすことができる。
★ 上記のように説明すると、それまで抗酒薬服用を躊躇していた患者が服用を決意することがある。

(松本俊彦)

一般名 **ジスルフィラム**

商　品　名｜*ノックビン®*

剤形と規格｜**原末**

画像提供：田辺三菱製薬

✔ 特　徴

【作用機序】アルデヒド脱水素酵素を阻害することで、有害なアセトアルデヒドが血液中に蓄積し、不快な悪酔い症状を引き起こす。これにより、飲酒欲求に襲われた際に、飲酒後の不快な症状を想像して飲酒を断念しやすくさせて断酒の手助けをする抗酒薬である。

【代謝経路】主に血液中でグルタチオンレダクターゼによってすみやかに還元され、活性体ジエチルカルバメートおよびその活性体となる。代謝物は肝臓でグルクロン酸抱合体として65％が尿中に排出される。

【半減期】半減期は長く、服用中止後も効果が持続する（数日〜2週間）。

【シアナミド ▶P.320 との違い】下表参照。

血中濃度の推移（めやす）

［血漿中濃度］

該当資料なし

❶**遅効性と持続性**：服用開始から効果発現まで1〜2週間は毎日服用する必要があるが、服用を中止しても2〜4週間程度は効果が持続する。したがって、シアナミドだと飲み忘れが多い患者に適している

❷**安全性が高い**：シアナミドに比べると、本剤は飲酒時に不快症状が出現しない人が一定数存在し、効果の確実性や、飲酒した場合における嫌悪体験の強度もやや弱い。そのぶん、肝障害や皮膚疾患などの副作用の発生頻度が低く、安全性は高い

✔ 使用時の注意点

【適応】アルコール依存症、もしくは、アルコール問題を抱え、断酒を希望している患者。

【用法・容量】1日0.1〜0.5gを1〜3回に分割して経口服用。

★服用開始1か月はやや多め（0.3〜0.5g）、それ以降はやや少なめ（0.1〜0.2g）で維持することが多い。

【禁忌】重篤な心障害、重篤な肝障害、重篤な腎障害、重篤な呼吸器疾患。

★いずれも本剤を服用時に飲酒した場合、血中のアセトアルデヒド濃度の上昇が、これらの臓器に悪影響を及ぼす。

★妊婦もしくは妊娠している可能性のある女性へも投与してはならない。

【併用禁忌】アルコール（医薬品、食品、化粧品など）。

【併用注意】シアナミド ▶P.320 の併用注意薬（フェニトイン、エトトイン、ジギタリス、リトナビル）に加え、下表に示す薬剤も該当する。

テオフィリン	●テオフィリンの代謝を阻害して血中濃度を高めることがある
バルビツール酸系薬	●バルビツール酸系薬の代謝を阻害して血中濃度を高めることがある
抗凝固薬	●ワルファリンの代謝を阻害して血中濃度を高めることがある
イソニアジド、メトロニダゾール	●精神症状が現れることがある（機序不明）

✓ 起こりうる代表的な副作用

POINT シアナミドに比べると、全体として副作用が少なく、使いやすい抗酒薬である

まれだが重大な副作用（多くは長期服用によって生じる）	その他よくみられる副作用
●AST・ALT・γ-GTPなどの上昇を伴う肝機能障害 ★服用中は定期的な肝機能のチェックが必要 ●黄疸やビリルビン尿を伴う重篤な肝障害 ⎫ ●抑うつ状態や焦燥感、錯乱、せん妄など ⎬ 非常にまれ 　の精神症状 ⎭	●頭痛、倦怠感、不眠など ★服用を継続するうちに慣れ、気にならなくなることが多い

✓ ワンポイントアドバイス

シアナミドと同様、朝起きてすぐの時間帯に服用し、1日の始まりに自身の断酒の決意を確認するとともに、家族に対して「この人は、少なくとも今日は飲まないで帰宅するつもりなのだな」と感じさせ、家族の精神安定を図るとよい。

血中濃度が安定する維持期以降には、作用時間の長さ・効果の持続性を活用して「服用のタイミングを自身が忘れにくい時間帯へ変更する」方法もある。
　★例：不眠に執着する患者の場合は、就寝前に睡眠薬と一緒に服用することで怠薬を防止することが可能であろう。

不眠を理由に飲酒を続ける患者に対しては、患者の同意が得られたならば、散剤もしくは粉砕化した睡眠薬とジスルフィラムの粉末を混ぜて一包化する方法もある。
　★この方法により「アルコールではなく、睡眠薬だけを服用する」といったことを、患者に徹底させることが可能である。

(松本俊彦)

一般名 アカンプロサートカルシウム

商品名 ｜ レグテクト®

剤形と規格 ｜ 錠 333mg

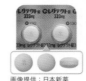

画像提供：日本新薬

✔ 特徴

【作用機序】主に興奮性の神経を抑えることで、崩れた2種類の脳神経のバランスを調整・改善してアルコール渇望を抑制する[1-4]。

★作用機序は完全に解明されておらず、諸説がある。

★慢性的にアルコールに曝された脳では興奮性の神経が作動しやすく、抑制性の神経が作動しにくいバランスの崩れた状態が持続している。アルコールは興奮性の神経を抑制して一時的にバランスを改善するが、アルコールがなくなるとバランスが崩れ、アルコールの渇望などの症状につながる。

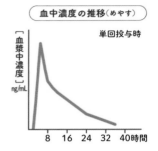

血中濃度の推移（めやす）

単回投与時

[血漿中濃度] ng/mL

8　16　24　32　40時間

【代謝経路】100%腎排泄であり、代謝を受けない。

【半減期（絶食時）】14〜20時間程度（投与後4〜6時間程度で最高血中濃度に達し、約2日間で定常状態に達する）[1,2]。

★高度の腎機能障害（クレアチニンクリアランス30mL/分未満）では最高血中濃度は約4倍に、半減期は約2.6倍になる[2]。

★食事によって吸収は低下するが、臨床的に有意な差ではないとされる[2]。

★治療効果が出始める時期のデータは少ないが、30〜90日以内に効果が確認できたとする研究もある[3]。

★有効性と血中濃度の関係は明らかではない。

★本剤の血中濃度と渇望は負の相関がある[4]（血中濃度が高いと渇望を抑えやすい）が、効果（完全断酒率）と血中濃度の関係は明らかではない。

✔ 使用時の注意点

【適応】アルコール依存症患者における断酒維持の補助。

【用法・用量】1回666mg（2錠）を1日3回食後に投与。

★腎機能に応じて1回333mg（1錠）にすることもできる。

★原則、服用期間は6か月だが、必要に応じて延長を考慮する。

【禁忌】重度の腎機能障害（クレアチニンクリアランス30mL/分未満）。

✔ 起こりうる代表的な副作用

POINT 傾眠、腹部膨満や嘔吐など
が生じる場合もある（頻度5%未満）

まれだが重大な副作用	その他よくみられる副作用	
●アナフィラキシー ●血管浮腫	頻度10%以上	●下痢

✔ ワンポイントアドバイス

▎アルコール依存症治療の薬物療法における第一選択薬である。
★ただし、渇望を完全になくすわけでない。

▎一定の断酒時（10日〜14日）に内服し始めると断酒継続日数を増やす効果があるが、飲酒時に内服しても飲酒量を減らす効果や断酒を始めさせる効果はない。
★入院中などで物理的に飲酒できない状況下であれば、その飲酒できない環境から内服を始めるのが望ましい。

▎1日3回の内服が難しい場合でも、服用を忘れることによる退薬症状といったデメリットは特にない。

▎腎排泄であるため、肝機能が悪くても通常量で内服が可能である。

▎抗酒薬と併用することもある。

▎心理社会的治療との併用が勧められている。

(常岡俊昭、古屋宏章)

【ケアのポイント ▶P.318 も参照】

本剤と抗酒薬を併用する場合、患者に、アカンプロサートの吸収は食事に影響を受けやすい（空腹時に投与すると血中濃度が上昇する恐れがある）ため、食後に服用することを説明する。

(眞野三奈子)

引用文献
1. Kalk NJ, Lingford-Hughes AR. The clinical pharmacology of acamprosate. *Br J Clin Pharmacol* 2014；77（2）：315-323.
2. Plosker GL. Acamprosate：A Review of Its Use in Alcohol Dependence. *Drugs* 2015；75（11）：1255-68.
3. Namkoong K, Lee B-O, Lee P-G, et al. Acamprosate in Korean alcohol-dependent patients：A multi-centre, randomized, double-blind, placebo-controlled study. *Alcohol and Alcoholism* 2003；38（2）：135-141.
4. Hammarberg A, Jayaram-Lindström N, Beck O, et al. The effects of acamprosate on alcohol-cue reactivity and alcohol priming in dependent patients：a randomized controlled trial. *Psychopharmacology* 2009；205：53-62.

❷その他（飲酒量低減薬） 　経口

一般名 ナルメフェン塩酸塩水和物

商 品 名｜セリンクロ®

剤形と規格｜錠 10mg

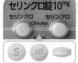

画像提供：大塚製薬

✓ 特 徴

【作用機序】明確な作用機序は不明である[1,2]。

★飲酒は脳の特定の神経系を活性化させて心地よい気分にさせるが、慢性的な飲酒はこの神経系の過活動につながる。本剤は、飲酒時の脳神経の過剰反応を抑制しアルコールへの欲求を弱めて飲酒量を減らす。また、断酒中のストレスを緩和し、ストレスに伴う飲酒量を減らす。

【代謝経路】肝臓でCYP3A4による脱アルキル化や、グルクロン酸抱合、硫酸抱合を受け、腎臓から約70％、胆汁から約20％排出される。

★ナルメフェンと同程度効果がある代謝物も含まれるが、微量であり、臨床的影響はないと考えられる。

【半減期】約12時間（投与後約1時間で最高血中濃度に達する）。

★μオピオイド受容体占有率が約60〜90％のとき治療効果が得られるとされる。本剤20mgを投与した場合、投与後3時間で100％、26時間で85％との報告がある。

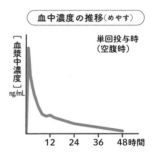

血中濃度の推移（めやす）

単回投与時
（空腹時）

［血漿中濃度］ng/mL

12　24　36　48時間

✓ 使用時の注意点

【適応】アルコール依存症患者における飲酒量の低減。

★アルコール依存症で最も安全な治療目標は断酒であるが、断酒ではなく節酒を希望する者は多い。

★節酒を希望する者も医療につなぎとめることが最終的な予後をよくする。そのため、患者の精神・身体症状・治療意思を総合的に判断して断酒ではなく飲酒量低減をさしあたりの目標にする場合に適応となる。その際も、心理社会的治療の併用が必要となる（併用しない場合の有効性は確認されていない）。

【用法・用量】1回10mgを飲酒の1〜2時間前に投与。

★1日1回まで、最大20mg/日を超えないこと。

【禁忌】オピオイドの依存症または離脱の急性症状。

【併用禁忌】オピオイド（鎮痛、麻酔）投与中〜中止後1週間以内（緊急時に使用する場合を除く）。

【併用注意】禁忌に該当しないオピオイド受容体作動薬（コデイン、ロペラミドなど）。

✓ 起こりうる代表的な副作用

よくみられる副作用（主要なもの）

- 悪心（31.0%）
- 浮動性めまい、頭痛（それぞれ5%以上）など

✓ ワンポイントアドバイス

本剤自体は「飲酒していること」を前提としているが、依存症治療は断酒が最も安全なゴールである。節酒は断酒に向けての経過と考えて使用する。

飲酒し始めてから内服忘れに気がついた際は、その時点で内服しても効果がある。

副作用が本剤によるものか、飲酒によるものか判断がつきにくいことも多い。
★本剤による副作用を疑った場合は、5mg（0.5錠）から開始すると副作用が出ないこともある。
★「飲酒が楽しくなくなったので、ナルメフェンを飲みたくない」という者も散見される。

発売当初は処方できる医師・病院が厳しく限定されていた。現在でも、アルコール依存症に対しての研修を受けた医師のみが処方できる。
★研修は日本アルコール・アディクション医学会および日本肝臓学会が主催する「アルコール依存症の診断と治療に関する e-ラーニング研修」も含まれるようになった。

（常岡俊昭、古屋宏章）

【ケアのポイント ▶P.318 も参照】

本剤使用の有無にかかわらず、断酒に向けた看護のポイントとなるのは、以下の4点である。
①相手を受け入れ信頼関係を築く。
　★威圧的・監視的な態度ではなく、患者を尊重したかかわりをもつ。
②裏切られても、毅然とした態度で継続的に応援する。
③断酒のための生活習慣を整えるためのサポートを行う。
④患者・家族が孤立しないために、関係機関と連携する。　　　　（眞野三奈子）

引用文献
1. Calleja-Conde J, Echeverry-Alzate V, Giné E, et al. Nalmefene is effective at reducing alcohol seeking, treating alcohol-cocaine interactions and reducing alcohol-induced histone deacetylases gene expression in blood. *Br J Pharmacol* 2016；173：2490-2505.
2. Soyka M. Nalmefene for the treatment of alcohol dependence：a current update. *Int J Neuropsychopharmacol* 2014；17：675-684.

精神科治療で用いられる「その他」の薬剤

●**精神科薬物療法では、向精神薬以外にも、さまざまな薬剤が使用される。**

★ 併存する身体疾患の治療薬（降圧薬など）や、修正型電気けいれん療法などの非薬物治療を行う場合に用いられる薬剤、副作用対策として用いられる薬剤など、さまざまである。

●**ここでは、精神科看護師が知っておきたい「特に重要な薬剤」に絞ってポイントをまとめる。**

治療薬として用いられる薬剤	●精神症状の緩和に、漢方薬が使用される場面も増えてきている ▶P.329 ●添付文書上適用外ではあるが、緊急性の高い「切迫した精神運動興奮状態」を呈したせん妄患者に対して、フルニトラゼパム ▶P.334 静注が行われることがある 　★フルニトラゼパム注射剤は、経口製剤と違って不眠症への適応がなく、麻酔薬として分類されることに注意が必要となる
悪性症候群治療薬	●最もよく使われるのは、ダントロレン ▶P.336 である 　★主に静注が選択される ●ダントロレンの他、クロナゼパム（内服）、フェノバルビタール（筋注）が選択されることもある
鎮静薬筋弛緩薬	●修正型電気けいれん療法（mECT）実施時には、鎮静薬と筋弛緩薬が使用される ●鎮静薬として用いられるのは、チオペンタール、プロポフォール、ケタミン、デクスメデトミジンなどである ●筋弛緩薬としてはロクロニウムなどが用いられている

（相馬　厚）

精神症状や不眠に対する漢方薬の臨床応用

- 本稿では、臨床で遭遇することの多い不眠や抑うつ、あるいは神経質性の色彩が強い身体的訴えに対する漢方薬の投与方法やそのコツなどをまとめる。
- 漢方薬の適応相手は、「疾患」や「障害」ではなく「症状」や「状態」であり、病名とは無関係であること、3〜4週間は継続投与しないと効果が現れにくいことを強調したい。

✓ 抑肝散ないし抑肝散加陳皮半夏は幅広い適応をもつ

- 両薬は「イライラ、カリカリ」といった焦燥や興奮、衝動性を鎮める。
- ★抑肝散と比較して、抑肝散加陳皮半夏は、普段から胃が弱いなど、やや虚弱な体質の患者に使いやすい。
- どちらもクエチアピンなどのようなやわらかい抗精神病薬のような作用を示すが、不思議なことに、抗精神病薬誘発性のパーキンソン症状に代表されるような錐体外路症状は発現しない。
- 抑肝散ないし抑肝散加陳皮半夏が奏効する疾患などについては、下表[1-17]参照。

●認知症	●物盗られ妄想症	●統合失調症	●境界性パーソナリティー障害
●神経症	●広汎性発達障害やアスペルガー障害	●レム睡眠行動障害	
●不眠症	●せん妄	●幻覚症	●むずむず脚症候群　など

❶認知症のせん妄などの興奮や妄想、暴力やイライラなど

- 抑肝散は、興奮や易刺激性が亢進した患者、あるいは物盗られ妄想などで二次的に興奮や不穏・イライラがみられる患者などに投与する。

> **投与例** 抑肝散（抑肝散加陳皮半夏）エキス顆粒（2.5g）　2〜3包
> 　　　　毎食前ないし朝夕食前（食後でもよい）
> 　　　　★夕暮れから次第に夜間せん妄に発展する患者では、2包を昼・夕に処方

- ただし、認知症患者の興奮やせん妄など、いわば「パワフル」な状態とは反対に、元気がなく自発性も乏しい時期の患者には、人参養栄湯を用いるべきである。

> **投与例** 人参養栄湯エキス顆粒（3g）　2〜3包
> 　　　　毎食前ないし朝夕食前（食後でもよい）

人参養栄湯は、認知症に限らず「元気のない」高齢者に投与することがある

329

❷ 物盗られ妄想症（認知症がみられない場合）

●家族や周囲の者とのトラブルで、興奮・不穏となっている患者に抑肝散を投与すると、易刺激性が低下し、コミュニケーションが取りやすくなる。

★妄想は消失しないが、行動化が影を潜める場合がある。

> **投与例** 抑肝散（抑肝散加陳皮半夏）エキス顆粒（2.5g） 2〜3包
> 　　　　毎食前ないし朝夕食前（食後でもよい）

❸ 不眠

●抑肝散の不眠に対する効果は、酸棗仁湯（後述）よりも一般的には弱い。

●ただし、日中から「イライラ、カリカリ」し、不眠でもある場合には、むしろ有益な場合もある。

> **投与例** 抑肝散（抑肝散加陳皮半夏）エキス顆粒（2.5g） 1〜2包
> 　　　　夕食後ないし就寝前

❹ むずむず脚症候群による不眠

●むずむず脚症候群は「じっとしていると、主に足がむずむずするなどして眠れない」不眠症である。

●抑肝散は、高齢者に多いむずむず脚症候群の「むずむず、痛み、ほてり」などの異常感覚には奏効しないが、異常感覚のために発現する「イライラ、カリカリ」には奏効する。

★人参栄湯は、抑肝散と異なり、むずむず脚症候群の異常感覚自体に奏効する。

●両薬は、むずむず脚症候群で一般的に使用される薬物の効果が「今ひとつ」の場合に併用することが多い。

異常感覚のために発現する「イライラ、カリカリ」	**投与例** プラミペキソールなどの第一選択薬 ＋抑肝散（抑肝散加陳皮半夏）エキス顆粒（2.5g） 1〜2包 夕食後ないし就寝前
「むずむず、痛み、ほてり」などの異常感覚	**投与例** プラミペキソールなどの第一選択薬 ＋人参栄湯エキス顆粒（3g） 1〜2包 夕食後ないし就寝前

❺ レム睡眠行動障害の興奮行動

● レム睡眠行動障害とは、いわば睡眠途中からの「ねぼけ」である。せん妄との鑑別が難しい夢遊行動であるし、せん妄に合併することもある。
● 軽症の場合、抑肝散が第一選択薬であってもよい。

> **投与例** 抑肝散（抑肝散加陳皮半夏）エキス顆粒（2.5g）　1～2包
> 　　　　　夕食後ないし就寝前

● 効果が乏しければ、クロナゼパム0.5～1mg（夕食後ないし就寝前）への置換か追加が必要である。

✓ 酸棗仁湯は不眠症に有効

● 上述の抑肝散で取り上げた認知症や高齢者の不眠症とも重複するが、酸棗仁湯はすべての不眠症の適応となる。
● とりわけ「心身が弱って、疲れているのに眠れない」という患者に有効な場合が多い。

> **投与例** 酸棗仁湯エキス顆粒（2.5g）　2～3包　毎食前ないし昼夕食前（食後でもよい）
> 　　　　　★就寝前に1～2包の服用でもよい

✓ 半夏厚朴湯、加味逍遥散、加味帰脾湯は抑うつと不安に有効

● 気分のふさぎ込みや憂うつ、気力・意欲低下、あるいは心配を超えた慢性不安や不安発作などが対象になる。
● いわゆる身体不全などの不定愁訴の多い高齢者も対象となる。

> **投与例** ①半夏厚朴湯エキス顆粒（2.5g）　2～3包
> 　　　　　②加味逍遥散エキス顆粒（2.5g）　2～3包　│ いずれも毎食前
> 　　　　　③加味帰脾湯エキス顆粒（2.5g）　2～3包　│ ないし朝夕食前

✓ 神経質性の色彩が強い高齢者の身体的訴えには、さまざまな漢方薬が使用される

● 代表的な症状と処方例は、下表参照。

インポテンツ	投与例 八味地黄丸エキス顆粒（2.5g） 2〜3包 毎食前ないし朝夕食前	
	★胃弱者には食後投与も考慮	
頭痛	投与例 呉茱萸湯エキス顆粒（2.5g） 1〜3包 毎食前ないし朝夕食前	
	★頓服投与も可	
肩こり	投与例 葛根湯エキス顆粒（2.5g） 2〜3包 毎食前ないし朝夕食前	
	★麻黄による尿閉に注意	
めまい	投与例 五苓散エキス顆粒（2.5g） 2〜3包 毎食前ないし朝夕食前	
下痢	投与例 半夏瀉心湯エキス顆粒（2.5g） 2〜3包 毎食前ないし朝夕食前	
便秘	投与例 大建中湯エキス顆粒（5.0g） 4包〜6包 毎食前ないし朝夕食前	
	★保険適用上の容量は15.0gであることに注意	
過敏性腸症候群	投与例 桂枝加芍薬湯エキス顆粒（2.5g） 2〜3包 毎食前ないし朝夕食前	
全身倦怠感	投与例 補中益気湯エキス顆粒（2.5g） 2〜3包 毎食前ないし朝夕食前	
神経痛	投与例 桂枝加朮附湯エキス顆粒（2.5g） 2包〜3包 毎食前ないし朝夕食前	
	★附子の過量投与にならないよう、調剤用附子末との併用に注意	
冷え性	投与例 真武湯エキス顆粒（2.5g） 2〜3包 毎食前ないし朝夕食前	
	★附子の過量投与にならないよう、調剤用附子末との併用に注意	
頻尿	投与例 牛車腎気丸エキス顆粒（2.5g） 2〜3包[18] 毎食前ないし朝夕食前	
腰痛	投与例 牛車腎気丸エキス顆粒（2.5g） 2〜3包 毎食前ないし朝夕食前	
耳鳴り	投与例 牛車腎気丸エキス顆粒（2.5g） 2〜3包 毎食前ないし朝夕食前	
胃部不快感	投与例 六君子湯エキス顆粒（2.5g） 2〜3包[18] 毎食前ないし朝夕食前	

✓ ワンポイントアドバイス

▎ 漢方薬は、いわゆる現行の西洋薬の代替薬ではない。

▎ 上手に使いこなせば、比較的有害事象も発現しにくい。

▎ 西洋薬を服用し、パーキンソン症状やふらつきなどの副作用が出現している患者に投与することで、患者の西洋薬を減量したり中止できる場合もある。

▎ 精神疾患や不眠などに対する漢方薬は、1か月程度以上服薬しないと効果が現れないものもあるので、辛抱強く服薬する必要がある。

（堀口　淳）

┌【ケアのポイント】

漢方薬は、食前（食事の60～30分前）や食間（食後およそ2時間後）に服用する場合もあるため、服用時間に注意が必要。

効果は少なくとも1～2週間服用してから評価する。

味やザラザラ感が苦手な場合は、服用時の水の量を多くする、内服前に口腔内を水で湿らせる。

苦味やにおいが気になる場合は、オブラートを使用する。

嚥下障害がある場合は、トロミをつけたり、服薬補助ゼリーを使用したりするとよい。

(眞野三奈子)

引用文献

1. Shinno H, Utani E, Okazaki S. Successful treatment with Yi-Gan San for psychosis and sleep disturbance in a patient with dementia with Lewy bodies. *Progress in Neuro-Psychopharmacology & Biological Psychiatry* 2007；31(7)：1543-1545.
2. Miyaoka T, Furuya M, Yasuda H. Yi-gan san for the treatment of borderline personality disorder：An open-label study. *Progress in Neuro-Psychopharmacology & Biological Psychiatry* 2008；32(1)：150-154.
3. Miyaoka T, Furuya M, Yasuda H, et al. Yi-gan san for the treatment of neuroleptic-induced tardive dyskinesia：An open-label study. *Progress in Neuro-Psychopharmacology & Biological Psychiatry* 2008；32(3)：761-764.
4. Shinno H, Inami Y, Inagaki T. Effect of Yi-Gan San on psychiatric symptoms and sleep structure at patients with behavioral and psychological symptoms of dementia. *Progress in Neuro-Psychopharmacology & Biological Psychiatry* 32：881-885, 2008
5. Miyaoka T, Furuya M, Yasuda H, et al. Yi-Gan San as Adjunctive Therapy for Treatment-Resistant Schizophrenia：An Open-Label Study. *Clinical Neuropharmacology* 2009；32(1)：6-9.
6. Miyaoka T, Nagahama M, Tsuchie K：Charles Bonnet syndrome：successful treatment of visual hallucinations due to vision loss with Yi-gan san. *Progress in Neuro-Psychopharmacology & Biological Psychiatry* 2009；33(2)：382-383.
7. Miyaoka T, Horiguchi J：Clinical Potential of Yi-Gan San(Yokukansan)for the Treatment of Psychiatric Disorders. *Current Psychiatry Reviews* 2009；5(4)：271-275.
8. Miyaoka T, Furuya M, Kristian L, et al. Yi-Gan San for Treatment of Charles Bonnet Syndrome(Visual Hallucination Due to Vision Loss)：An Open-Label Study. *Clinical Neuropharmacology* 2011；34(1)：24-27.
9. Miyaoka T, Wake R, Furuya M. Yokukansan(TJ-54)for treatment of pervasive developmental disorder not otherwise specified and Asperger's disorder：a 12-week prospective, open-label study. *BMC Psychiatry* 2012；12：215.
10. Miyaoka T, Wake R, Furuya M. Yokukansan(TJ-54)for treatment of very-late-onset schizophrenia-like psychosis：An open-label study. *Phytomedicine* 2013；20(7)：654-658.
11. Wake R, Miyaoka T, Inagaki T. Yokukansan(TJ-54)for Irritability Associated with Pervasive Developmental Disorder in Children and Adolescents：A 12-Week Prospective, Open-Label Study. *JOURNAL OF CHILD AND ADOLESCENT PSYCHOPHARMACOLOGY* 2013；23(5)：329-336.
12. Furuya M, Miyaoka T, Tsumori T. Yokukansan promotes hippocampal neurogenesis associated with the suppression of activated microglia in Gunn rat. *JOURNAL OF NEUROINFLAMMATION* 2013；10：145.
13. Furuya M, Miyaoka T, Hashioka S. Yokukansan increases serum Brain-derived neurotrophic factor (BDNF)levels in Gunn rat. *Journal of Brain Science* 2014；44：
14. Miyaoka T, Furuya M, Horiguchi J. Efficacy and safety of yokukansan in treatment-resistant schizophrenia：a randomized, double-blind, placebo-controlled trial(a Positive and Negative Syndrome Scale, five-factor analysis). *Psychopharmacology* 2015；232(1)：155-164.
15. Miyaoka T, Furuya M, Horiguchi J. Efficacy and Safety of Yokukansan(TJ-54)in Treatment-Resistant Schizophrenia：A Randomized, Multi-center, Double-Blind, Placebo-Controlled Trial. *Evidence-Based Complementary and Alternative Medicine*(Article ID 201592, 11 pages), 2015.
16. Miyaoka T, Kawano K, Furuya M. Efficacy and Safety of Sansoninto in Insomnia with Psychiatric Disorder：An Open-Label Study. *Journal Alternative & Integrative Medicine* 2015；4(1)：
17. Miyaoka T, Wake R, Araki Y, et al. Efficacy and safety of sansoninto for insomnia symptoms in child and adolescent patients of psychiatric disorders：An open-label study. *J. St.Marianna Med Inst* 2022；(12)：8-16.
18. 北島政樹総監修, 堀口淳他編：漢方の科学化—Kampo Science Visual Review. ライフサイエンス出版, 東京：2017.

一般名 **フルニトラゼパム**

商 品 名	サイレース®
剤形と規格	注 2mg

✔ 特 徴

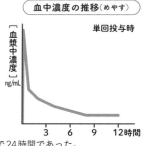

血中濃度の推移（めやす）

単回投与時

［血漿中濃度］ ng/mL

3　6　9　12時間

【作用機序】フルニトラゼパムは、GABAᴀ受容体
ーベンゾジアゼピン受容体ーCl⁻チャネル複合体
に作用してGABA神経活動を亢進させること
で、催眠鎮静作用をもたらす。

【代謝経路】主に肝臓で代謝され、大部分が尿中に
排泄される。

【半減期】未変化体の血中濃度は3相性の減少を示す。

★平均血中半減期は、第1相（0〜30分目）で8分、第
2相（30分〜4時間目）で2時間、第3相（4時間目以後）で24時間であった。

✔ 使用時の注意点

【適応】全身麻酔の導入、局所麻酔時の鎮静。

★興奮や不穏に対する鎮静目的での使用は添付文書上適用外であることに注意。

【用法・用量】注射用蒸留水にて2倍以上に希釈調製し、できるだけ緩徐に（1mgを
1分以上かけて）静脈内に投与。

★通常、成人に対する全身麻酔の導入としては体重1kgあたり0.02〜0.03mg、局所麻酔
時の鎮静としては体重1kgあたり0.01〜0.03mgとし、必要に応じて初回量の半量ない
し同量を追加投与する。

★患者の年齢、感受性、全身状態、手術術式、麻酔方法などに応じて適宜増減する。

【投与量の調整が必要な場合】下表参照。

増量を検討	●副作用の出現がなく、目標とする深度まで
中止を検討	●傾眠・ふらつきなどの症状が出現した場合には、適宜減量や中止を検討 ●呼吸抑制や血圧低下、徐脈といった重大な副作用が出現した際には、原則中止

【禁忌】急性閉塞隅角緑内障、重症筋無力症、本剤（注射剤）に対する過敏症の既往歴。

【併用注意】アルコール、中枢神経抑制薬（フェノチアジン誘導体、バルビツール酸
誘導体、鎮痛薬、麻酔薬など）、MAO阻害薬、シメチジン。

✔ 起こりうる代表的な副作用

POINT 重大な副作用に備え、急変対応の準備をしておく

その他

まれだが重大な副作用	その他よくみられる副作用	
● 無呼吸 ● 呼吸抑制 ● 舌根沈下	頻度1%以上	● 血圧低下
	頻度1%未満	● 覚醒困難 ● 興奮・多弁 ● AST上昇 ● しゃっくり ● 徐脈 ● 嘔吐 ● 体動

麻酔薬

✔ ワンポイントアドバイス

精神科診療では、本剤を興奮や不穏に対する鎮静目的で投与せざるを得ない場合もあるが、適用外使用であることに留意する。

呼吸抑制などの重大な副作用があるため、投与に際しては必ず医師が緩徐に静注する。

本剤投与前には、①人工呼吸のできる器具(酸素吸入器、吸引器具、気管挿管器具など)、②救急蘇生薬(昇圧薬など)、③ベンゾジアゼピン受容体拮抗薬(フルマゼニル)を準備する。

投与中はパルスオキシメーターや血圧計などを用いて、継続的に患者の呼吸・循環動態を観察する。

鎮静が得られた後に副作用が出現することもあるため、鎮静後もバイタルサインを定期的にチェックする。

(竹島正浩)

【ケアのポイント】

鎮静処置時には、以下に注意してかかわる。

①モニターを装着し、身体管理を行う。

②酸素吸入や吸引、心電図モニター、パルスオキシメーターを準備し、呼吸状態を中心に観察を行う。

③覚醒状態の観察を行う。覚醒後は状況の理解が不十分であることから、現状について具体的に説明する。

④身体拘束が必要な場合は、深部静脈血栓症予防のため、点滴の維持、弾性ストッキング、間欠的空気圧迫法を用いる。 (眞野三奈子)

| 一般名 | **ダントロレン**ナトリウム |

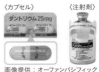

〈カプセル〉　〈注射剤〉

画像提供：オーファンパシフィック

| 商　品　名 | ダントリウム® |
| 剤形と規格 | **カプセル** 25mg　**注** 20mg |

✓ 特　徴

【作用機序】細胞質のカルシウム（Ca）イオン濃度が上昇すると筋肉は収縮する。本剤は細胞質のCaイオン濃度上昇を抑え、既にあるCaイオンを細胞質から取り除くことで筋弛緩を誘発する[1-4]。

★神経筋接合部よりも末梢（興奮ー収縮連関）に作用する。

【代謝経路】肝代謝型。代謝物は胆汁・尿を介して排泄される[3]。

★代謝物に筋弛緩作用はほとんどない。

【半減期（静注時）】約6時間。

血中濃度の推移（めやす）

単回投与時

静注

経口

[血漿中濃度] μg/mL

2　4　6　8　24時間

★経口投与の場合、70％が吸収され、約4時間で最高血中濃度に達する。

★静注の場合、有効血中濃度や効果発現時間・持続時間に個人差はあるが、健康成人を用いた報告[2]では、ダントロレンを5分ごとに0.1mg/kg（累積2.4mg/kg）静注すると血中濃度は平均4.2μg/mLとなる。このとき、骨格筋収縮は平均75％阻害され、握力は42％低下する。投与後2〜3分で効果は安定し、この濃度は約5時間持続した、とされている。

✓ 使用時の注意点

【適応と用法・用量】下表参照。

| カプセル（経口） | ●**適応**：痙性麻痺（脳血管障害後など）、全身こむら返り病、悪性症候群
●**悪性症候群治療の場合**：1回25〜50mgを1日3回。2〜3週間以内に向精神薬治療を開始、悪性症候群の治療を終了することが望ましい |
| 注射剤（静注） | ●**適応**：悪性症候群、麻酔時における悪性高熱症
●**悪性症候群治療の場合**：初回に40mgを静注し、改善まで20mgずつ追加（最大200mg/日）。通常7日以内に投与を終了する |

【溶解】注射用水60mLを加え、澄明な橙色の溶液として使用する。

★生理食塩液を使用すると混合直後に沈殿し、5％ブドウ糖液は混合30分以内に沈殿する。

【禁忌・併用禁忌】下表参照。

| カプセル | 閉塞性肺疾患あるいは心疾患による著しい心肺機能低下、筋無力症状、肝疾患 |
| 注射剤 | なし |

【併用注意】下表参照。

カプセル・注射剤共通	カルシウム拮抗薬（高カリウム血症に伴う心室細動・循環虚脱の恐れ）、抗パーキンソン病薬（呼吸中枢抑制作用増強の恐れ）
カプセルのみ	エストロゲン（肝障害が多い）、ベンゾジアゼピン系薬など筋弛緩作用のある薬剤（作用の増強）

✔ 起こりうる代表的な副作用

> POINT 悪性症候群発症時には、**救命が最優先**となる。そのため、肝障害があっても有益性を考慮して投与を継続することができる

まれだが重大な副作用	その他よくみられる副作用	
●カプセル：呼吸不全、胸膜炎、イレウス、肝障害 ●注射剤：呼吸不全、イレウス	頻度1%以上	●カプセル：脱力感 ●注射剤：肝機能障害
	頻度1%未満	●カプセル：肝機能異常（AST/ALT上昇）

✔ ワンポイントアドバイス

悪性症候群を疑って本剤の使用を検討する状態では、可能な限り原因となりうる薬剤（抗精神病薬など）の中止を早急に考慮する必要がある。
★多くの場合、一過性に精神症状が悪化するリスクが高いとしても、身体状態の改善を優先させる。

脱水や全身状態の管理を並行して行う必要がある。

(常岡俊昭、古屋宏章)

【ケアのポイント ▶P.358 も参照】

悪性症候群は、抗精神病薬やドパミン受容体拮抗作用をもつ消化管運動改善薬の使用時、抗パーキンソン病薬の減量・中止時にも生じうる副作用で、重症化すると致死的となることもある。だるさや腰痛が初期症状である可能性もあるため、服薬指導が重要となる。

(眞野三奈子)

引用文献
1. Krause T, Gerbershagen MU, Fiege M, et al. Dantrolene--a review of its pharmacology, therapeutic use and new developments. *Anaesthesia* 2004 ; 59 : 364-373.
2. Flewellen EH, Nelson TE, Jones WP, et al. Dantrolene dose response in awake man : implications for management of malignant hyperthermia. *Anesthesiology* 1983 ; 59 : 275-280.

起こりうる代表的な副作用

● 精神科薬物療法を行う場合、副作用に注意が必要となる。

● 精神疾患患者の場合、症状を訴えることができない状況にある患者や、その症状を副作用だと認識できずに自己判断で服用を中止してしまう患者もいるため、注意深い観察と聴き取りが重要となる。

● ここでは、特に注意したい代表的な症状について、ケアのポイントをまとめる。

代表的な副作用

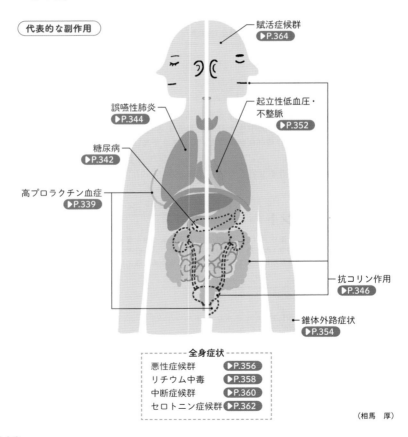

賦活症候群 ▶P.364

起立性低血圧・不整脈 ▶P.352

誤嚥性肺炎 ▶P.344

糖尿病 ▶P.342

高プロラクチン血症 ▶P.339

抗コリン作用 ▶P.346

錐体外路症状 ▶P.354

全身症状

悪性症候群 ▶P.356
リチウム中毒 ▶P.358
中断症候群 ▶P.360
セロトニン症候群 ▶P.362

（相馬　厚）

高プロラクチン血症

代表的な症状
月経不順・無月経・
乳汁分泌など

関連する主な薬剤
抗精神病薬

✓ 副作用の特徴

❶ 生殖・性欲にかかわる副作用である

● プロラクチンの分泌は、ドパミンで抑制される。抗精神病薬は、ドパミン過剰状態を改善することで効果を発揮する。

● ドパミンが減ると、プロラクチンの分泌は増える。プロラクチンが高値になると性腺の機能が抑制され、下表の症状が起こることがある。

男性	性欲の低下、勃起不全、女性化乳房　など
女性	月経不順、無月経、不妊、流産、乳汁分泌　など

❷ 本人にしかわからない副作用である

● 高プロラクチン血症の症状は容易に自覚できるが、外見上の変化は少なく、医療者が観察を通じて気づくことは難しい。

【臨床でのエピソード】
統合失調症で入院中の男性患者Aさんの胸部が明らかに膨らんでいることが、Tシャツの上からでもはっきりわかる状態となった。Aさん本人が気にせず薄着で過ごしていたので、周囲が気づくことができた。
内服調整で解決したが、症状消退までは衣服の調整などを行い、Aさん本人と周囲への配慮を図った。

● 医療者からの確認にも、実情を伝えてもらえない場合もある。

● 患者がどのように受け止めているかの確認には、配慮が必要となる。

❸ 相談しにくい副作用である

● 高プロラクチン血症の症状は、自尊感情の低下や大きな不安に結びつく。しかし、「副作用なのかな…」と思っても、性的な話題となるため、患者からは相談しにくい。医療者から確認されても答えにくいため、拒薬や怠薬に結びつきやすい。

★特に異性の医療者には伝えにくい。

【臨床でのエピソード】
症状が安定して退院した統合失調症の男性患者Bさんに、3か月ほどで易怒性亢進がみられた。Bさんは、通院時も「思い当たることはない」と話していたが、看護師が内服状況を尋ねると、「女の先生とかには言えないけどさ。彼女ができたんだ。でも、薬を飲んでいるとダメだから…」と、勃起不全対策として怠薬が続いていることを話してくれた。
主治医への相談をサポートし、治療薬の変更で落ち着いた。

● 医療者にとっては「想定内の副作用」でも、患者は人生設計などに影響する深刻な問題ととらえていることもある。

> 【臨床でのエピソード】
> 初めて精神科病院に入院し、薬物治療を始めた女性患者Cさんが「生理が来なくて…。環境のせいでしょうか」と悩んでいた。
> 環境や生活リズムの変化が影響している可能性もあるが、薬の副作用も考えられると話すと「薬を飲んでいたら、子どもを産めなくなっちゃうってことですか！」と感情をたかぶらせた。
> 看護師が副作用かどうかは検査で確認できること、現実的に妊娠を考え始めたら治療薬を再考すればよいことを説明したところ、内服継続された。
> その後、通院治療に切り替わり、結婚と同時に主治医に相談して内服の調整を行った。

✓ 注意事項：安全管理

● 妊娠中ではないか確認する（流産のリスク）。
● 抗精神病薬の副作用としての高プロラクチン血症について、どのような説明を受けているか患者に確認する。不安や不満があるようなら、補足説明について主治医と検討する。
★ 看護師が説明する場合も、何をどこまで伝えるか主治医と検討する。
● 血液検査（血中プロラクチン濃度の測定）で診断がつき、薬剤調整で対応できることを伝える。
● 自己判断で内服調整を行うことは危険であることも伝える。

✓ 看護のポイント

● 十分な睡眠、適度な運動、食事（水分摂取）の確保が重要となる。
★ 活動や栄養状態が、患者のふだんの状態と異なる場合は効果・副作用ともに影響を受ける。情報共有を図り、効果の程度や副作用の有無を確認する。
● 疲労やストレスは副作用発現を高める要因となりうるため、「自分で"健康だ"と感じるときと比べて疲れていないか」「ストレスに感じていることはあるか」を確認する。
★ 患者独自の表現や、受け止め方（認知機能）に配慮してアセスメントする。

✓ かかわり方のポイント（月経不順・無月経）

● 月経不順は、月経周期が24日未満または39日以上の場合をいう。
★ 3か月以上月経がない場合は無月経という。
● プロラクチンは排卵を抑制する働きがあるため、血中のプロラクチン濃度が高くなると、月経周期が遅れる場合がある。

●抗精神病薬、それ以外の精神科治療薬の内服の副作用として起こることもあるが、そもそも月経周期はストレスの影響を受けやすい。そして、入院は多くの患者にとって強いストレス環境下である。根拠なく「副作用」と決めつけないことが重要になる。
●年齢・出産経験(今後の妊娠の可能性)などをふまえ、患者の理解や同意を尊重する(下表参照)。

内服前の確認・説明	□ **副作用としての高プロラクチン血症** ●なぜ起きるのか、どんな症状か ●採血(血中プロラクチン濃度)で鑑別がつき、症状発現時は対応可能 ●プロラクチン濃度は日内変動があるため、複数回の検査が必要なこともある □ **月経周期** ●間隔 ●これまでに周期が変わった経験、その理由と思われること □ **月経に対する思い** ●予定通りでないと不安になる、あまり気にしていないなど □ **妊娠・出産への思い** ●将来の希望や人生設計について
	●上記をふまえ、不安や疑問の表出を図る ●患者の思いを医療者が共有することは、治療のモチベーションを支えることにもつながる
内服後の確認・説明	□ 飲み始めてからの気持ちの変化、身体の変化 □ 飲み続けられそうか

(久保正恵)

糖尿病

代表的な症状
口渇、多尿・多飲などの高血糖症状
関連する主な薬剤
オランザピンをはじめとする抗精神病薬

✔ 副作用の特徴

- 糖尿病は、インスリンの分泌不足、インスリン作用不足（インスリン抵抗性増大など）によって高血糖状態が続く代謝症候群である。
- 口渇、多飲・多尿、体重減少、倦怠感などが生じ、重症化するとショック、けいれん、意識消失をきたすこともある。これらの症状は、長期間にわたる高血糖の持続によって出現する。

❶ 副作用（食欲増進、活動量低下）による体重増加は、糖尿病のリスクとなる

- 抗精神病薬には、食欲増進作用があるものが多い。
- 眠気、ふらつき、筋弛緩作用などの副作用により活動が低下し、運動量は減少する。
- 上記から、体重増加（肥満）が生じる。
- ★肥満は、メタボリックシンドロームや糖尿病のリスクを上昇させる。

❷ 精神症状による「自己管理の困難さ」が糖尿病を悪化させる

- 糖尿病は、自己管理が病気の進行に大きく影響する
- 精神疾患患者の場合、血糖コントロールや食事の管理、安定した薬剤の服用などが難しいことも多い。
- 合併症の治療機関も限定されてしまう実情もある。

❸ 発症による悪循環

- 糖尿病を発症すると、使用できる抗精神病薬が限定され、治療の選択肢が狭くなる。
- 精神症状が悪化する一方で、自己管理の必要性が増すという困難な状況に陥る。

✔ 注意事項：安全管理

- 薬剤の投与開始前の情報を把握すること、投与中は継続的にモニタリングを行うことが重要となる（下表参照）。

投与開始時、切り替え時	●糖尿病の既往、家族歴 ●症状の有無：口渇、多飲、甘みのある飲料摂取の増加、多尿、頻尿 ●データの確認：体重、血糖値、HbA1c ●生活習慣の変化
治療中	●薬品ごとのガイドラインを検索し、モニタリングを行う

✔ 看護のポイント

❶ 適切な栄養摂取

●患者の「もともとの食生活」について確認する。

★好き嫌い、食事の回数や摂取量を把握する。

●患者は、食事制限の必要性をどのように受け止めているか確認する。

●食事制限について、患者本人の希望（たまに食べたい嗜好品など）を聞き、体重コントロールと関連づけて患者と一緒にプランを作る。

❷ 運動療法

●どのくらいのカロリー消費が必要か、認識を共有する。

●患者自身が、どのような運動なら続けられるか、話し合う。

★身近な運動器具の活用も検討する。

✔ かかわり方のポイント

●患者に「自分ひとりだけで、がんばらなくても大丈夫」と伝え、一緒に対応を考える。

●最も大切なのは「継続すること」である。

★医療者が思うよい方法を「○○しなくては」と患者に押しつけないように注意する。

【 臨床でのエピソード 】

「糖尿病だから、おやつを我慢しろだなんて！ イライラするほうが、よっぽど体に悪いですよ。目が見えなくなってもいいです。どうせ死ぬなら、好きなものを食べたい！」と感情をたかぶらせる患者に、どのように対応すればよいだろうか。

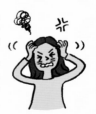

そのようなとき、筆者は「誰のために、おやつのがまんを強要するのか」を考えるようにしている。まずは、患者が希望するものか代替品を食べてもらい、落ち着いたときに「おいしかったですか？ よかった。これからも、好きなときに○○を食べるためには…」と話す。患者自身がルールを決め、自分で破り、また考える。そのようなケアは時間がかかるが、「そのようなケアを行ったから退院できた」という患者を、筆者は何人か見てきた。

糖尿病のように、長期にわたって付き合わなければならない疾患では、患者だけががまんするのではないかかわりが、非常に大切になる。

(久保正恵)

誤嚥性肺炎

代表的な症状
発熱、咳嗽、喘鳴、痰など
関連する主な薬剤
抗精神病薬、抗うつ薬（主に三環系、四環系）、
睡眠薬など

✔ 副作用の特徴

① 入口は、おおむね摂食嚥下障害

●誤嚥は、本来、消化管にいくべき飲食物や唾液が気管に入ること。誤嚥に伴って肺に細菌が入ると、肺炎を発症する。

●誤嚥は、摂食嚥下の5つの段階のうち、咽頭期に起こる（下表参照）。

摂食	先行期（認知期）	飲食物を認識し、口に入れる	五感＋手〜口
	準備期（咀嚼期）	咀嚼し唾液を混ぜ、食塊をつくる	口腔
	口腔期	食塊を咽頭に運ぶ	口腔〜咽頭
嚥下	咽頭期	咽頭が前上方に動く→食道の入口が開く 咽頭が収縮して食塊を食道に運ぶ このとき喉頭蓋・披裂部・声帯で気管を閉鎖	咽頭〜食道
	食道期	食道の蠕動運動で胃に送る	食道〜胃

●正常な摂食嚥下が行われない理由は「意識レベルの低下」と「筋力低下」である。

●三環系・四環系の抗うつ薬による口腔乾燥、睡眠薬の持ち越し効果による意識レベルの低下・筋力低下という副作用というリスクがある。

★咳嗽反射や嚥下反射に影響する伝達物質（サブスタンスP）は、ドパミンに誘導されて合成されるため、抗精神病薬内服に伴い濃度が下がることで反射が起きにくくなる。

●精神症状による食行動の変化や、口腔ケア不足からの易感染状態など、摂食嚥下障害を生じるリスクは複数あることに加え、誤嚥時に適切な咳嗽反射が起こらないことで、誤嚥性肺炎につながっていく。

② 身体的な治療が必要

●新型コロナウイルス感染症の流行以前は、入院病棟で患者が発熱すると、まず誤嚥性肺炎を疑い、採血による炎症反応と胸部X線写真を確認していた。

★上記2つの検査で診断がつくことも多く、精神科病院で働く医療者にとって身近な疾患でもある。

●誤嚥性肺炎を発症すると、点滴管理、栄養管理、呼吸管理、栄養状態の悪化と安静臥床の持続から生じた褥瘡の処置など、身体的な治療・処置・観察の実施が必要になり、本来ならば治療のターゲットであるはずの精神症状への対応ができない事態となりかねない。

★治療や処置の必要性の理解や同意が難しい場合、危険行動（ルートの自己抜去など）を予防するために身体拘束の検討を要することもある。自施設では身体的治療の環境や技術・経験が整わず、転院を要することもある。

● 誤嚥性肺炎の入口である摂食嚥下障害は、「窒息」のリスクにも直結する。

❸ ケアと観察で予防できることが多い

● 嚥下障害の症状は、むせだけではない。「食事でも飲水でもむせたことはないから大丈夫」と決めつけてはいけない。
● 丸飲み・早食いなど危険性がわかりやすいもの以外にも、口にためて飲み込まない・食べこぼす・よだれが出る・通常より時間がかかる・食事を食べないなどの症状がみられたら、嚥下障害を疑ってみる必要がある。
● 誤嚥性肺炎は、精神科治療薬を内服していなくても、加齢や口腔衛生の保持困難などでも生じる。だからこそ、観察とケアで予防できる可能性も大きい。

✓ 注意事項：安全管理

● リスク因子の把握、情報共有が必要となる。
★ 加齢、摂食機能、栄養状態、ADL、食習慣・現在の食事形態、内服状況、口腔ケアおよび保清の状況（義歯を含む歯の状態、舌苔などの口腔衛生状態など）。
● 摂食嚥下能力に対応する食形態が選択できるシステムをつくる。
● 誤嚥時のケアのトレーニングを行う。
● 食事時以外の飲水や飲食、入眠中の呼吸状態の観察を行う。

✓ 看護のポイント

● 適切な食形態の選択、必要な介助を行う。
● 摂食嚥下障害の症状の観察を行う。
● 活動、食事摂取状況の変化の有無をとらえる。
● 「いつもと違う」を患者から伝えられる関係性を構築する。

> 【臨床でのエピソード】
> 60歳代、統合失調症の男性患者Aさんは、入院時よりガラガラ声で、「昔からこんな声です。咳とか痰とかは出ないよ」と話していた。3か月後、傾眠がちな様子が観察され、数日後に発熱。胸部X線写真で誤嚥性肺炎と診断された。
> カンファレンスでは「むせていなかったし、SpO₂もそれほど下がっていなかった」「食事も普通に食べていた。眠そうだから、時間はかかっていたけれど」「"眠そう"とか"時間がかかる"は要注意だね」「食べるのが好きだから嫌がられるかもしれないけれど"ごはん食べにくくない？"とか"心配だから、もっとやわらかい食事を試してみる？"って声かけできたらよかったね」という意見が出た。
> Aさんは点滴加療にて回復。治療の必要性は理解し、療養期間を過ごせたが、治療プログラムに参加できず、退院が遅れることを気にしていた。

（久保正恵）

抗コリン作用
による症状

代表的な症状
イレウス・便秘、下部尿路症状、口渇など
関連する主な薬剤
抗精神病薬（主に定型）

✓ 副作用の特徴

❶共通するのは抗コリン作用

● ムスカリン受容体を遮断することで、アセチルコリンの働きを抑制する作用（抗コリン作用）によって生じる。

● 抗精神病薬は、過剰になっているドパミンを抑制することで、陽性症状を改善すると考えられている。しかし、ドパミンが減ることで、手指振戦などの症状（パーキンソン様症状）が現れることがある。

★ 特に定型抗精神病薬（第一世代抗精神病薬）ではこの副作用の発症が多く、非定型抗精神病薬（第二・第三世代抗精神病薬）では、この副作用の軽減が図られた。

● パーキンソン様症状を軽減させるには、ドパミンと拮抗するアセチルコリンのコントロールが必要になる。アセチルコリンを抑制する作用（抗コリン作用）によってパーキンソン様症状の軽減に成功しても、平滑筋の収縮運動などが抑制されるため、抗コリン作用による症状が生じることとなる（下表参照）。

イレウス・便秘	腸管平滑筋の収縮運動の抑制（腸管蠕動運動が弱くなる）	中枢神経症状
下部尿路症状	膀胱平滑筋の弛緩（膀胱内圧が高まらず排尿できず尿閉）	
口渇・多飲水	唾液分泌が抑制される	
その他	意識障害や認知機能障害などの中枢神経症状のリスクもある	

❷症状は、徐々に進行する

● 抗精神病薬の使用期間は、長期にわたることが多い。精神症状や入院生活の影響で活動量は低下し、環境にストレスを感じることも多い。

● 薬の副作用以外にも、便秘・下部尿路症状・多飲水の要因は複数考えられる。治療の継続によって生じる副作用に、毎日の治療生活のリズムや習慣が症状悪化を助長する。

● 後から振り返ると「何となく、あのころから調子が悪かったかもしれない」とわかっても、明確な発症日はわかりにくい。

● 症状が明確になるまで気づきにくいうえ、副作用以外の原因を考えてしまいがちである。そして、明確な症状に気づいたときには、生命を脅かすリスクが迫っている可能性がある。

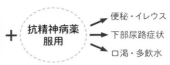 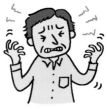

- ●入院環境のストレス
- ●活動量の低下
- ●食生活の変化　など

＋

抗精神病薬
服用

→ 便秘・イレウス
→ 下部尿路症状
→ 口渇・多飲水

副作用対策

抗コリン作用

❸ 進行するとショック状態に陥り、生命の危機リスクがある

- ●**便秘**：麻痺性イレウスに進行し、腸管虚血や腸管穿孔を起こせばショック状態となる。
- ●**下部尿路症状**：尿路感染のリスクを高める。
- ●**多飲水**：低ナトリウム血症によるショックを招く。

❹ 共通する副作用対策

- ●作用、副作用が重複する薬剤を投与しない。
- ●症状出現時には、原因薬物の減量または変更が必要となる。

☑ イレウス・便秘について

- ●陽性症状を改善するだけだった抗精神病薬が、非定型抗精神病薬の開発により陰性症状にも効果を発揮するものとなった。
- ●症状だけでなく身体機能にも抑制効果をもつ薬剤を複数併用していた時代から、単剤使用が主流の時代にもなった。しかし、いまだに抗精神病薬と便秘は切り離せない。
- ●精神科病棟で、便秘の患者の腹部X線写真を撮ると、巨大結腸が確認されることは珍しくない。
- ★**巨大結腸**：抗コリン作用による便秘が慢性化し、腸壁が拡張すること。麻痺性イレウスの原因となりうる。
- ●長期間下剤を服用し続けているため、下剤の効果が芳しくない患者も多く、「毎日、快調」という排便コントロールは困難なことが多いのが現実である。
- ●便秘の原因は、精神科薬物療法の副作用だけでなく、入院環境での活動制限、過剰になりがちな栄養摂取、水分のインアウトバランスの不均衡など、複数挙げられる。

❶ 安全管理のポイント

- ●排便状況を確認（回数、性状、時間帯、苦痛の有無、健康なときの排便パターン）する。

347

★便が出ないこと・便が硬いことによる苦痛だけでなく、便が軟らかすぎる場合も排便コントロールは難しく不都合・不快もある。

●内服状況(精神科治療薬、下剤、その他の薬剤)を確認する。

★患者本人が望む状態と現実のギャップを確認しておくことで「本当は服用していないのに"飲んでいます"と言ってしまう」「数日に1回浣腸で出すので、下剤は飲まない」といった危険な状態を避け、実態に即した薬効の判断や、危険性の少ない調整につなげられる。

●栄養摂取状態を確認する。

❷ 看護のポイント

●腹部の聴診、膨満の有無を確認する。
●本人の違和感や不快感の変化をとらえる。
●食事の工夫(野菜・海藻などの高繊維食)を行う。
●適度な運動、規則正しい生活が大切であることを伝える。
●便秘時の診察依頼を促す。

【臨床でのエピソード】
50歳代の女性患者Aさんは、10歳代後半で統合失調症を発症し、治療を開始してから、複数回、イレウスの既往がある。
Aさんには糖尿病境界域の診断が出ているが、「これだけが楽しみ」でおやつの制限は拒否。「おなかが痛いのは嫌だけど、パンツに便がつくのも嫌」と、数日に1回の浣腸で排便していた。
しかし、グループホームへの退院が決まったタイミングで「浣腸をお願いするわけにはいかない。どうしよう」と悩みを打ち明けられたため、看護師とAさんで相談し、排便回数と運動、おやつを記録する日記をつけることになった。
翌日からAさんは、ウォーキングやラジオ体操を実施。下剤も数種類試し、「今日は便秘○日目だから△錠と□滴」と自分に必要な加剤パターンに納得して退院された。

✓ 下部尿路症状について

●排尿のトラブル、蓄尿のトラブル、排尿後のトラブルに分類される(下表参照)。

排尿のトラブル	尿を出しにくい、あるいは尿が出ない(尿閉など)
蓄尿のトラブル	尿をためられない(頻尿や尿失禁、尿意切迫感、夜尿症など)
排尿後のトラブル	排尿後の疼痛、違和感、残尿感 ★必ず症状があるわけではなく無症状のこともある。無尿でなければ、膀胱内の残尿は増える

❶ 安全管理のポイント

●**排尿の確認**:「尿の回数・量・性状がいつもと比べてどうか」確認する。
★異常があれば泌尿器科を受診する。

● 男性の場合、前立腺肥大の有無も確認する。
● 残尿測定、血液検査、身体所見を確認する。
● 水分摂取状況(量、時間、内容)を把握する。
● 活動のパターン、排尿に関する本人の思いを確認する。

❷ 看護のポイント

● 患者が排尿に関して望むことを確認する。
● 飲水の調整(量、時間、内容)を行う。
● 骨盤底筋体操を行う。
● 排尿日誌の記録を勧める。

【 臨床でのエピソード 】
30歳代、統合失調症の男性患者Bさんが「夜間の頻尿で、ゆっくり眠れない」と訴えた。排尿後の残尿感の自覚はなく、前立腺の肥大もない。
しかし、よくよく話を聞くうちに、Bさんは「これがないと落ち着かなくて」と寝る前に必ずコーヒーを飲んでいることがわかった。そのため看護師は、今後、加齢に伴って排尿障害のリスクが上がる可能性が高いこと、抗精神病薬継続となる可能性も大きいため、生活パターンを一緒に見直してみることにした。
その後、Bさんが納得できる味のカフェインレスのコーヒーがみつかり、まずは、そちらに切り替えていくことになった。薬を飲み続けることに不満や不安はないとことを確認しながら話を進めた。

✓ 口渇について

● 考えられる要因を以下に示す(下表参照)。

考えられる要因	● 抗コリン作用によって唾液が出にくくなり、口やのどが渇くため大量の水を飲む
	● 抗利尿ホルモン分泌不全症候群
	● ストレスに対する心因性の多飲
	● 幻覚による大量、頻回の水分摂取
	● 常同行為
	● 昇圧ホルモン(アンジオテンシンⅡ)の活性化で口渇中枢が刺激される

● 口渇による多飲水では、過剰に水分を摂取するため、低ナトリウム血症によって、むくみや疲労感、頭痛、嘔吐などの症状が現れる。
★ 重篤な場合には、けいれんや昏睡、呼吸困難などショック症状となり、死に至ることもある。
● 大量に水分摂取する経過で、誤嚥リスクも上がる。
● 水ではなく、ジュースなど糖分を含む飲料を多量に摂取した場合、ケトアシドーシスを起こすこともある。

❶ 安全管理のポイント

●水分のインアウトバランスの管理を行う。
●水分摂取量の上限を設定し、超過時は飲水を制限する。
●水や飲料の管理を行う。

❷ 看護のポイント

●飲水行動との関連をアセスメントし、インアウトバランスを確認する。
●定時の体重測定を行う。
●血液検査を行い、電解質の値などを確認し、他の要因を除外する。
★口渇は、高血糖や腎不全などによっても起こる。
●処方の見直し・調整を提案・検討する。

【臨床でのエピソード】
口渇・多飲水から水中毒が生じることもある。
30歳代、統合失調症の男性患者Cさんは、症状が安定せず、薬物調整のための入院が長期化していた。
最近、Cさんの飲水行動が頻回となり、常にコップを携帯して行動するようになった。著明な腹部膨満や嘔吐があったため、1日3回の体重測定を実施。体重増加の程度に応じてコップを預かるようにしたが、蛇口から直に水を飲む、他人のコップで水を飲む、食器を取りおいて水を飲むなど、水分摂取が止まらず、体重も6時間で10kg以上増え、意識消失した。
意識消失からの回復後、数日すると飲水行動が再開。隔離対応となったときには、室内にある便器の水を飲んでしまうこともあった。
体重のモニタリングを続けながら、作業療法への参加、運動、職員との面接など、飲水の間隔が空くようにスケジュールを調整しながら処方を調整したところ、1日に2〜4kg程度の体重増減となっていき、それとともにCさん自身が「水、飲みすぎちゃうと危ないんでね」と言語化できるようになった。

(久保正恵)

過鎮静

代表的な症状
眠気、易疲労感、意欲低下など
関連する主な薬剤
抗精神病薬、抗不安薬、睡眠薬

✓ 副作用の特徴

● 日中でも眠気が強く、「頭がぼーっとして何もできない」「意欲の低下」「易疲労感」「集中しにくい」「呂律が回らない」「飲み込みにくい」といった症状が出現する。
● 特に、急性期が過ぎて症状が落ち着いてきたころに出現しやすい。

✓ 注意事項：安全管理

● 過鎮静が長期間に及ぶと、社会生活（就労、就学など）に支障が出る。
● 転倒リスクや体重増加リスクに関係することもある。
● 呂律不良や飲み込みにくさがある場合は誤嚥性肺炎のリスクが高いため、食事形態や薬剤の形態が適切かどうかを検討する。
★ 可能であれば歯科医師や摂食・嚥下認定看護師などへ相談を依頼する。

発症後の治療

● 投与中の精神科治療薬の用量調整・整理（減量・中止）により改善する場合がある。
● 過鎮静により、セルフケア（活動・食事・睡眠・清潔・排泄）が大きく低下している場合、持続点滴によるウォッシュアウトを行う場合もある。

✓ 看護のポイント

● 患者情報の把握が最も重要である。
★ 処方内容とその変化（いつから増量し、どの程度の期間が経過したか）を情報収集する。
★ 日中の活動量や活動内容・意欲や疲労感について、患者から直接聴取する。

● 日中の眠気によるセルフケアへの影響、本来の患者がもつ活気や活動量との比較、ふらつきの悪化、活動量低下による体重増加などを観察する。

> 【臨床でのエピソード】
> 入院当初は5分おきにナースステーションに来て要望や不満を訴えていた患者Aさんが、ある日からパタっと来なくなった。ふだんは新聞を熱心に読んだり、「こんなおやつが食べたい」と主張したり、時に医療者の間違いを教えてくれたりもする患者である。
> 看護師が訪室すると布団をかぶって眠っており、「お風呂はやめておく」「おやつは後でいい」「看護師さんが決めていい」と、要望や不満をまったく訴えない。この患者の今の状態は「よくなった」といえるだろうか？
> 患者の変化から「過鎮静がないか」検討してみることも重要である。

（前田 愛）

起立性低血圧・不整脈

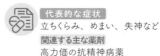

代表的な症状
立ちくらみ、めまい、失神など
関連する主な薬剤
高力価の抗精神病薬

✔ 副作用の特徴

- **起立性低血圧**：起立によって立ちくらみ症状を生じる病態。心・血管系の自律神経調節（圧受容器反射）に機能異常があり、起立時に下半身で貯留した血液が重力の作用に逆らって代償できない状態である。
- **不整脈**：致死的不整脈としてVF（心室細動）・VT（心室頻拍）・TdP（torsades de pointes）が挙げられる。
- ★ **QT延長症候群**：T波の形態異常を伴うQT延長を認め、特殊なVT・VFなどの重症心室性不整脈を生じ、めまいや失神などの脳虚血症状や突然死をきたしうる病態である。心電図のQT時間はさまざまな要因で常に変動し、特に心拍数によって大きく変化するため、QTc（心拍数で補正した値）で評価するのが一般的である。QTc 500msec以上の場合、すみやかに循環器内科へ相談する。

TdP（トルサード・ド・ポアンツ）

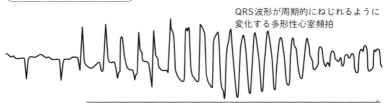

QRS波形が周期的にねじれるように
変化する多形性心室頻拍

✔ 注意事項：安全管理

- **起立性低血圧**：精神科薬物療法を行うことで、臥位高血圧を併発することがある。
- **不整脈・QT延長**：CP（クロルプロマジン）換算量が高力価の薬は不整脈を起こしやすい。また、不整脈に対して高用量でリドカインを使用するとけいれんが誘発される。
- ★ 精神科治療薬の血中濃度増加による新たな不整脈の発生や、もともとあった不整脈が悪化することを「催不整脈作用」、新たに出現した不整脈のことを「催不整脈（プロアリズミア）」と呼ぶ。

発症後の治療

- **起立性低血圧**：生活指導が最優先となる（ ▶P.353 表参照）。
- **不整脈**：不整脈自体は原因（中毒）が改善されれば消失するが、高度なQRS延長

や心室性不整脈には重炭酸(メイロン)を使用する。

★第二選択はリドカインだが、高用量ではけいれんを誘発するので注意が必要。

●**QT延長**：抗精神病薬の静脈内投与、最大用量を超えた投与、多剤併用を可能な限り避ける。

✓ 看護のポイント

●起立性低血圧の生活指導では「避けること／推奨すること」を具体的に伝える(下表参照)。

避けること	●高温環境　●熱い風呂への入浴　●日中の長時間臥床 ●朝・起床時の急激な起立　●大量の食事摂取
推奨すること	●ゆっくりした起立 ●重力に対抗するリハビリテーション運動(足組み、筋肉を緊張させる動作、しゃがみ込み) ●弾性ストッキングや腹部の緊縛、夜間睡眠時の頭部挙上 ●500mLの飲水(即時昇圧効果がある)

●不整脈対策として、心機能に影響を与える患者情報の把握が必須となる。

★基礎心疾患(心不全、心筋症、冠動脈疾患、高血圧、左室肥大など)の有無、高齢、女性、脱水、電解質異常(特に低カリウム・低マグネシウム血症)、投与中の精神科治療薬の血中濃度や服用期間を確認する。

★QT延長症候群は自覚症状がないため、最低1年に1度の定期的な心電図検査を行うのが望ましい。

【臨床でのエピソード】

毎月「変わりありません」とニコニコしながら外来通院していた患者Aさんが来院しないため、訪問看護師に連絡をして自宅訪問をしてもらったところ、QT延長症候群の影響で失神し、倒れているのが発見され、救急搬送となった。

回復後、精神科外来受診が再開したため、Aさんに今までの生活スタイルを確認したところ「薬は1口ぶんの水で飲んでいる」「排尿は1日2回程度」「バナナやコーヒーは嫌いなので摂取しない」「食事のメニューはいつも同じ」といった内容が聞かれた。

元気そうに見える患者にも、脱水や低カリウム血症のリスクが潜んでいることを十分に留意する必要があり、そのためにも患者の生活スタイルや好みなどを把握することが重要である。

(前田　愛)

錐体外路症状

代表的な症状
アカシジア、ジスキネジア、ジストニア、
流涎・嚥下機能低下など
関連する主な薬剤
抗精神病薬

✓ 副作用の特徴

❶ 抗精神病薬に共通する副作用である

● 抗精神病薬は、ドパミンを抑制することで症状改善を図る薬剤であるため、ドパミン抑制による「薬剤性パーキンソニズム」発症のリスクを伴う。

● 薬剤性パーキンソニズムは、副作用として出現するパーキンソン症状のことである（下表参照）。

アカシジア	● ソワソワ、むずむずしてじっと座っていられず、歩き回る（静座不能） ● 服用数日〜数か月で発症 ● 精神症状ととらえられ、発見が遅れることもある
ジスキネジア	● 身体の一部が勝手に動く（自分では止められない動き） ★ 口をモグモグさせる、手足をクネクネ（ドアノブを回すように・ピアノを弾くように）動かす、しわが寄るほどギュッと目をつぶる、唇を突き出す、歯を食いしばる、舌を左右に動かすなど ● 長期の服用に伴って出現する
ジストニア	● 特定の筋肉が異常に緊張し、異常な姿勢や動作となる ★ 舌が出てしまう、口が開かない、段差を降りるときなどに足が内側に曲がる　など ● 長期の服用に伴って出現する
流涎・嚥下機能低下	● 唾液が増える、唾液が垂れる ● 嚥下機能や咳嗽反射が低下するため、誤嚥リスクが増す

❷ 症状が持続してしまう

● 発現すると、減薬しても、抗パーキンソン薬を服用しても、症状改善に時間を要する。

✓ 注意事項：安全管理

● 自覚症状の訴え、他覚的な観察を行い、精神症状と見分ける。

★ 筋肉がつる・固まる、動きが緩慢になる、身体の一部の不随意運動、ふるえる、落ち着きがなくなる、よだれが出る、などの訴えに要注意。

● 精神科薬物療法開始前に、パーキンソン病の既往があるか、確認しておく。

✓ 看護のポイント

❶ 初期症状に気づく

● 観察すべき症状をリスト化し、リストを元に自覚症状を確認する。

● 投与開始や増量前の状態を記憶・記録しておく。

● 患者に副作用を説明し、違和感を伝えてもらうようにする。

❷ リスクファクターの確認

● 高齢、栄養状態、服薬歴（怠薬歴も含む）、活動などについて確認しておく。

✓ かかわり方のポイント

● 非定型抗精神病薬（第二世代・第三世代）でも、錐体外路症状が生じるリスクがあることを、常に念頭に置いてかかわる。

> 【臨床でのエピソード】
> 「病気じゃないのに薬を飲まされて、（錐体外路症状によって）よだれが止まらない体にされた。こんなところにいたら殺される」といった発言が、ときどき患者から聞かれる。このような状況の患者は、「退院＝怠薬⇒遠からず再入院」というパターンに陥りやすい。看護師は、とかく「まず薬物治療」と考えがちだが、無理強いすることはできない。精神科薬物療法を支えるのは、患者が「だまされたと思って飲んでみよう」くらいまで納得してもらい、「イヤだと思ったときには、何かしてくれる」と信頼を得る経験の繰り返しである。処方変更のために尽力する、ただただ話を聞いて気持ちを受け止める、副作用の変化を一緒に確認するなど、相手に合わせて柔軟に「何かする」ことが望ましい。
> 1年以上経ってから「あのとき、薬を飲めるように手伝ってくれてありがとう」と言われる嬉しさを、読者の皆さんにも経験してほしい。

（久保正恵）

悪性症候群

代表的な症状
発熱（39℃以上）、錐体外路症状、自律神経症状
関連する主な薬剤
抗精神病薬、抗パーキンソン病薬など

✓ 副作用の特徴

●悪性症候群は、抗精神病薬の投与開始・変更時・増量時・中止時や、抗パーキン
　ソン病薬の減量・中止時に起こる重篤な副作用である。

★抗精神病薬の増量時に多く、1週間以内に出現する。

★高温多湿の環境や、長期に及ぶ隔離・拘束も要因となる。

●発症すると39℃以上の高熱が持続する。

★悪性症候群による発熱は、解熱薬の効果が得られにくい。

●多彩な症状が急激に発症するのが特徴である（下図参照）。

悪性症候群の症状

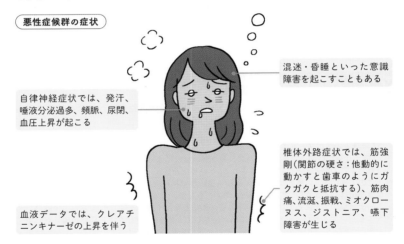

混迷・昏睡といった意識
障害を起こすこともある

自律神経症状では、発汗、
唾液分泌過多、頻脈、尿閉、
血圧上昇が起こる

椎体外路症状では、筋強
剛（関節の硬さ：他動的に
動かすと歯車のようにガ
クガクと抵抗する）、筋肉
痛、流涎、振戦、ミオクロー
ヌス、ジストニア、嚥下
障害が生じる

血液データでは、クレアチ
ニンキナーゼの上昇を伴う

✔ 注意事項：安全管理

● 抗精神病薬、抗パーキンソン薬以外にも、ドパミン受容体拮抗作用をもつ消化管運動改善薬を用いても出現することもある。
● 合併症として、誤嚥性肺炎、横紋筋融解症、播種性血管内凝固症候群（DIC）を併発する。

発症後の治療

● 原因薬剤の中止、危険因子の除去、早期診断と早期の治療、補液、薬物療法によって回復する。
★ 重症化すると致死的となることもあり、早期発見と治療が大切である。
● 治療薬として、ダントロレン ▶P.336 、ブロモクリプチン ▶P.172 、ベンゾジアゼピン系薬剤、ビペリデン ▶P.178 を使用する。

✔ 看護のポイント

● 精神科治療薬の服薬指導を行うときは、熱が出た、汗をかく、身体がこわばる、話しにくいなどの症状が出現したら、医師の診察を受けるように説明する。
★ 入院患者に上記の症状が出現したら、すみやかにドクターコールする。
● 高温、多湿を避けた入院環境を提供する。
● 長期間の隔離、拘束を避ける。
● ダントロレンの静脈注射を行う際は、血管外漏出に注意する。
● ビペリデン使用時は、呼吸抑制に注意し、心電図モニタリング（QT延長が生じていないか）を行う。

【 臨床でのエピソード 】

40歳代の男性患者Aさんは、20歳代で統合失調症を発症。ここ数年は通院治療を行っていたが、作業所職員から「気分の高揚が目立つようになり、他の通所者への暴言や干渉がひどくなっている」と報告があり、カルバマゼピンを追加投与することとなった。
3日後、著明な手足のこわばり・しびれ・流涎・発汗が出現したため受診。39.2℃の発熱と筋強剛を認め、血液検査を行ったところ、CK2.886U/L、白血球11.700/μL、CRP12.2mg/dLと高値であったため、悪性症候群が疑われ、入院となった。
入院後、抗精神病薬とカルバマゼピンを中止し、ダントロレンの点滴と電解質補液による治療を開始。入院後、6日目には解熱傾向（CK340U/L、白血球8.000/μL、CRP2.68mg/dL、体温37.6℃）、10日目には解熱が得られた。

（眞野三奈子）

357

リチウム中毒

代表的な症状
振戦、発熱、発汗、消化器症状、めまい、
運動失調など

関連する主な薬剤
リチウム

✓ 副作用の特徴

● 双極症の第一選択として、また気分安定薬として最も古典的で効果の高いリチウム（リーマス®）▶P.248 は、定期的なモニタリング（TDM）が重要となる。

● 有効血中濃度（治療域）と中毒血中濃度（中毒域）が接近していること、かつ、血中濃度2.0mEq/L以上で重篤な副作用が生じ、血中濃度2.5mEq/L以上では致死的となることもあるため、TDMは重要である。

リチウムの治療域と中毒域

治療域	中毒域
0.4　0.6　0.8　　　　1.2　　1.5	（mEq/L）

> **2.0mEq/L以上**：意識障害、けいれんの出現
> **2.5mEq/L以上**：不可逆的な神経障害・心伝導障害の出現

✓ 注意事項：安全管理

❶ 副作用に留意しながら投与を継続する

● リチウム投与中は、血中濃度測定を定期的に行い、血中濃度が適切な範囲内となるようにする。

● リチウムは金属イオンであるため、摂取しすぎると中毒を起こし、摂取量が少ないと治療効果が得られないことを知っておく。

★即効性はなく、効果発現はややゆっくり（2〜3週間ほどかかる）。

❷ リチウム中毒を防止する

● 中毒防止のためにも、投与中の定期的な血中濃度測定が重要である。

★投与初期・増量時は週に1回、維持投与中は2〜3か月に1回がめやすとなる。

● 採血のタイミングとして、服用直後は避ける。

❸ 発症後の治療

● 血清リチウム濃度に応じた処置を行う（下表参照）。

1.5mEq/L以上	必要に応じて減量または休薬
2.0mEq/L以上	ただちに中止して生理食塩液の点滴を行う

✅ 看護のポイント

● 食事や水分の摂取不足、脱水を起こしやすい状態、リチウムの血中濃度上昇を引き起こす可能性のある薬剤（NSAIDsなど）併用時などは、特に注意を要する（下表参照）。

治療域でも生じる副作用		● 徐脈　● 記憶障害　● 口渇　● 腎性尿崩症　● 微細振戦 ● 便秘　● 眠気・倦怠感　● 皮疹　● 口腔内金属味
リチウム中毒 （血清Li$^+$≧=1.5mEq/L）	初期症状	● 発熱　● 発汗　● 消化器症状（嘔吐・下痢など） ● めまい　● 運動失調　● 構音障害
	重症化	● 急性腎不全　● 意識障害　● 全身けいれん ● ショック　● 死亡

● 投与開始時、患者と家族に、リチウム中毒の可能性について伝える。
● 体調不良によって食事・水分摂取量が減少したときや、発熱・嘔吐・下痢時にはリチウムの血中濃度が上がりやすいことを説明する。
● 中毒初期症状が現れた場合、すみやかに受診するよう指導する。
● 長期間投与で甲状腺ホルモンの合成に影響するため、甲状腺腫（機能異常を伴わないもので特に若い女性などで出やすい）が出現するほか、甲状腺機能低下症をきたすことがあるので、検査が必要である。
● 妊娠中（特に3か月以内）の投与によって催奇形性の発生率が増加するため、可能性の有無を確認する。

【臨床でのエピソード】
患者のなかには「薬は身体によくないから」「薬に頼りたくない」「副作用が怖い」など、さまざまな理由で服薬を自己中断する人がいる。
薬物療法は、病の回復に非常に重要であること、服用している薬の作用・副作用などを状態に合わせてていねいに説明すると同時に、服薬に関する困りごとなど医師任せにせず、相談にのることが大切である。
定期的に話す機会を設け、心配ごとに対して解決策をともに考えていくことが大切であり、場合によっては、薬剤師と協働することでさらに安心や治療的な関係構築をもたらすことにつながる。

（平井尚子）

中断症候群

代表的な症状
消化器症状、精神症状、睡眠障害
関連する主な薬剤
抗うつ薬

✔ 副作用の特徴

- 中断症候群は、精神科治療薬を1か月以上投与し、急激な減量・中止を行ったときに起こる。
- 悪心・嘔吐、下痢などの消化器症状や、頭痛、めまいなどの症状も出現する。
- 精神症状では、易怒性、易刺激性、躁転、不安などの症状が出る。
- 悪夢などの睡眠障害が生じる場合がある。

✔ 注意事項：安全管理

- 抗うつ薬（半減期が短い薬剤や、抗コリン作用のある薬剤）を服用している場合や、長期間抗うつ薬を服用している場合は、注意が必要である。

抗うつ薬の半減期・抗コリン作用

薬剤分類	薬剤一般名（商品名の例）	半減期	抗コリン作用
NaSSA	ミルタザピン（リフレックス®）	32時間	−
SNRI	ミルナシプラン（トレドミン®）	8.2時間	−
	デュロキセチン（サインバルタ®）	10.6時間	−
	ベンラファキシン（イフェクサー®）	9.3時間	−
SSRI	パロキセチン（パキシル）	14時間	+
	フルボキサミン（ルボックス®）	8.9時間	+
	エスシタロプラム（レクサプロ®）	24.6〜27.7時間	−
三環系	クロミプラミン（アナフラニール®）	21時間	+ +
	イミプラミン（トフラニール®）	9〜20時間	+ +
	アミトリプチミン（トリプタノール®）	31±13時間	+ + +
	ノリトリプチリン（ノリトレン®）	26±8.5時間	+
	アモキサピン（アモキサン®）	8時間	+ + +
四環系	ミアンセリン（テトラミド®）	18時間	+

発症後の治療

●元の用量の服用を再開することで症状は消失する。

✔ 看護のポイント

●抗うつ薬を始める患者には、薬の効果が出てくるのは4〜9か月はかかることを説明し、自己中断は避けるよう説明する。
●中断症状について説明し、症状が出現した場合は医療者に連絡をするように伝える。
●SSRIの場合、初回処方開始からしばらくの間は、治療や服用に対する不安がないか、折にふれて確認するよう心がける。

【臨床でのエピソード】
30歳代、うつ病の女性患者Aさん。1年ほど通院し、抗うつ薬（パロキセチン）の服用を継続していたが、妊娠が判明し、自己判断で抗うつ薬の服用を中止。その後、「頭がモヤモヤする、シャカシャカする感覚がある」と訴えて受診。医師により、抗うつ薬の中断症候群による症状と診断された。
Aさんは「妊娠したため、薬は飲みたくない」という意向をもっていたため、抗うつ薬投与は中止することに。その後しばらく症状は続いたものの、4週間ほどで消失した。
中断症候群の患者のなかには「抗うつ薬開始後、"よくなった"と自己判断して薬を飲まなくなる患者」や「"抗うつ薬を飲んでもよくならない"と判断して服用を中止してしまう患者」もいる。
抗うつ薬を開始した患者に対しては、薬の効果を見きわめるまでには4〜8週はかかること、急激に中止すると、めまい、頭痛、嘔気・嘔吐といった中断症候群の症状を招くことから、自己判断で薬を止めないように説明することが重要である。

（眞野三奈子）

セロトニン症候群

代表的な症状
不安・焦燥、発熱、ミオクローヌスなど

関連する主な薬剤
抗うつ薬

✔ 副作用の特徴

● セロトニン関連の薬剤の有害事象である。

★ 抗うつ薬（SSRI、SNRI、三環系）、MAO阻害薬との併用、セイヨウオトギリソウ、リチウム、トリプタン系薬が原因となる。

● 原因薬剤の投与後・用量変更（増量）後の24時間以内に出現する。

● 主な症状は、ミオクローヌスなどの不随意運動、精神症状（不安、混乱、焦燥、興奮）、自律神経亢進症状（発汗、発熱、下痢、頻脈）であるが、悪性症候群との鑑別が重要である。

★ 抗うつ薬使用時にこれらの症状をみたら、まずセロトニン症候群を疑う。

✔ 注意事項：安全管理

● セロトニン作動薬の追加・増量後24時間以内は、以下の症状の出現に注意して観察する。

● 精神症状の変化（錯乱、軽躁状態）
● 興奮
● ミオクローヌス
● 腱反射亢進
● 発汗
● 悪寒
● 振戦
● 下痢
● 協調運動障害（身体のバランス・姿勢を維持できない）
● 発熱

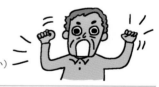

発症後の治療

● 原因薬剤の中止により、70％が回復する。

★ まれに、横紋筋融解症、腎不全、播種性血管内凝固症候群（DIC）を併発する。

● 補液を行い、高熱の場合は体温冷却を行う。

● 症状改善薬として、シプロヘプタミン、プロプラノロールが使用される。

★ 不安や焦燥に関しては、ベンゾジアゼピン系薬が使用されることがある。

✓ 看護のポイント

●服薬指導時に、セロトニン症候群の具体的な症状を説明し、症状出現時はすぐに医療者に連絡するよう伝える。

●初回投与・増量後24時間の経過観察を密にし、症状出現時には、処方内容と症状との因果関係をアセスメントする。

【 臨床でのエピソード 】

食欲低下・不眠が続いたことで当院へ受診し、うつ病と診断された30歳代の男性患者Aさん。倦怠感が続き、通勤しても集中力が続かず、抗うつ薬（パロキセチン10mg/日）の服用を開始。しかし、半年たっても病状が改善せず、パロキセチン増量（20mg/日）により徐々に病状が改善。通勤可能になり、仕事も以前のようにできるようになって忙しくなったことから、会社付近のクリニックに通院することとなった。

3～4か月後、38℃以上の高熱が生じ、落ち着きがなくソワソワしたAさんが家族とともに当院を受診。不安感が強く、肩がピクピク動く動作や腱反射の亢進が認められた。血液検査では血清CK上昇や白血球増加は認められず、セロトニン症候群と診断され、入院となった。

入院後、Aさんは、仕事が急激に忙しくなったことで薬を飲み忘れること、自己調整（不安感が強くなると1日分を一度に飲むなど）をしていたと話した。

入院後は薬剤を中止し、セロトニン拮抗薬（シプロヘプタジン）投与と補液を実施。解熱後は混乱・イライラなどの症状も軽減し、回復した。

（眞野三奈子）

賦活症候群

代表的な症状
不安、焦燥、易刺激性、衝動性
関連する主な薬剤
抗うつ薬

✓ 副作用の特徴

●賦活症候群(アクチベーション症候群)は、抗うつ薬の影響で、以下の症状や自傷行為・自殺企図が出現することをさす。

●不安
●焦燥(イライラ、ソワソワ)
●パニック発作
●不眠
●衝動性(考えずに行動する)
●易刺激性(ちょっとしたことで怒りっぽくなる、敏感に反応する)
●アカシジア(身体がソワソワ、ムズムズしじっとしていられない)
●軽躁
●躁状態(動きすぎる、しゃべりすぎる、怒りっぽくなる)
●敵意

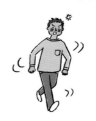

✓ 注意事項：安全管理

●若年期の自殺念慮、SSRI・SNRI・NaSSAとの因果関係が報告されている。
★三環系抗うつ薬でも類似の症状が報告されている。
●病気そのものの症状と似ているため、抗うつ薬の開始(2週間以内に多い)・増量時は注意が必要である。患者・家族へも十分に説明しておく。
★境界性パーソナリティ障害、自殺念慮、自傷行為の既往がある患者の場合は特に注意する。

発症後の治療

●原因薬剤の減量・中止、鎮静薬(ベンゾジアゼピン系薬剤を4週間程度)投与を行う。

✓ 看護のポイント

●服薬指導時に、自己判断で薬の中断・服薬量の変更をしないように説明する。
●服薬前と比べ、イライラ・不安・落ち着かない・不眠といった症状が出現した場合や、症状が悪化したときは、すぐに医療者に連絡するように説明する。
●抗うつ薬の開始・増量時は、症状出現の有無を注意深く確認し、症状が出現したら、処方内容と症状との因果関係をアセスメントする。
●発症時は、発症に至るまでの経過を確認し、対処を開始した状態を観察する。

●患者の自殺念慮に関して情報共有し、予兆を見逃さないようにする。

【臨床でのエピソード】
母親が交通事故で急死し、通学や外出もできなくなり、食欲低下・不眠が生じ、父親に付き添われて受診した18歳男性患者Aさん。うつ病と診断され、SSRI（フルボキサミン）を処方された。
服用開始後、不安や焦燥が強く現れ、「死にたい」と話すようになり、予約日（2週間後）前に父親と受診。アクチベーション症候群と診断し、ベンゾジアゼピン系抗不安薬を開始。フルボキサミンの投与を中止した数日後、症状は消退した。

（眞野三奈子）

参考文献

●本書の参考文献をまとめました。
●薬剤の使用法や副作用などの詳細については、2024年2月時点での各薬剤の添付文書、インタビューフォーム、ドラッグインフォメーション、各種パンフレットを参考にしています。

1 睡眠薬

1. 長谷川護, 松原功：Flurazepam のヒトにおける代謝—尿, 血液中の代謝物の定量について. 薬理と治療；1973；1（3）：56-64.
2. 厚生労働省医薬・生活衛生局安全対策課長：催眠鎮静薬、抗不安薬及び抗てんかん薬の「使用上の注意」改訂の周知について（依頼）（薬生安発 0321 第 2 号）. https://www.pmda.go.jp/files/000217230.pdf（2024.2.22 アクセス）.
3. 厚生労働省医薬・生活衛生局安全対策課長：2017 年 03 月 21 日薬生安発 0321 第 1 号 別紙 26. https://www.info.pmda.go.jp/kaiteip/20170321A001/26.pdf（2024.2.22 アクセス）.
4. 関隆：D-40TA の臨床薬理学的研究. 臨床薬理 1973；4（2）：76-86.
5. 厚生労働省医薬・生活衛生局安全対策課長：2017 年 03 月 21 日薬生安発 0321 第 1 号 別紙 6. https://www.info.pmda.go.jp/kaiteip/20170321A001/06.pdf（2024.2.22 アクセス）.
6. 厚生労働省医薬・生活衛生局安全対策課長：催眠鎮静薬、抗不安薬及び抗てんかん薬の「使用上の注意」改訂の周知について（依頼）（薬生安発 0321 第 2 号）第 1 号 別紙 19. https://www.info.pmda.go.jp/kaiteip/20170321A001/19.pdf（2024.2.22 アクセス）.
7. 厚生労働省医薬・生活衛生局安全対策課長：催眠鎮静薬、抗不安薬及び抗てんかん薬の「使用上の注意」改訂の周知について（依頼）（薬生安発 0321 第 2 号）. https://www.pmda.go.jp/files/000217230.pdf（2024.2.22 アクセス）.
8. 中村将裕, 石井正則, 近澤仁志 他：睡眠導入薬服用後の静的平衡機能の研究—超短時間型と長時間型の睡眠導入薬の比較と安全な使用方法について—. Equilibrium Research 2004；63（4）：335-345.
9. Olubodun, JO, Ochs HR, Von Moltke, et al. Pharmacokinetic properties of zolpidem in elderly and young adults：possible modulation by testosterone in men. *Br J Pharmacol* 2003；56（3）：297-304.

2 抗不安薬

1. 島田和幸, 川合眞一, 伊豆津宏二 他編：抗不安薬, 睡眠薬. 今日の治療薬 2022 解説と便覧, 南江堂, 東京, 2022：891-910.
2. 小針孝司, 滑川宏, 氏家章 他：MS-4101 の生体内動態（その 4）ヒトにおける吸収, 代謝および排泄. 薬理と治療 1978；6（6）：1679-1688.
3. 相沢一雅, 柴山真有美, 港谷明則 他：ヒトにおける Ethyl loflazepate（CM 6912）の吸収, 代謝および排泄. 薬理と治療 1986；14（2）：535-548.
4. 井澤志名野：ベンゾジアゼピン系薬物の使用原則と臨床用量依存の診断と治療. 白倉克之, 樋口進, 和田清 編, アルコール・薬物関連障害の診断・治療ガイドライン, じほう, 東京, 2003：207-222.
5. 稲田健：ベンゾジアゼピン常用量依存の治療. 精神科治療学 2013；28（増刊号）：232-236.
6. 松本俊彦, 成瀬暢也, 梅野充 他：Benzodiazepines 使用障害の臨床的特徴とその発症の契機となった精神科治療の特徴に関する研究. 日本アルコール・薬物医学会雑誌 2012；47（6）：317-330.

3 精神病薬

1. 兼田康宏・大森哲朗：統合失調症. 樋口輝彦, 小山司監修, 神庭重信, 大森哲郎, 加藤忠史編, 臨床精神薬理ハンドブック第 2 版, 医学書院, 東京, 2009：150-157.
2. 大熊輝雄原著,「現代臨床精神医学」第 12 版改訂委員会 編：現代臨床精神医学改訂第 12 版, 金原出版, 東京, 2013：470-485.

3. 日本神経精神薬理学会・日本臨床精神神経薬理学会 編：統合失調症治療薬ガイドライン2022. 医学書院，東京，2022.

4. 前田愛：治療の方向性を当事者とともに決定していくために—Aさんが教えてくれた「看護の基本」. 精神科看護 2022；49（9）362増刊号：20-26.

5. 佐藤光源，丹羽真一，井上新平 編：統合失調症の治療—臨床と基礎—. 朝倉書店，東京，2007：108-111.

6. Keepers GA, Fochtmann LJ, Anzia JM, et al. The American Psychiatric Association Practice Guideline For The Treatment Of Patients With Schizophrenia. *Am J Psychiatry* 2020；177：868-872.

7. 井上猛，桑原斉，酒井隆 他編：こころの治療薬ハンドブック第14版. 星和書店，東京，2022.

8. Stahl SM 著，仙波純一，松浦雅人，太田克也 監訳：ストール精神薬理学エセンシャルズ第4版 神経学的基礎と応用. メディカル・サイエンス・インターナショナル，東京，2015.

9. Stahl SM 著，仙波純一 訳：精神科治療薬の考え方と使い方第3版「ストール精神薬理学エセンシャルズ」準拠. メディカル・サイエンス・インターナショナル，東京，2016.

10. Hatano M, Kamei H, Takeuchi I, et al. The effects of different periods of co-administration of oral and long-acting injectable aripiprazole：A propensity score analysis. *Hum Psychopharmacol* 2019；4：e2681.

11. Correll CU, Solmi M, Croatto G, et al. Mortality in people with schizophrenia：a systematic review and meta-analysis of relative risk and aggravating or attenuating factors. *World Psychiatry* 2022；21：248-271.

12. Lahteenvuo M, Tanskanen A, Taipale H, et al. Real-world Effectiveness of Pharmacologic Treatments for the Prevention of Rehospitalization in a Finnish Nationwide Cohort of Patients With Bipolar Disorder. *JAMA Psychiatry* 2018；75：347-355.

13. Ostuzzi G, Bertolini F, Del Giovane C, et al. Maintenance Treatment With Long-Acting Injectable Antipsychotics for People With Nonaffective Psychoses：A Network Meta-Analysis. *Am J Psychiatry* 2021；178：424-436.

14. 石橋正，西川弘之，釆輝昭他：新規抗精神病薬ブロナンセリン（ロナセン®）の薬理作用と臨床効果. 日薬理誌 2008；132（6）：351-360.

4 抗パーキンソン病薬

1. 倉持信，竹内啓善：抗精神病薬による錐体外路症状. 精神科治療学 2019；34（5）：489-494.

2. 稲田俊也，野崎昭子：薬原性錐体外路症状の適正な評価. 臨床精神薬理，2002；5（1）：31-38.

3. 堀口淳：遅発性ジスキネジアの診断のための心得とコツ. 臨床精神薬理，2023；26（1）：11-17.

5 抗うつ薬

1. 山田和男：神経障害性疼痛の治療に用いられる向精神薬. 日口腔顔面痛誌 2011；4（1）：13-21.

2. 上島国利 編著：精神科治療薬ハンドブック改訂7版. 中外医学社，東京，2017.

6 認知症治療薬

1. 日本精神科病院協会：重度認知症患者に対する抗認知症薬の適正使用（減量と中止のタイミングを考える）アルゴリズム（手順）. https://www.nisseikyo.or.jp/about/hojokin/images/2018_14_pamphlet.pdf（2024.2.22アクセス）.

2. Soysal P, Isik AT. Effects of Acetylcholinesterase Inhibitors on Nutritional Status in Elderly Patients with Dementia：A 6-month Follow-up Study. *J Nutr Health Aging* 2016；20：398-403.

3. 大谷道輝 監修，塩原哲夫 編：臨床に役立つ経皮吸収型製剤を使いこなすためのQ&A. アルタ出版，東京，2012.

4. 中村祐他，北村伸，永久保太士 他：メマンチン塩酸塩のドネペジル塩酸塩併用時における中等度および高度アルツハイマー型認知症に対する有効性および安全性．老年医学 2016；54（12）：1147-1158.

7　気分安定薬

1. 加藤忠史：双極性障害 第3版—病態の理解から治療戦略まで—．医学書院，東京，2019.

9　抗てんかん薬

1. 日本神経学会 監修，「てんかん診療ガイドライン」作成委員会 編：てんかん診療ガイドライン2018. 医学書院，東京，2018.

2. Nevitt J, Sudell M, Cividini S, et al.Antiepileptic drug monotherapy for epilepsy：a network meta-analysis of individual participant data. *Cochrane Database Syst Rev* 2022；4：CD011412.

3. Chamberlain JM, Kapur J, Shinnar S, et al.Efficacy of levetiracetam, fosphenytoin, and valproate for established status epilepticus by age group（ESETT）：a double-blind, responsive-adaptive, randomised controlled trial. *Lancet* 2020；395：1217-1224.

4. Nakamura K, Ohbe H, Matsui H, et al. Phenytoin versus fosphenytoin for second-line treatment of status epilepticus：propensity score matching analysis using a nationwide inpatient database. *Seizure* 2020；80：124-130.

5. 西村亮一，井上有史：Ethosuximideの向精神作用．精神科治療学 2019；34（12）：1431-1434.

6. 小国弘量：Ethosuximide．精神科治療学 2015；30（8）：1085-1090.

7. Conde JC, Alzate Victor Echeverry, G Elena, et al.：Nalmefene is effective at reducing alcohol seeking, treating alcohol-cocaine interactions and reducing alcohol-induced histone deacetylases gene expression in blood. *Br J Pharmacol* 2016；173：2490-2505.

8. Soyka M. Nalmefene for the treatment of alcohol dependence：a current update. *Int J Neuropsychopharmacol* 2014；17：675-84.

9. Kyhl LE, Li S, Faerch KU, et al. Population pharmacokinetics of nalmefene in healthy subjects and its relation to μ-opioid receptor occupancy. *Br J Clin Pharmacol* 2016；81：290-300.

11　精神科治療で用いられる「その他」の薬剤

1. Shinno H, Utani E, Okazaki S, et al. Successful treatment with Yi-Gan San for psychosis and sleep disturbance in a patient with dementia with Lewy bodies. *Prog Neuropsychopharmacol Biol Psychiatry* 2007；31：1543-1545.

2. Miyaoka T, Furuya M, Yasuda H, et al.：Yi-gan san for the treatment of borderline personality disorder：An open-label study. *Prog Neuropsychopharmacol Biol Psychiatry* 2008；32：150-154.

3. Miyaoka T, Furuya M, Yasuda H, et al. Yi-gan san for the treatment of neuroleptic-induced tardive dyskinesia：An open-label study. *Prog Neuropsychopharmacol Biol Psychiatry* 2007；32：761-764.

4. Shinno H, Inami Y, Inagaki T. Effect of Yi-Gan San on psychiatric symptoms and sleep structure at patients with behavioral and psychological symptoms of dementia. *Prog Neuropsychopharmacol Biol Psychiatry* 2008, 32：881-885.

5. Miyaoka T, Furuya M, Yasuda H, et al. Yi-Gan San as Adjunctive Therapy for Treatment-Resistant Schizophrenia：An Open-Label Study. *Clin Neuropharmacol* 2009；32：6-9.

6. Miyaoka T, Nagahama M, Tsuchie K, Charles Bonnet syndrome：successful treatment of visual hallucinations due to vision loss with Yi-gan san. *Prog Neuropsychopharmacol Biol Psychiatry* 2009；33：382-383.

7. Miyaoka T, Horiguchi J. Clinical Potential of Yi-Gan San (Yokukansan) for the Treatment of Psychiatric Disorders. *Curr Psychiatry Rev* 2009；5：271-275.

8. Miyaoka T, Furuya M, Liaury K, et al. Yi-Gan San for Treatment of Charles Bonnet Syndrome (Visual Hallucination Due to Vision Loss)：An Open-Label Study. *Clin Neuropharmacol* 2011 34 (1)：24-27.

9. Miyaoka T, Wake R, Furuya M, et al. Yokukansan (TJ-54) for treatment of pervasive developmental disorder not otherwise specified and Asperger's disorder：a 12-week prospective, open-label study. *BMC Psychiatry* 2012；12：215.

10. Miyaoka T, Wake R, Furuya M, et al. Yokukansan (TJ-54) for treatment of very-late-onset schizophrenia-like psychosis：An open-label study. *Phytomedicine* 2013；20：654-658.

11. Wake R, Miyaoka T, Inagaki T, et al. Yokukansan (TJ-54) for Irritability Associated with Pervasive Developmental Disorder in Children and Adolescents：A 12-Week Prospective, Open-Label Study. *J Child Adolesc Psychopharmacol* 2013；23：329-336.

12. Furuya M, Miyaoka T, Tsumori T. Yokukansan promotes hippocampal neurogenesis associated with the suppression of activated microglia in Gunn rat. *J Neuroinflammation* 2013；10：145.

13. Furuya M, Miyaoka T, Hashioka S, et al. Yokukansan increases serum Brain- derived neurotrophic factor (BDNF) levels in Gunn rat. *J Brain Sci* 2014；44：34-41.

14. Miyaoka T, Furuya M, Horiguchi J, et al. Efficacy and safety of yokukansan in treatment-resistant schizophrenia：a randomized, double-blind, placebo-controlled trial (a Positive and Negative Syndrome Scale, five-factor analysis). *Psychopharmacology (Berl)* 2015 232 (1)：155-164.

15. Miyaoka T, Furuya M, Horiguchi J, et al. Efficacy and Safety of Yokukansan (TJ-54) in Treatment-Resistant Schizophrenia：A Randomized, Multi-center, Double-Blind, Placebo-Controlled Trial. *Evid Based Complement Alternat Med* 2015；2015：201592.

16. Miyaoka T, Kawano K, Furuya M. Efficacy and Safety of Sansoninto in Insomnia with Psychiatric Disorder：An Open-Label Study. *JIM* 2015；4：1.

17. Miyaoka T, Wake R, Araki T, et al. Efficacy and safety of sansoninto for insomnia symptoms in child and adolescent patients of psychiatric disorders：An open-label study. *Journal of St. Marianna Medical Institute* 2022；22：8-16.

18. 堀口淳：認知証の行動・心理症状 (BPSD) を中心とした精神神経疾患．北島政樹 総監修，漢方の科学化，ライフ・サイエンス，東京，2017.

19. Krause T, Gerbershagen MU, Fiege M, et al. Dantrolene—a review of its pharmacology, therapeutic use and new developments. *Anaesthesia* 2004；59：364-73.

20. Flewellen EH, Nelson TE, Jones WP, et al. Dantrolene dose response in awake man：implications for management of malignant hyperthermia. *Anesthesiology* 1983；59 (4)：275-80.

12 副作用対策

1. 岸本泰士郎，渡邊衡一郎：プロラクチンの生理・病理の新展開向精神薬とプロラクチン．HORM FRONT GYNECOL 2011；18 (3)：85-90.

2. 日本神経精神薬理学会・日本臨床精神神経薬理学会 編：統合失調症治療薬ガイドライン2022. 医学書院，東京，2022：111-113.

3. 日本神経治療学会治療指針作成委員会 編：標準的神経治療：自律神経症に対する治療．神経治療学．2016；33 (6)：653-688.

4. 日本神経精神薬理学会・日本臨床精神神経薬理学会 編：統合失調治療薬ガイドライン2022. 医学書院，東京，2022：82-84.

本書に出てくる主な略語

A		
Ach	acetylcholine	アセチルコリン
AD	Alzheimer's disease	アルツハイマー病
ADH	antidiuretic hormone	抗利尿ホルモン
ADHD	attention deficit/hyperactivity disorder	注意欠如・多動症
ADL	activities of daily living	日常生活動作
AIDS	acquired immunodeficiency syndrome	後天性免疫不全症候群
ALP	alkaline phosphatase	アルカリホスファターゼ
ALT	alanine aminotransferase	アラニンアミノトランスフェラーゼ
AMPA	α-Amino-3-hydroxy-5-methyl-4-isoxazolepropionate	α-アミノ-3-ヒドロキシ-5-メソオキサゾール-4-プロピオン酸
AOM	aripiprazole once-monthly	アリピプラゾール持続性水懸筋注用
ARB	angiotensin II receptor blocker	アンジオテンシンII受容体拮抗薬
ASD	autism spectrum disorder	自閉症スペクトラム障害
AST	aspartate aminotransferase	アスパラギン酸アミノトランスフェラーゼ
AUC	area under the blood concentration time curve	血中濃度-時間曲線下面積

B		
BBB	blood brain barrier	血液脳関門
BDNF	brain-derived neurotrophic factor	脳由来神経栄養因子
BDZ	benzodiazepine	ベンゾジアゼピン
BPSD	behavioral and psychological symptoms of dementia	行動・心理症状

C		
CK	creatine kinase	クレアチンキナーゼ
Cmax	maximum drug concentration	最高血中濃度
COMT	catechol-O-methyltransferase	カテコール-O-メチル転移酵素
COPD	chronic obstructive pulmonary disease	慢性閉塞性肺疾患

CP	chlorpromazine	クロルプロマジン
CPAP	continuous positive airway pressure	シーパップ、持続気道内陽圧呼吸
CPMS	clozaril patient monitoring service	クロザリル患者モニタリングサービス
CYP	cytochrome P450	チトクロームP450

D		
DAT	dopamine transporter	ドパミントランスポーター
DCI	decarboxylase inhibitor	ドパ脱炭酵素阻害薬
DDC	DOPA decarboxylase	ドパ脱炭酵素
DIC	disseminated intravascular coagulation	播種性血管内凝固症候群
DIHS	drug-induced hypersensitivity syndrome	薬剤性過敏症症候群
DRESS	drug reaction with eosinophilia and systemic symptoms	
DLB	dementia with Lewy body	レビー小体型認知症
DPA	dopamine partial agonist	ドパミン部分アゴニスト

E		
EPS	extrapyramidal symptoms	錐体外路症状

G		
GABA	gamma-aminobutyric acid	γ-アミノ酪酸

H		
HIV	human immunodeficiency virus	ヒト免疫不全ウイルス
HbA1c	hemoglobin A1c	ヘモグロビンエーワンシー

J		
JCS	Japan Coma Scale	ジャパンコーマスケール

L		
LAI	long acting injection	持続性注射剤
LDH	lactic acid dehydrogenase	乳酸脱水素酵素

M		
MAO	monoamine oxidas	モノアミン酸化酵素
MARTA	multi-acting receptor targeted antipsychotics	多元受容体標的化抗精神病薬
mECT	modified electric convulsive therapy	電気けいれん療法
MSLT	multiple sleep latency test	睡眠潜時反復検査

N		
NA	noradrenaline	ノルアドレナリン
NaSSA	noradrenergic and specific serotonergic antidepressant	ノルアドレナリン作動性/特異的セロトニン作動性抗うつ薬
NMDA	N-methyl-D-aspartate acid	N-メチル-D-アスパラギン酸
NSAIDs	non-steroidal anti-inflammatory drugs	非ステロイド性抗炎症薬

O		
ORA	orexin receptor antagonist	オレキシン受容体拮抗薬

P		
PMDD	premenstrual dysphoric disorder	月経前不快気分症候群
PPI	proton pump inhibitor	プロトンポンプ阻害薬
PPN	peripheral parenteral nutrition	末梢静脈栄養
PSG	polysomnography	睡眠ポリグラフィー
PTSD	post traumatic stress disorder	心的外傷後ストレス障害

Q		
QOL	quality of life	クオリティオブライフ、生活の質

R		
REM	rapid eye movement sleep	レム睡眠

S		
S-RIM	Serotonin reuptake inhibitor and serotonin modulator	セロトニン再取り込み阻害・セロトニン受容体調節薬

SDA	serotonin/dopamine antagonist	セロトニン・ドパミン拮抗薬
SDAM	serotonin-dopamine activity modulator	セロトニン-ドパミン・アクティビティ モジュレーター
SDM	shared decision making	共同意思決定
SIADH	syndrome of inappropriate secretion of ADH	抗利尿ホルモン不適合分泌症候群
SJS	Stevens-Johnson syndrome	スティーブンス・ジョンソン症候群、皮膚粘膜眼症候群
SLE	systemic lupus erythematosus	全身性エリテマトーデス
SNRI	serotonin noradrenaline reuptake inhibitor	セロトニン・ノルアドレナリン再取り込み阻害薬
SSRI	serotonin selective reuptake inhibitor	選択的セロトニン再取り込み阻害薬
SST	social skill training	ソーシャルスキルトレーニング
SU	sulfonylurea	スルホニル尿素

T		
TDM	therapeutic drug monitoring	薬物血中モニタリング
TdP	torsades de pointes (仏)	トルサード・ド・ポアンツ
TEN	toxic epidermal necrolysis	中毒性表皮壊死症
TH	tyrosine hydroxylase	チロシン水酸化酵素

V		
VF	ventricular fibrillation	心室細動
VMAT	vesicular monoamine transporter	小胞モノアミントランスポーター
VT	ventricular tachycardia	心室頻拍

他		
3-OMD	3-O-Methyldopa	3-O-メチルドパ

薬剤索引

●本書に登場する薬剤名をまとめました。
●青字は商品名です。

375

総合索引

377

精神科のくすり ポイントチェック BOOK

2024年3月27日　第1版第1刷発行	編　集　岩波　明
2024年8月10日　第1版第2刷発行	発行者　有賀　洋文
	発行所　株式会社 照林社
	〒112-0002
	東京都文京区小石川2丁目3-23
	電　話　03-3815-4921（編集）
	03-5689-7377（営業）
	https://www.shorinsha.co.jp/
	印刷所　共同印刷株式会社

検印省略（定価はカバーに表示してあります）
ISBN978-4-7965-2610-4
©Akira Iwanami/2024/Printed in Japan